Kardiologie-Information

Martin Kaltenbach

Kardiologie-Information

Zweite,
überarbeitete Auflage

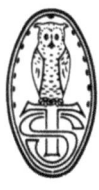

Springer-Verlag Berlin Heidelberg GmbH

Prof. Dr. Martin Kaltenbach
Zentrum Innere Medizin
Abteilung für Kardiologie
Klinikum der
Johann-Wolfgang Goethe-Universität
Theodor-Stern-Kai 7
6000 Frankfurt 70

CIP-Titelaufnahme der Deutschen Bibliothek

Kaltenbach, Martin:
Kardiologie-Information / Martin Kaltenbach. – 2., überarb. Aufl.
 ISBN 978-3-662-12141-2   ISBN 978-3-662-12140-5 (eBook)
 DOI 10.1007/978-3-662-12140-5

Dieses Werk ist urheberrechtlich geschützt. Die dadurch begründeten Rechte, insbesondere die der Übersetzung, des Nachdrucks, des Vortrags, der Entnahme von Abbildungen und Tabellen, der Funksendung, der Mikroverfilmung oder der Vervielfältigung auf anderen Wegen und der Speicherung in Datenverarbeitungsanlagen, bleiben, auch bei nur auszugsweiser Verwertung, vorbehalten. Eine Vervielfältigung dieses Werkes oder von Teilen dieses Werkes ist auch im Einzelfall nur in den Grenzen der gesetzlichen Bestimmungen des Urheberrechtsgesetzes der Bundesrepublik Deutschland vom 9. September 1965 in der Fassung vom 24. Juni 1985 zulässig. Sie ist grundsätzlich vergütungspflichtig. Zuwiderhandlungen unterliegen den Strafbestimmungen des Urheberrechtsgesetzes.

Copyright © 1989 by Springer-Verlag Berlin Heidelberg
Ursprünglich erschienen bei Dr. Dietrich Steinkopff Verlag GmbH & Co. KG, Darmstadt 1989

Verlagsredaktion: Sabine Müller – Herstellung: Heinz J. Schäfer
Illustrationen: P. Lübke, Wachenheim

Die Wiedergabe von Gebrauchsnamen, Handelsnamen, Warenbezeichnungen usw. in dieser Veröffentlichung berechtigt auch ohne besondere Kennzeichnung nicht zu der Annahme, daß solche Namen im Sinne der Warenzeichen- und Markenschutz-Gesetzgebung als frei zu betrachten wären und daher von jedermann benutzt werden dürften.

Gesamtherstellung: Druckhaus Beltz, 6944 Hemsbach

Vorwort zur 2. Auflage

Während früher die Innere Medizin als die „Lehre von den unheilbaren Krankheiten" galt, sind heute auf vielen Gebieten, ganz besonders dem der Herz-Kreislauferkrankungen die therapeutischen Möglichkeiten sehr groß geworden. Der Einsatz gezielter Therapieverfahren hängt aber von der richtigen Diagnose ab. Das Buch stellt für jedes Krankheitsbild den diagnostischen Weg dar, beginnend mit der Anamnese und körperlichen Untersuchung über die nichtinvasiven bis zu den invasiven Untersuchungsverfahren und die therapeutischen Konsequenzen.

Die Systematik des Stoffes orientiert sich an der Häufigkeit und der nosologischen Bedeutung der verschiedenen Erkrankungen. Die Vitien werden nicht nach angeborenen und erworbenen, sondern nach der Lokalisation des Fehlers eingeteilt, um die Übersicht zu erleichtern.

Das Buch ist aus praktischer Erfahrung ebenso wie aus vielfältiger Vorlesungs- und Fortbildungstätigkeit entstanden. Für zahlreiche Anregungen habe ich Kollegen und Studenten ebenso zu danken wie den ärztlichen und pflegerischen Mitarbeitern der Abteilung für Kardiologie des Zentrums der Inneren Medizin der Johann-Wolfgang Goethe-Universität Frankfurt, insbesondere Herrn Wolfgang Schneider, Andreas Wolf und Frau Elisabeth Neizert. Mein Dank gilt auch den Kollegen der Herzchirurgie, Anästhesiologie, Radiologie, Pathologie, Physiologie und Nuklearmedizin für die langjährige fruchtbare Zusammenarbeit und die Überlassung von Befunden. Ich danke meinem Lehrer Helmut Klepzig sowie dem Dr. D. Steinkopff Verlag für die stets vorbildliche Zusammenarbeit.

Daß schon nach zwei Jahren die Neuauflage erforderlich wird, scheint das Konzept des Buches mit einer konzentrierten Darstellung des Stoffes unter Betonung der pathophysiologischen Grundlagen zu bestätigen. Das Buch möge das Verständnis für Herz-Kreislaufkranke fördern und helfen, moderne Medizin menschlich zu praktizieren. Das kann nur erreicht werden, wenn der Arzt den Stellenwert diagnostischer und therapeutischer Maßnahmen kennt und versteht. Nur dann wird es ihm gelingen, für jeden einzelnen Kranken den richtigen Weg zwischen dem medizinisch Möglichen und dem menschlich Angemessenen zu finden.

Frankfurt, im März 1989   M. Kaltenbach

Inhaltsverzeichnis

Vorwort		V
1	Bedeutung der Herz-Kreislauferkrankungen für Morbidität und Mortalität	1
2	Erhebung der Anamnese und körperliche Untersuchung	3
2.1	Anamnese	3
2.2	Körperliche Untersuchung	5
2.2.1	Auskultation	5
2.2.2	Palpation	9
2.2.3	Blutdruckmessung	11
2.2.4	Dokumentation	13
3	Herz-Kreislaufuntersuchungen (außer Ergometrie, s. 4.2.2)	15
3.1	Elektrokardiographie	15
3.2	Phonokardiographie, Pulskurven	22
3.3	Echokardiographie	23
3.4	Indikatorverdünnungsmethode	25
3.5	Röntgenuntersuchung des Thorax	27
3.6	Herzvolumenbestimmung	27
3.7	Nuklearmedizinische Verfahren (siehe auch 4.2.3)	31
3.7.1	Radionuklidventrikulographie	31
3.7.2	Thalliumszintigraphie	32
3.8	Computertomographie, Positronenemissionskamera, Kernspintomographie	32
3.9	Herzkatheterismus	32
3.10	Auf welche Körperdimensionen sollen kardiozirkulatorische Meßwerte bezogen werden?	35
4	Arteriosklerotische Gefäßerkrankungen	36
4.1	Koronare Herzerkrankung	37
4.1.1	Begriffsbestimmung	37
4.1.2	Pathophysiologie	37
4.1.3	Herzmuskeldurchblutung, Kranzarterien	39
4.1.4	Kollateralen	42
4.1.5	Entwicklung der stenosierenden Koronarsklerose	43
4.1.6	Bedeutung der koronaren Herzerkrankung, Risikofaktoren, Entwicklung	43
4.1.7	Prognose	48
4.2	Diagnose	48
4.2.1	Anamnese und körperliche Untersuchung	48
4.2.2	Ergometrie, Belastungs-EKG	50
4.2.3	Nuklearmedizinische Verfahren (siehe auch 3.7)	57

4.2.4	Koronarangiographie	57
4.3	Verlaufsformen der Angina pectoris	59
4.3.1	Stabile Angina pectoris	59
4.3.2	Instabile Angina pectoris	60
4.3.3	Ruhe-Angina-pectoris	60
4.4	Differentialdiagnose von Angina pectoris, kardialen und extrakardialen Brustschmerzen	62
4.5	Therapie der Angina pectoris	64
4.5.1	Allgemeinmaßnahmen	64
4.5.2	Antianginöse Medikamente, Thromboseverhütung	64
4.5.3	Wirkungsmechanismus antianginöser Medikamente	65
4.5.4	Revaskularisation durch Operation und Ballondilatation	66
4.6	Herzinfarkt	72
4.6.1	Definition, Einteilung	72
4.6.2	Infarktentstehung	72
4.6.3	Pathologisch-anatomische, angiographische und angioskopische Befunde	73
4.6.4	Klinisches Bild	74
4.6.5	Diagnose	75
4.6.6	Therapeutische Maßnahmen und diagnostische Schritte beim frischen Herzinfarkt	77
4.6.7	Der komplizierte Myokardinfarkt, Herzwandaneurysma	79
4.6.8	Mobilisierung, diagnostische Maßnahmen nach Infarkt	81
4.6.9	Nichttransmuraler Infarkt	82
4.6.10	Rehabilitation	83
4.6.11	Psychosomatische Behandlung des Infarktpatienten	83
4.6.12	Allgemeine Lebensweise, medikamentöse Dauerbehandlung	84
5	Entzündliche Herzerkrankungen	85
5.1	Endokarditis	85
5.1.1	Bakterielle Endokarditis	85
5.1.2	Rheumatische Endokarditis	87
5.1.3	Seltene Endokarditisformen	88
5.2	Myokarditis, Perikarditis	88
6	Aortenerkrankungen	92
6.1	Entzündliche Erkrankungen der Aorta, luetische und Takayasu-Aortitis	92
6.2	Aortenaneurysmen	92
7	Herzklappenfehler	94
7.1	Bedeutung, Einteilung, Entstehung	94
7.2	Mitralstenose	95
7.2.1	Entstehung	95
7.2.2	Pathophysiologie	96
7.2.3	Klinik und Verlauf	96
7.2.4	Therapie	101

7.3	Mitralinsuffizienz	101
7.3.1	Entstehung	101
7.3.2	Klinik	102
7.3.3	Verlauf, Therapie	103
7.3.4	Antikoagulation bei Mitralvitien	103
7.4	Aortenstenose	103
7.4.1	Vorkommen, Entstehung	103
7.4.2	Klinik	103
7.4.3	Verlauf, Therapie	105
7.4.4	Operationsindikation und -verfahren	105
7.5	Aorteninsuffizienz	106
7.5.1	Entstehung	106
7.5.2	Klinik	106
7.5.3	Verlauf, Therapie	108
7.6	Pulmonalklappenfehler	109
7.6.1	Vorkommen	109
7.6.2	Pathologie, Pathophysiologie	109
7.6.3	Klinik	109
7.6.4	Therapie	111
7.7	Trikuspidalstenose	111
7.7.1	Pathologie, Pathophysiologie, Vorkommen	111
7.7.2	Klinik, Therapie	112
7.8	Trikuspidalinsuffizienz	112
7.8.1	Vorkommen, Entstehung	112
7.8.2	Klinik, Therapie	112
8	Mißbildungen und Defekte des Herzens und der großen Gefäße	114
8.1	Vorhofseptumdefekt	114
8.1.1	Pathologie, Pathophysiologie, Vorkommen	114
8.1.2	Klinik, Verlauf, Therapie	115
8.2	Ventrikelseptumdefekt	119
8.2.1	Pathologie, Pathophysiologie, Vorkommen	119
8.2.2	Verlauf, Klinik, Therapie	120
8.3	Aortenisthmusstenose	121
8.3.1	Pathologie	121
8.3.2	Verlauf	121
8.3.3	Klinik	121
8.3.4	Therapie	123
8.4	Persistierender Ductus Botalli	123
8.4.1	Vorkommen, Pathologie	123
8.4.2	Klinik	123
8.4.3	Therapie	126
8.5	Fallot-Tetralogie	126
8.5.1	Pathologie	126
8.5.2	Klinik	126
8.5.3	Therapie	128
8.6	Transposition der großen Gefäße	128

8.7	Ebstein	128
9	Herzmuskelerkrankungen	129
9.1	Begriffsbestimmung, Entstehung, Einteilung	129
9.1.1	Pathologie, Pathogenese, Pathophysiologie	129
9.2	Dilative Myokardiopathie	130
9.2.1	Definition, Vorkommen	130
9.2.2	Pathologie, Pathogenese, Pathophysiologie	131
9.2.3	Klinik	131
9.2.4	Therapie	133
9.3	Hypertrophische Myokardiopathie	135
9.3.1	Definition	135
9.3.2	Vorkommen, Pathologie, Pathogenese	135
9.3.3	Pathophysiologie	136
9.3.4	Verlauf	137
9.3.5	Klinik	137
9.3.6	Therapie	138
9.4	Restriktive Myokardiopathien	140
10	Hypertonie im großen und kleinen Kreislauf	141
10.1	Hypertonie im großen Kreislauf	141
10.1.1	Definition des erhöhten Blutdrucks	141
10.1.2	Pathogenese	141
10.1.3	Formen der Blutdruckerhöhung	142
10.1.4	Klinik	142
10.1.5	Behandlungsprinzipien, Allgemeinmaßnahmen	142
10.1.5.1	Medikamente	143
10.1.5.1.1	Kalziumantagonisten	143
10.1.5.1.2	Betarezeptorenblocker	143
10.1.5.1.3	Alphablocker, periphere Vasodilatantien	143
10.1.5.1.4	Clonidin und Metyldopa	144
10.1.5.1.5	Angiotensin-Converting-Enzym(ACE)-Hemmer	144
10.1.5.1.6	Saluretika	144
10.1.5.2	Behandlung der Blutdruckkrise	144
10.2	Hypertonie im kleinen Kreislauf	144
10.2.1	Entstehung, Verlauf	144
10.2.2	Klinik	145
10.2.3	Therapie	145
11	Kreislaufregulationsstörungen	146
11.1	Hyperkinetische und hypertone Regulationsstörungen	146
11.1.1	Definition	146
11.1.2	Vorkommen	146
11.1.3	Pathogenese	146
11.1.4	Klinik	146
11.1.5	Differentialdiagnose, Verlaufsformen	149
11.1.6	Therapie	149

11.2	Hypodyname und hypotone Kreislaufregulationsstörungen	149
11.2.1	Definition	149
11.2.2	Klinik	150
11.2.3	Therapie	150
11.3	Nervöses Atmungssyndrom	151
12	Herzrhythmusstörungen	152
12.1	Einteilung	152
12.1.1	Einteilung nach der Grundkrankheit	152
12.1.2	Einteilung nach der Herzfrequenz	153
12.1.3	Einteilung nach dem Auftreten	153
12.1.4	Einteilung nach der Behandlungsbedürftigkeit	153
12.2	Untersuchungsverfahren	154
12.2.1	Elektrokardiographie	154
12.2.2	Langzeitelektrokardiographie	154
12.2.3	Ergometrie	154
12.2.4	His-Bündelelektrokardiographie	154
12.2.5	Sinusknotenerholungszeit	155
12.2.6	Programmierte Stimulation	155
12.2.7	Intrakardiales Mapping	155
12.3	Ventrikuläre Extrasystolen, ventrikuläre Tachykardie, Kammerflimmern	155
12.3.1	Klinik	155
12.3.2	Therapie	157
12.4	Supraventrikuläre Extrasystolen, Vorhofflimmern und -flattern, Vorhoftachykardie, paroxysmale supraventrikuläre Tachykardie	158
12.4.1	Therapie	159
12.5	Bradykarde Rhythmusstörungen	161
12.5.1	Definition, Vorkommen, Klinik	161
12.5.2	Therapie, Schrittmacher	163
12.6	Störungen der intraventrikulären Erregungsleitung	164
12.7	WPW-, LGL- und QT-Syndrom	166
13	Herzinsuffizienz	168
13.1	Definition, Einteilung	168
13.2	Klinik	169
13.3	Therapie	170
14	Herz-Kreislauferkrankungen und Sport	172
14.1	Beziehungen zwischen Bau und Funktion des Herzens, Anpassung an vermehrte Belastung	172
14.2	Messung der körperlichen Leistungsfähigkeit, Belastungsarten und Meßziele	173
14.3	Gefährdung durch Sport	174
14.4	Sport für den Gesunden	174
14.5	Bewegungstherapie, Sport und Arteriosklerose	175
15	Weiterführende Literatur	176
16	Stichwortverzeichnis	177

1. Bedeutung der Herz-Kreislauferkrankungen für Morbidität und Mortalität

Während in früheren Jahrhunderten Infektionskrankheiten, Kindersterblichkeit und Ernährungsstörungen die Haupttodesursachen darstellten, haben sich in den zivilisierten Ländern heute die Herz-Kreislauferkrankungen, gefolgt von Tumorleiden, in den Vordergrund geschoben (BRD 1985: 50,6% Todesfälle an Herz-Kreislauferkrankungen, 23,6% an bösartigen Neubildungen). Beim Vergleich verschiedener Länder werden Herz-Kreislauferkrankungen als Todesursache Nummer 1 recht einheitlich angegeben. Es finden sich jedoch Differenzen beispielsweise zwischen USA und Europa mit einer höheren Inzidenz in den Vereinigten Staaten. Innerhalb Europas sind ebenfalls Unterschiede bekannt (Tabelle 1, S. 44). So ist die Sterblichkeit in Finnland die weitaus höchste. Innerhalb dieses Landes bestehen wiederum Differenzen zwischen Ost- und Westküste. Im östlichen Landesteil mit einer Bevölkerung zum Teil mongolischer Rasse ist die Häufigkeit besonders groß, in den westlichen Landesteilen mit einer Bevölkerung nordisch-germanischer Rasse ist sie ähnlich wie im übrigen Europa. Beim Vergleich außereuropäischer Länder fällt Japan mit einer besonders niedrigen Koronarsterblichkeit auf. Die epidemiologischen Verschiedenheiten können am ehesten durch eine verschiedene genetische Disposition für Koronarerkrankungen erklärt werden. Erklärungsversuche durch Verschiedenheiten der Ernährung oder des „psychosozialen Streß" allein sind wenig überzeugend.

Unter den Herz-Kreislauferkrankungen stellen die Erkrankungen der Herzkranzgefäße (koronare Herzkrankheit) sowie der Schlaganfall die häufigste Todesursache dar. Diese Erkrankungen sind nicht nur die Hauptursache für Mortalität, sondern auch für Morbidität und Verlust der Arbeitsfähigkeit. Das bedeutet, daß der Tod durch Herz-Kreislaufversagen nicht etwa am Ende der biologischen Lebensspanne eintritt, sondern daß arteriosklerotisch bedingte Herz-Kreislauferkrankungen häufig im Lebensalter zwischen 50 und 65 Jahren zur Erkrankung bzw. zum Tod führen.

Vergleicht man die Kurven der Lebenserwartung im Verlauf der letzten Jahrhunderte, so zeigt sich, daß die Lebenserwartung im Sinne der biologisch erreichbaren Altersgrenze sich wenig verändert hat; zu allen Zeiten gab es Menschen, die 90 oder 100 Jahre alt wurden. Verändert hat sich jedoch die statistische Wahrscheinlichkeit, diese biologische Altersgrenze zu erreichen. Die Steilheit des Kurvenabfalls wird immer größer und verschiebt sich immer mehr in die 70er bis 80er Jahre. Eine weitere Verschiebung dieser Kurve kann erreicht werden, wenn die Hauptursachen für vorzeitige Sterblichkeit erfolgreich prophylaktisch oder therapeutisch bekämpft werden.

Bei den Herz-Kreislauferkrankungen zeigte sich seit etwa 1940 weltweit eine erhebliche Zunahme. In einigen Ländern ist jedoch in den letzten 20 Jahren eine Abnahme zu verzeichnen. In den Vereinigten Staaten beträgt diese 30%. In der Bundesrepublik hat eine solche Entwicklung ebenfalls begonnen, wobei eine Verschiebung der Sterblichkeit in höhere Altersstufen zu verzeichnen ist. Die Zuverlässigkeit dieser Häufigkeitsangaben wird aber dadurch relativiert, daß die Diagnosemöglichkeiten der koronaren Herzerkrankung wesentlich verbessert wurden, zunächst durch allgemeine Verbreitung der Elektrokardiographie. In den letzten 20 Jahren hat andererseits die verbreitete Anwendung der Koronarangiographie gezeigt, daß zahlreiche EKD-Diagnosen korrigiert werden mußten, darunter nicht wenige Fälle von vermuteter koronarer Herzkrankheit, die sich als nicht koronar bedingte, primär myokardiale Erkrankungen herausstellten.

Erkrankungen der Herzkranzgefäße mit Erscheinungsformen wie Angina pectoris, Herzinfarkt, Herzinsuffizienz, Herzrhythmusstörungen stellen die am häufigsten auftretende Einzelerkrankung dar, gefolgt von zerebralen Durchblutungsstörungen, die sich meist in Form von Herdsymptomen (Schlaganfall) bemerkbar machen. Die Häufigkeit des Schlaganfalls ist eng mit dem Auftreten einer arteriellen Hypertonie korreliert, ein Zusammenhang, der für die Koronarerkrankung weit weniger deutlich ist. Daher ist auch vielfach belegt, daß die medikamentöse Senkung des erhöhten Blutdrucks eine Reduktion der Schlaganfallhäufigkeit bewirkt, während eine Reduktion der Infarkthäufigkeit durch diese Maßnahme allein kaum erreichbar ist.

Vielmehr muß die Bekämpfung der koronaren Herzerkrankung als der „Volksseuche des 20. Jahrhunderts" multifaktoriell erfolgen und neben der Prävention die Frühdiagnose anstreben, damit wirksame Behandlungsmethoden angewandt werden können. Eine wirksame Vorbeugung erfordert Aufklärung und Motivation besonders von Männern wenig betroffener, jüngerer Jahrgänge. Erfolge sind nicht von Verängstigung und Abschreckung, sondern von der Motivation für eine gesunde Lebensführung zu erwarten.

Eine Statistik aus der Johns-Hopkins-Universität in Baltimore zeigt unter dem medizinischen Personal eine Entwicklung, die sich in der Bundesrepublik erst anbahnt: Während vor 30 Jahren 60% der Ärzte Zigarettenraucher waren, betrug dieser Anteil im Jahre 1985 nur noch 2%. Einen analogen „Nachzieheffekt" zeigte das Pflegepersonal: mit Verzögerung um 1–2 Jahrzehnte ist in dieser Gruppe ein Rückgang von 60 auf 30% eingetreten. Man kann davon ausgehen, daß eine solche Entwicklung in gleicher Weise wie von den Ärzten auf das Pflegepersonal sich von Medizinstudenten auf Studenten anderer Fachrichtungen und schließlich auf die Allgemeinbevölkerung überträgt.

Den Ärzten und Medizinstudenten kommt dabei eine wichtige Vermittlerrolle zu. Ihr Verhalten wird von der Allgemeinheit beobachtet. Der Medizinstudent sollte sich auch bewußt sein, daß seine Ausbildung von der Gesamtbevölkerung finanziell erheblich unterstützt wird. Eine Charakterisierung des Arztes aus der Antike lautet: Iatrós gar anér pollón antáxios állon" – frei übersetzt: Der Arzt – und der Medizinstudent – müssen ein Vorbild für viele sein.

2. Erhebung der Anamnese und körperliche Untersuchung

2.1. Anamnese

Die Erhebung der Anamnese ist auch heute für alle Sparten der ärztlichen Tätigkeit von entscheidender Bedeutung. Nicht nur in der Inneren Medizin, sondern auch in allen anderen Fachgebieten ist die Anamnese „der Schlüssel" für die Diagnose. Die Qualität der Anamneseerhebung bestimmt die Qualität aller weiteren ärztlichen Maßnahmen, insbesondere der Behandlung.

Aufgrund seelischer, geistiger und körperlicher Verschiedenheiten gestaltet sich die optimale Erhebung der Anamnese bei jedem Patienten anders. Neben der objektiven Verschiedenheit des Patienten geht dabei auch die subjektive Verschiedenheit des Arztes mit ein. Der engagierte Arzt wird während seiner Tätigkeit nie aufhören, die Kunst der Anamneseerhebung zu vervollkommnen. Der Student sollte so früh wie möglich mit dem Lernen beginnen. Es empfiehlt sich die Einhaltung einer Systematik etwa in der folgenden Reihenfolge:

1. Jetzige Erkrankung, beginnend mit der Frage: Was hat Sie zum Arzt geführt? Gefolgt von Fragen nach den jetzigen Beschwerden und der bisherigen Behandlung.
2. Frühere Erkrankungen, Krankenhausaufenthalte, Operationen, Unfälle, Wehrdienstbeschädigungen.
3. Systematische Frage nach vitalen Funktionen einschließlich Appetit, Ernährungsgewohnheiten, Gewichtsverlauf, Stuhlgang, Wasserlassen, Genitalfunktionen, Schlaffähigkeit, Rauchgewohnheiten, Husten, Auswurf; genaue Auflistung eventuell eingenommener Medikamente.
4. Familienanamnese mit der Frage nach Erkrankungen beziehungsweise Todesursache der Eltern, Geschwister, Ehegatten und Kinder. Frage nach Herz-Kreislauferkrankungen, Stoffwechselkrankheiten möglichst mit Angabe des Erkrankungsalters, nach Gemütserkrankungen oder bekannten Erbleiden.
5. Soziale Anamnese mit Fragen nach Familie, häuslicher Umgebung, Beruf, sozialer Situation. Die Einschätzung der Erkrankung durch den Patienten selbst gibt nicht selten Hinweise auf eine psychosoziale Komponente. Die Zuordnung biographischer Ereignisse zum Auftreten bestimmter Erkrankungen oder Symptome kann Hinweise auf die Krankheitsursache oder -auslösung liefern („biographische Anamnese").

Die lückenlose Dokumentation der erhobenen Vorgeschichte ist unabdingbar und Voraussetzung zur Selbstkritik und zum erfolgreichen Lernen. Die Reihenfolge der Dokumentation folgt der Reihenfolge der Fragen beziehungsweise des Gesprächs. Das beiliegende Krankenblatt zeigt ein Beispiel für den geschilderten Ablauf (Abb. 1).

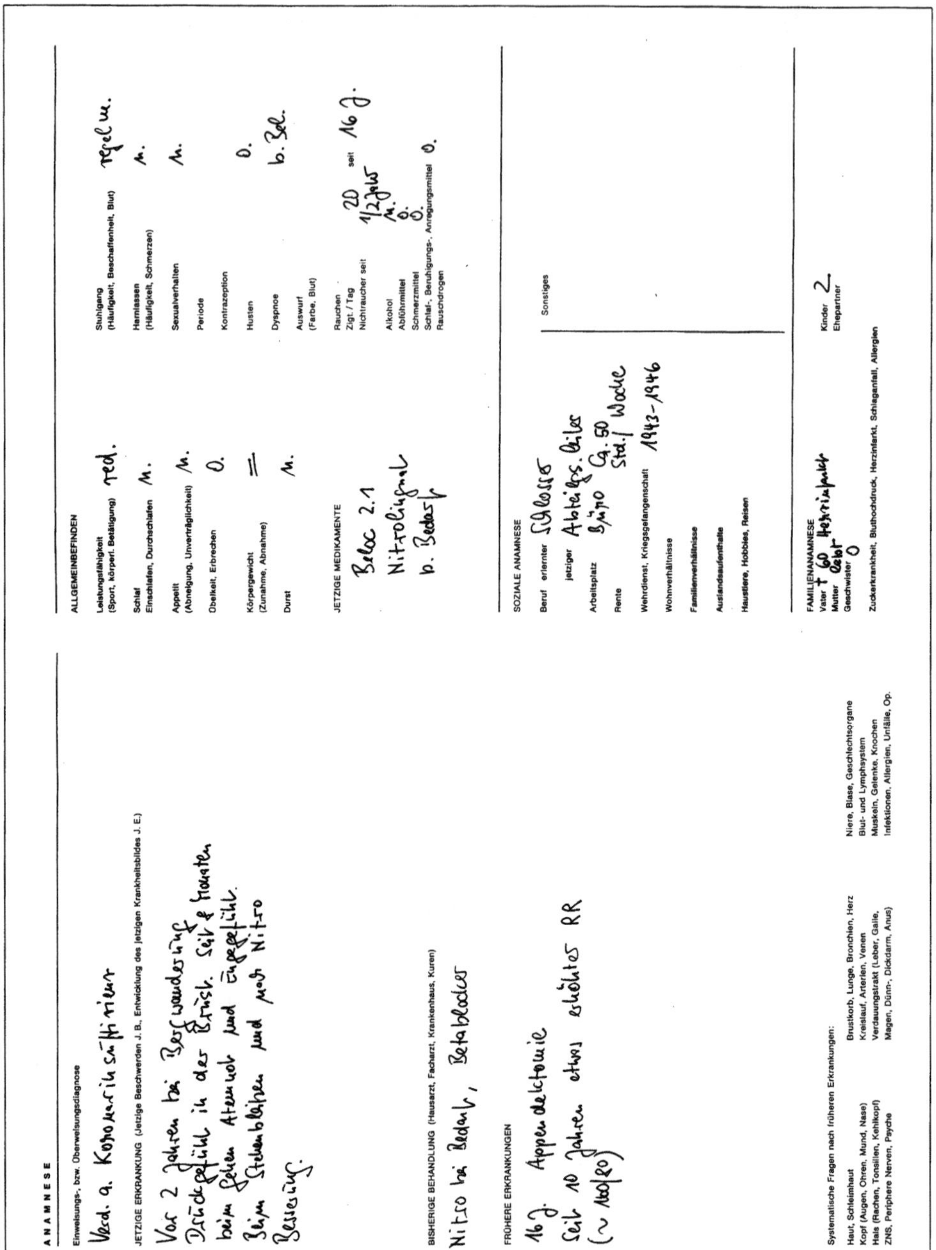

Abb. 1. Halbschematische Kurzdokumentation der Anamnese. Die Reihenfolge entspricht dem üblichen Ablauf bei der Erhebung der Vorgeschichte, beginnend mit Fragen zur jetzigen Krankheit und endend mit Fragen zur Familienanamnese

2.2 Körperliche Untersuchung

Der Befund enthält Lebensalter, Körpergewicht und Körpergröße.
Es folgt eine Angabe über Entwicklung von Muskulatur und Fettgewebe. Beim Vorliegen eines ausgeprägten Konstitutionstyps wird dieser angegeben. Es folgt Inspektion von Haut und Schleimhaut, die Untersuchung der Kopforgane, die Palpation der Lymphknotenregionen.
Die Untersuchung des Thorax beginnt mit Inspektion einschließlich Beobachtung der Atmung, Orientierung über die Herztätigkeit durch Auflegen der flachen Hand präkordial und Palpation des Spitzenstoßes.

2.2.1 Auskultation

Für die Auskultation wird zweckmäßigerweise ein Stethoskop mit Membran und Trichterteil benutzt. Der Membranteil wird häufiger verwendet, der Trichterteil ist jedoch u. a. bei sehr mageren Patienten, Kindern oder starker Behaarung unentbehrlich. Nach der Auskultation des Herzens muß man sich im klaren sein über: Herzrhythmus, Herzschlagfrequenz, allgemeine Lautstärke der Herztöne, auffallende Betonung eines Herztons, Extratöne. Beim Auskultieren von Geräuschen orientiert man sich über die Lautheit (Grade 1/6 – 6/6; siehe Schema), den vorwiegenden Frequenzgehalt (niederfrequent = brummend, hochfrequent = zischend oder flüsternd), das Punktum maximum und die eventuelle Fortleitung des Geräusches (Abb. 2). Die zeitliche Zuordnung von Geräuschen kann besonders bei Tachykardie schwierig sein und erfordert unter Umstän-

---

Lautstärke von Herzgeräuschen

Grad 1 ist das leiseste Geräusch, das erst nach einigen Herzschlägen wahrnehmbar ist, wenn sich das Ohr adaptiert hat.
Grad 6 ist ein extrem lautes Geräusch, das noch gehört wird, wenn das Stethoskop geringfügig von der Brustwand abgehoben wird.
Grad 2 ist ein leises Geräusch, das sofort gehört wird.
Grad 5 ist das lauteste Geräusch, das nicht mehr gehört wird, wenn das Stethoskop von der Brustwand gelöst wird.
Grad 3 und 4 sind intermediäre Geräusche.

Eine abgeänderte Methode besteht darin, daß die linke Hand des Untersuchers mit dem Zentrum des Handtellers dem P. m. des Geräusches angelegt und die Lautstärke gemäß der Fortleitung durch die Hand und entlang dem Radius bestimmt wird:

Grad 1/6 ist ein Schwellengeräusch *(pianissimo)*.
Grad 2/6 durchdringt nicht die Handdicke *(piano)*.
Grad 3/6 wird durch die Handdicke fortgeleitet und ist im Zentrum des Handrückens hörbar *(mezzoforte)*.
Grad 4/6 ist bis oberhalb des Handgelenkes hörbar *(forte)*.
Grad 5/6 ist bis zum oberen Drittel des Radius hörbar *(fortissimo)*.
Grad 6/6 ist ein Distanzgeräusch, das im Abstand von Milli- oder Zentimetern oder mehr hörbar ist.

Aus: Zuckermann, R. (7)

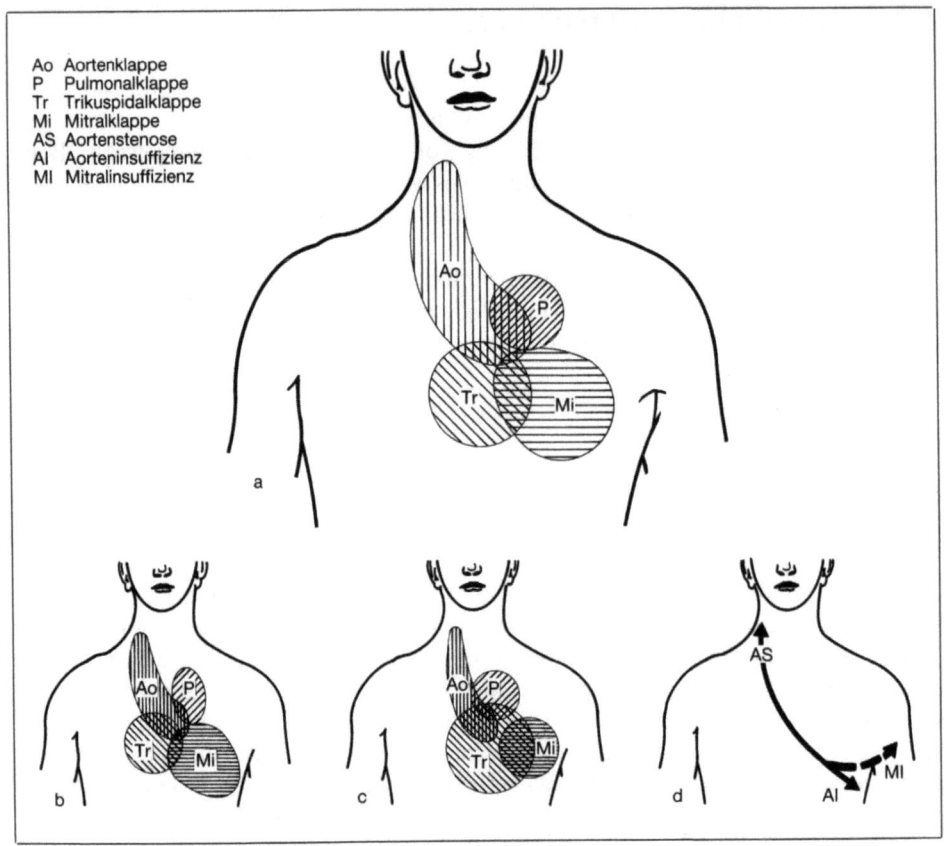

Abb. 2. Auskultationsfelder bei Klappenfehlern (mod. nach 1) a) normale Ausbreitung der Schallfelder, b) bei Linkshypertrophie, c) bei Rechtshypertrophie, d) Fortleitung von Geräuschen bei verschiedenen Klappenfehlern

den mehrfache Wiederholung der Auskultation. Es ist wichtig, ein eventuell freies Intervall vor oder nach dem Geräusch zu erkennen sowie besonders bei Austreibungsgeräuschen über der Herzbasis das Geräuschmaximum in Beziehung zum 1. und 2. Herzton anzugeben. Unklare Auskultationsbefunde können durch körperliche Belastung etwa durch mehrfaches Aufsetzen eventuell verstärkt werden. Beim Verdacht auf Vitium ist die Auskultation in Linksseitenlage wichtig, für die Erkennung einer Mitralinsuffizienz die Auskultation in der linken Axillarlinie. Das diastolische Geräusch der Aorteninsuffizienz ist bisweilen in nach vorne gebeugter, sitzender Position besser zu hören als in Rückenlage.

Die Auskultation der Lungen erfolgt von kranial nach kaudal, rechts und links vergleichend. Der unsymmetrische Bau der Lungen und des Bronchialsystems bewirkt, daß auch beim Gesunden zwischen rechts und links der Perkussions- und Auskultationsbefund nicht ganz identisch ist.

Für die Untersuchung der Lungen ist sowohl die Auskultation mit Angaben über Atemgeräusche und eventuelle Nebengeräusche als auch die Perkussion mit Angabe

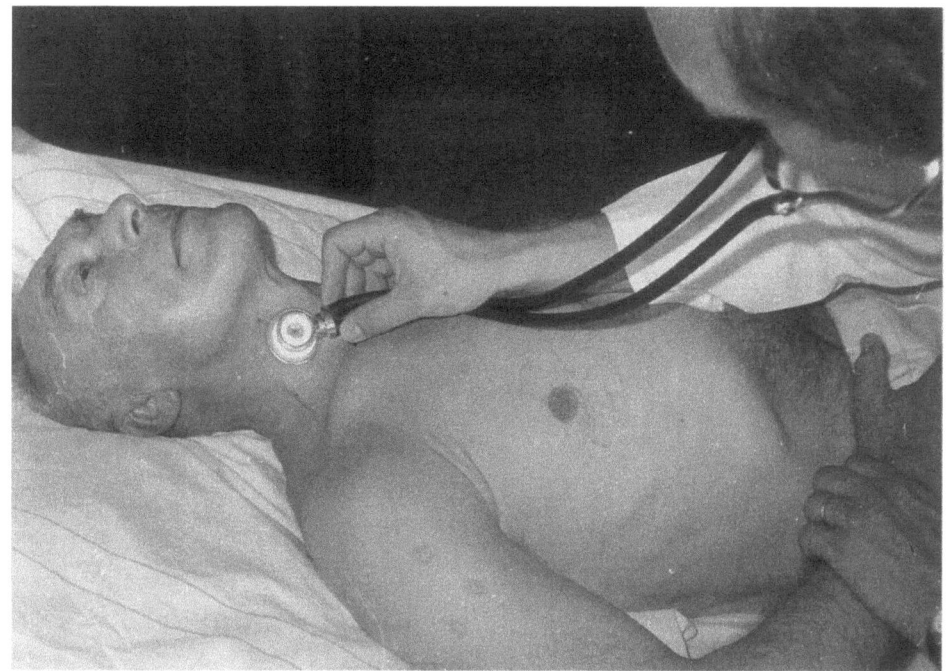

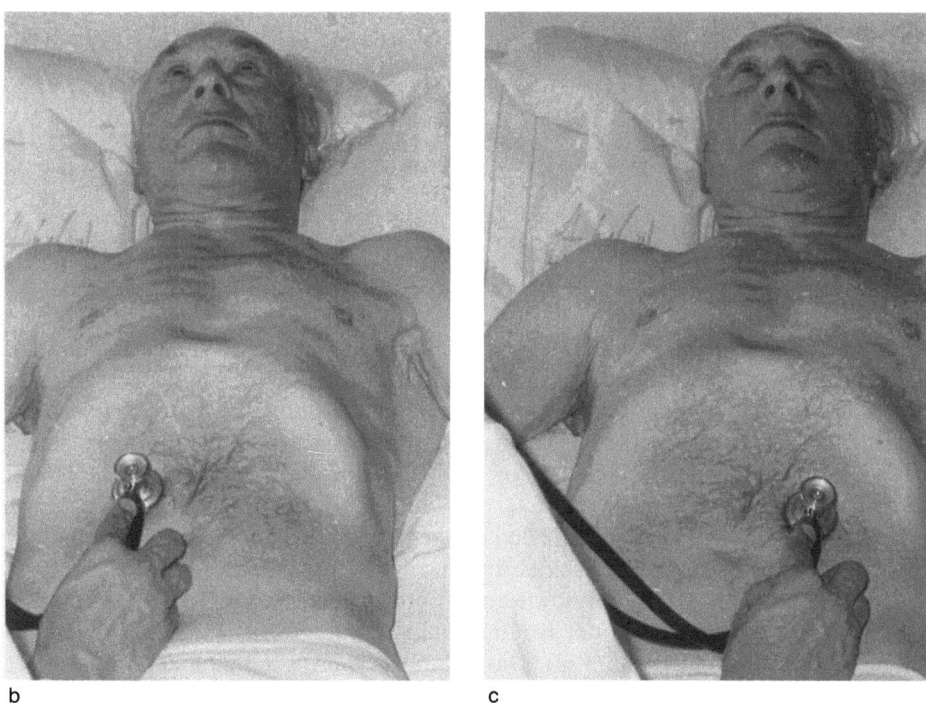

Abb. 3. Auskultation der A. carotis (a), der rechten und linken Nierenarterie (b+c)

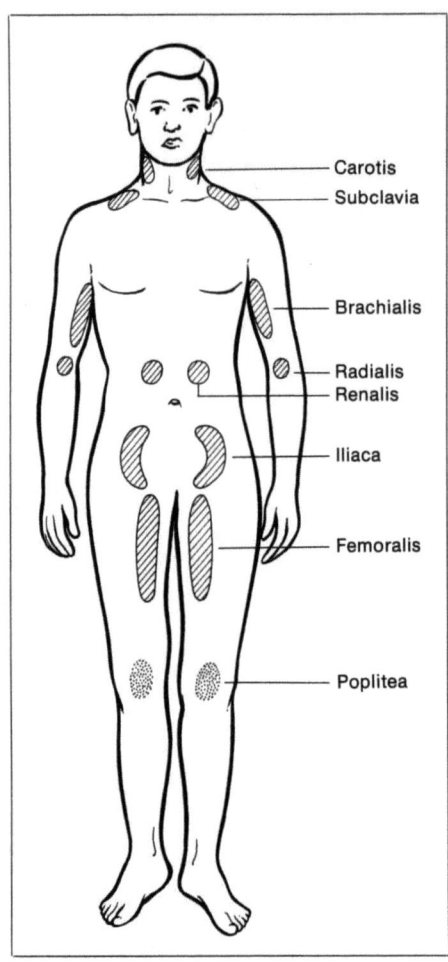

Abb. 4. Auskultationsfelder für Stenosegeräusche großer Arterien. Aortengeräusche können über dem ganzen Verlauf der Aorta auskultiert werden, weswegen dafür kein eigenes Feld eingezeichnet ist

über Stand und Verschieblichkeit der basalen Lungengrenzen von großer Bedeutung. Die Perkussion des Herzens gibt dagegen nur selten wichtige diagnostische Aufschlüsse. Sie erfolgt nach vorheriger Festlegung des Zwerchfellstands durch Bestimmung der Lungenlebergrenze rechts. Die Perkussion der Herzdämpfung kann unter Umständen einen Herzbeutelerguß als Ursache einer Herztamponade ohne weitere Hilfsmittel erkennen lassen.

Neben der Auskultation von Herz und Lungen ist bei Hochdruck das Abhören über der abdominellen Aorta im Bereich des Abgangs der Nierenarterien (5 cm oberhalb und 5 cm links oder rechts des Nabels) sowie bei entsprechendem Verdacht die Auskultation der großen Arterien auch bei der Routineuntersuchung erforderlich und in wenigen Sekunden durchführbar (Abb. 3, 4). Das Erlernen der Auskultation kann erleichtert werden durch Verwendung eines Doppelstethoskops, bei dem an derselben Stelle zwei Untersucher auskultieren und den Befund vergleichen können. Der Hörbefund sollte schriftlich fixiert und erst danach mit dem Phonogramm verglichen werden.

2.2.2 Palpation

Die Palpation des Abdomens erfordert entspannte Bauchdecken. Warme Hände, kurzgeschnittene Fingernägel sowie ein behutsames Vorgehen schaffen dafür die Voraussetzung. Man tastet zunächst mit der ganzen Handfläche nach Resistenzen oder Druckschmerz in allen vier Quadranten. Danach versucht man unterhalb des rechten Rippenbogens allmählich, am besten über mehrere Atemzüge in der Tiefe zu palpieren. Die palpierende Hand wird durch Druck der zweiten Hand unterstützt und der Patient aufgefordert, mit offenem Mund tief einzuatmen. Sobald der Leberrand die Fingerkuppen berührt, weicht die Hand nach oben aus, um ein reflektorisches Atemanhalten zu vermeiden und das stufenartige Vorbeigleiten des Leberrands wahrnehmen zu können (Abb. 5). Für die Palpation der Milz wird ähnlich vorgegangen, bisweilen ist es zweckmäßig, den Patienten in Rechtsseitenlage zu untersuchen und mit der rechten Hand von dorsal die Milz nach vorn zu drücken.

Bei der Dokumentation des abdominellen Tastbefunds wird der Stand der Lebergrenze in der Medioklavikularlinie bei tiefer Inspiration in cm unterhalb des rechten Rippenbogens angegeben. Der Lebertiefstand, zum Beispiel bei vergrößertem Lungenvolumen mit Zwerchfelltiefstand ist von der echten Lebervergrößerung durch Perkussion des Zwerchfellstands zu trennen.

Die Palpation der peripheren Arterienpulse gehört zu jeder Allgemeinuntersuchung. Sie erfolgt im Bereich der oberen und unteren Extremitäten zweckmäßigerweise symmetrisch mit beiden Händen, beginnend mit den Radialispulsen; bei fraglicher Seitendifferenz hilft die Palpation mit erhobenen Armen. Die Palpation der Fußpulse beginnt mit der tibialis posterior, weil diese Arterie immer an anatomisch definierter Stelle dorsal des medialen Fußknöchels zu tasten ist (Abb. 6). Die A. dorsalis pedis weist

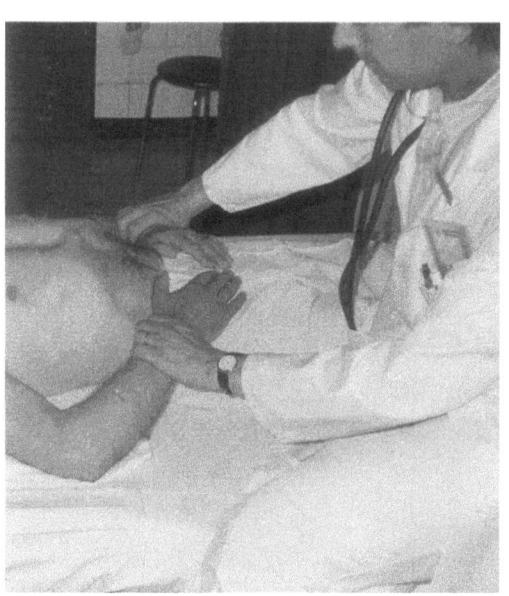
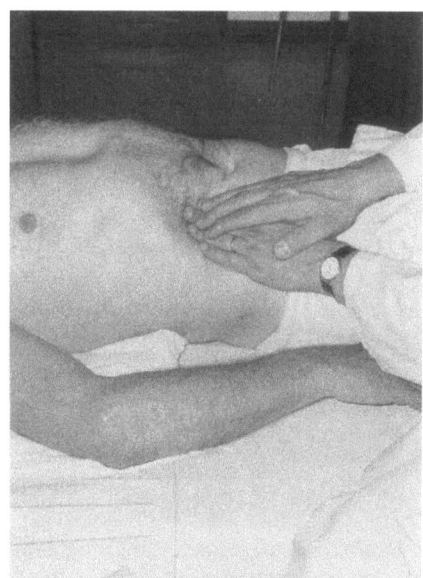

a b

Abb. 5. Palpation der Radialispulse (a) und der Leber (b)

im Gegensatz dazu einen recht variablen Verlauf auf und muß zuerst mit den flächig aufgelegten Fingern gesucht werden (Abb. 7). Erst danach kann die Fingerkuppe gezielt aufgesetzt werden. Sind die Fußpulse nicht einwandfrei tastbar, so folgt die Palpation der Femoralarterien sowie die Auskultation über den Becken- und Femoralgefäßen. Die Bewegungs- und Lagerungsprobe gibt über die funktionelle Auswirkung einer Durchblutungsstörung einen guten Anhalt (Abb. 8). Falls der Radialispuls einseitig oder beidseitig nicht tastbar ist, wird die analoge Probe mit den Armen durchgeführt, indem der Patient in Rückenlage die erhobenen Hände rasch hintereinander zur Faust ballt und wieder öffnet.

Die Blutdruckmessung (S. 11) zeigt in den betroffenen Extremitäten bzw. Extremitätenabschnitten einen Druckabfall. Dieser tritt allerdings nur bei starker Einengung des Gefäßquerschnitts um mehr als 80% auf und ist auch vom momentanen peripheren Widerstand abhängig. Im Zweifelsfall muß die Messung daher nach Senkung des Widerstandes durch Muskelarbeit in der betroffenen Extremität wiederholt werden.

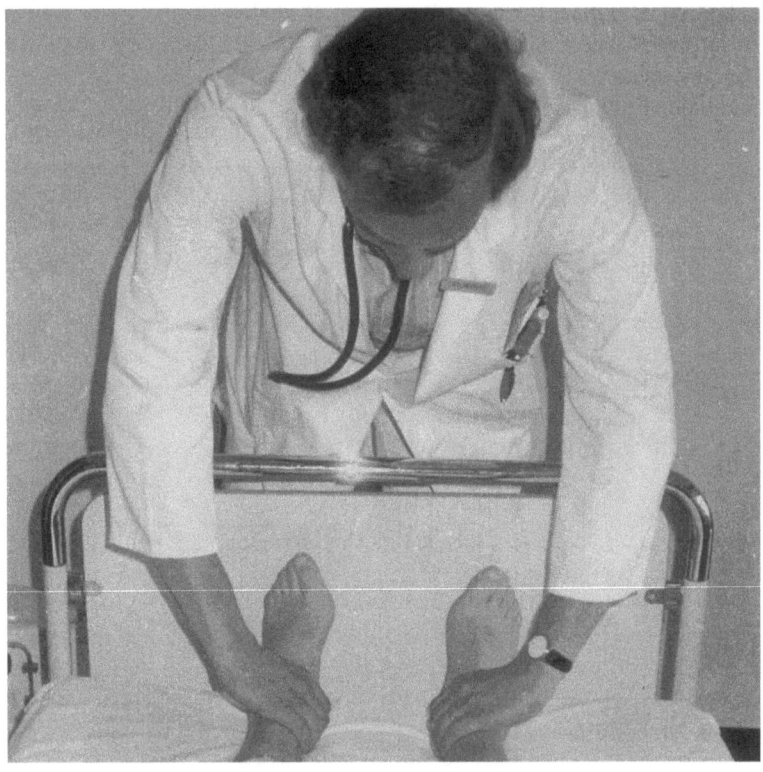

Abb. 6. Symmetrische Palpation der A. tibialis posterior

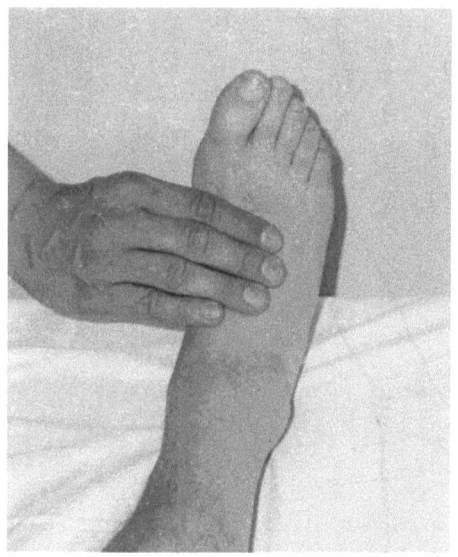 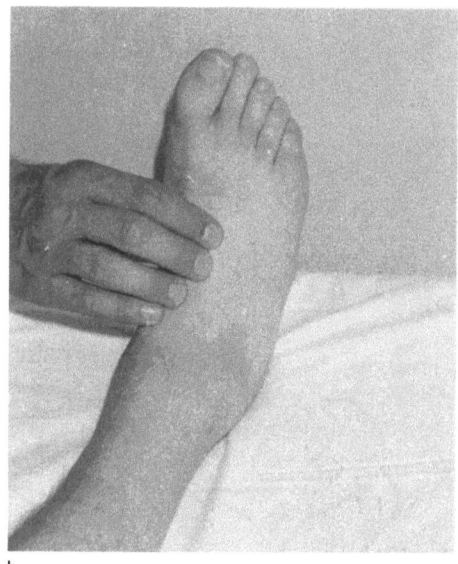

a b

Abb. 7. Die Palpation der A. dorsalis pedis erfolgt zuerst „großflächig" durch Auflage der Fingerendglieder wegen des individuell variablen Verlaufs dieses Gefäßes (a), danach durch gezielte Palpation mit den Fingerkuppen (b)

2.2.3 Blutdruckmessung

Seit Beschreibung der Stauungsmanschette durch Riva und Rocci und Entdeckung der Arteriengeräusche durch Korotkoff, wird die Messung des Blutdrucks mit Manschette und Stethoskop als nichtinvasives Standardverfahren benutzt. Die ermittelten Werte entsprechen weitgehend dem blutig gemessenen Druck, wenn die im umseitigen Schema niedergelegten Regeln eingehalten werden.

Die obere Normgrenze für den Blutdruck beim Erwachsenen liegt bei 140/90, der Beginn des pathologischen Blutdrucks bei 150/95 mm Hg. Die untere Grenze des normalen Blutdrucks ist nicht scharf zu definieren, sie liegt etwa bei 90/50. Bei kleinen Personen oder im Schlaf können auch bei Gesunden noch wesentlich niedrigere Werte gemessen werden. Ein grenzwertig erhöhter Blutdruck kann durch mehrfache Kontrolle meist als noch normal oder eindeutig pathologisch eingestuft werden. Die physiologischen Schwankungen des Ruheblutdrucks betragen systolisch bis 50 und diastolisch bis 20 mm Hg. Unter psychischer Belastung kann besonders der diastolische Wert auf über 100 mm Hg steigen, bei körperlicher Belastung steigt der systolische Wert auf über 200, bei starker Belastung auch auf bis zu 300 mm Hg. Während der systolische Druck auch unter Belastung relativ gut gemessen werden kann, ist die Messung des diastolischen Drucks unter körperlicher Belastung nur mit blutigen Methoden zuverlässig möglich.

Die Blutdruckmessung an den Beinen ist beispielsweise bei Verdacht auf Aortenisthmusstenose oder bei stenosierender Arteriosklerose erforderlich. Die Messung am Oberschenkel erfordert eine größere und breitere Manschette, während am Unter-

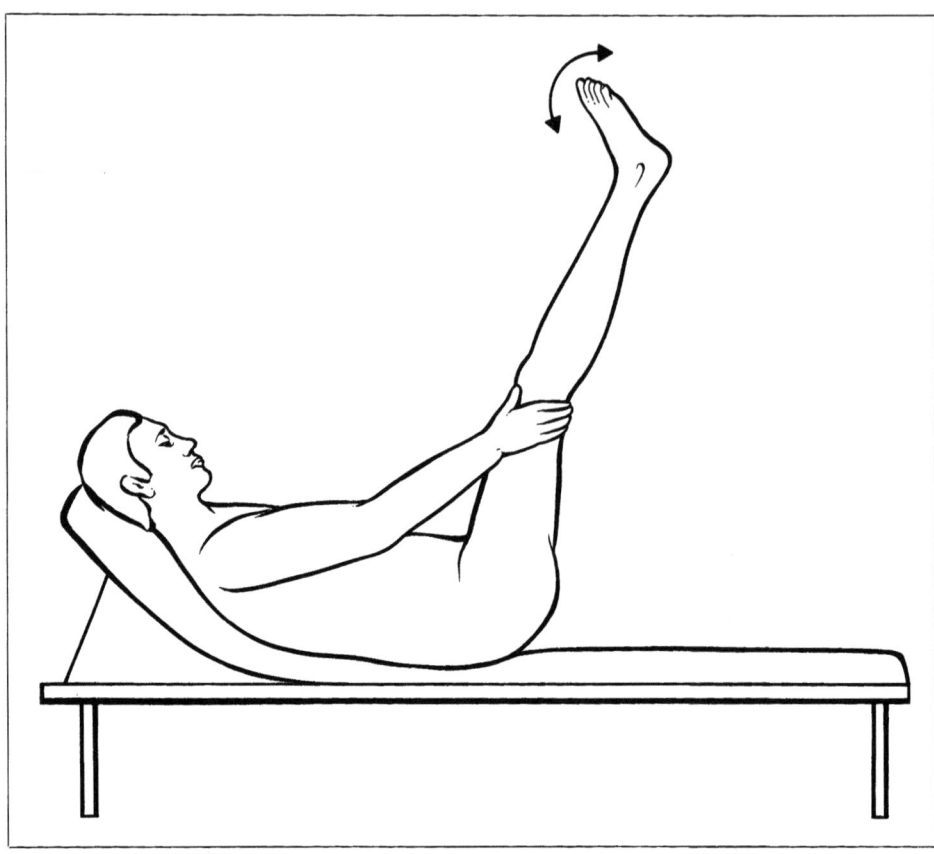

Abb. 8. Lagerungs- und Bewegungsprobe zur Erkennung peripherer Durchblutungsstörungen der Beine. Die Füße werden möglichst senkrecht hochgelagert und mit größtmöglichem Ausschlag im Sprunggelenk auf und ab bewegt; das früher empfohlene Fußkreisen ist für die meisten Patienten im Bewegungsablauf zu kompliziert. Abblassen der Fußsohlen und Zehen mit gleichzeitigem Auftreten von Wadenschmerzen ist typisch für eine arterielle Durchblutungsstörung. Die verzögerte Wiederauffüllung der Venen und die verzögerte reaktive Hyperämie der Haut nach Herabhängenlassen der Füße ist insbesondere bei deutlichem Seitenunterschied als pathologisch zu werten.

schenkel mit der normalen Armmanschette gemessen werden kann. Beim Vorhandensein peripherer Pulse läßt sich der systolische Wert durch Palpation ermitteln, fehlen die Pulse, kann der systolische Wert durch Dopplermessung bestimmt werden. Einen zuverlässigen Wert für den systolischen Druck liefert auch die Kapillarmethode. Zur Bestimmung wird zunächst bei hochgelagertem Fuß die Manschette am Unterschenkel ca. 50 mm Hg über den am Arm gemessenen Wert aufgepumpt und solange gehalten, bis der Fuß abgeblaßt ist. Danach wird der Fuß in Herzhöhe gelagert und der Manschettendruck langsam soweit abgelassen, bis eine Hautrötung erkennbar wird. Dieser Wert entspricht dem systolischen Druck.

Technik und Procedere der Blutdruckmessung

Technik
- Vor der Messung Radialispuls beiderseits tasten
- Manschettenbreite 12–13 cm
- Geeichtes bzw. Hg-Manometer
- Stethoskop mit leichtem Druck über der palpierten A. brachialis aufsetzen
- Systolischen Druck bei erster Messung durch Palpation der A. radialis kontrollieren
- Diastolischen Druck (Verschwinden der Korotkoff-Geräusche) bei ganz leichtem Stethoskopauflagedruck bestimmen.

Beurteilung
Normal 140/90 mm Hg–90/60 mm Hg

Procedere
Bei nicht seitengleichem Radialispuls oder nicht normalem Wert:
- Messung rechts und links vergleichen

Bei Hypertonie:
- Mehrfache Wiederholung der Messung
- Auskultation der Nierenarterie rechts und links:
  Stethoskop tief eindrücken 5 cm oberhalb und außerhalb des Nabels,
  bei negativem Ergebnis Auskultation nach körperlicher Belastung wiederholen

Bei einer behandlungsbedürftigen Hypertonie soll der Patient in aller Regel zur Selbstmessung angeleitet werden. Zur Kontrolle dient ein Stethoskop mit zweifachem Kopfteil, mit dem zwei Untersucher gleichzeitig hören können.

2.2.4 Dokumentation

Die Dokumentation von Anamnese und Befund ist Voraussetzung zum selbstkritischen Lernen sowie zur Verlaufsbeurteilung. Das als Beispiel abgebildete Krankenblatt benützt eine halbschematische Befunddokumentation, die sehr wenig Zeitaufwand erfordert (Abb. 9).

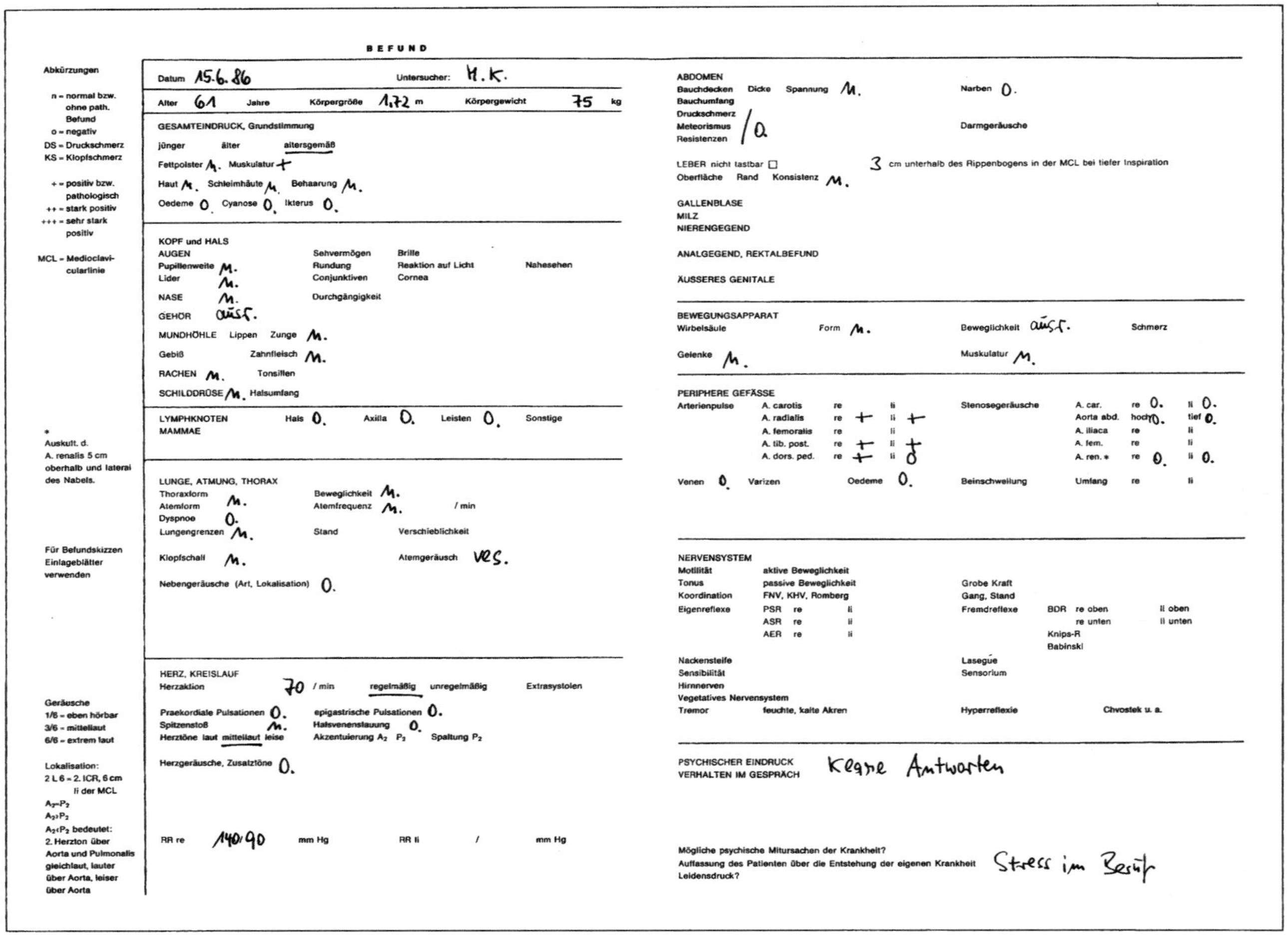

BEFUND

Abkürzungen

n = normal bzw. ohne path. Befund
o = negativ
DS = Druckschmerz
KS = Klopfschmerz

+ = positiv bzw. pathologisch
++ = stark positiv
+++ = sehr stark positiv

MCL = Medioclavicularlinie

Datum 15.6.86 Untersucher: H.K.

Alter 61 Jahre Körpergröße 1,72 m Körpergewicht 75 kg

GESAMTEINDRUCK, Grundstimmung
jünger älter altersgemäß
Fettpolster n. Muskulatur +
Haut n. Schleimhäute n. Behaarung n.
Oedeme 0. Cyanose 0. Ikterus 0.

KOPF und HALS
AUGEN Sehvermögen Brille
Pupillenweite n. Rundung Reaktion auf Licht Nahesehen
Lider n. Conjunktiven Cornea
NASE n. Durchgängigkeit
GEHÖR äußerl.
MUNDHÖHLE Lippen Zunge n.
Gebiß Zahnfleisch n.
RACHEN n. Tonsillen
SCHILDDRÜSE n. Halsumfang

LYMPHKNOTEN Hals 0. Axilla 0. Leisten 0. Sonstige
MAMMAE

* Auskult. d. A. renalis 5 cm oberhalb und lateral des Nabels.

LUNGE, ATMUNG, THORAX
Thoraxform n. Beweglichkeit n.
Atemform n. Atemfrequenz n. /min
Dyspnoe 0.
Lungengrenzen n. Stand Verschieblichkeit
Klopfschall n. Atemgeräusch ves.
Nebengeräusche (Art, Lokalisation) 0.

Für Befundskizzen Einlageblätter verwenden

HERZ, KREISLAUF
Herzaktion 70 /min regelmäßig unregelmäßig Extrasystolen
Praekordiale Pulsationen 0. epigastrische Pulsationen 0.
Spitzenstoß n. Halsvenenstauung 0.
Herztöne laut mittellaut leise Akzentuierung A_2 P_2 Spaltung P_2
Herzgeräusche, Zusatztöne 0.

RR re 140/90 mm Hg RR li / mm Hg

Geräusche
1/6 = eben hörbar
3/6 = mittellaut
6/6 = extrem laut

Lokalisation:
2 L 6 = 2. ICR, 6 cm li der MCL
$A_2 = P_2$
$A_2 > P_2$
$A_2 < P_2$ bedeutet: 2. Herzton über Aorta und Pulmonalis gleichlaut, lauter über Aorta, leiser über Aorta

ABDOMEN
Bauchdecken Dicke Spannung n. Narben 0.
Bauchumfang
Druckschmerz
Meteorismus /0. Darmgeräusche
Resistenzen

LEBER nicht tastbar ☐ 3 cm unterhalb des Rippenbogens in der MCL bei tiefer Inspiration
Oberfläche Rand Konsistenz n.

GALLENBLASE
MILZ
NIERENGEGEND

ANALGEGEND, REKTALBEFUND

ÄUSSERES GENITALE

BEWEGUNGSAPPARAT
Wirbelsäule Form n. Beweglichkeit äußerl. Schmerz
Gelenke n. Muskulatur n.

PERIPHERE GEFÄSSE
Arterienpulse A. carotis re li; A. radialis re + li +; A. femoralis re li; A. tib. post. re + li +; A. dors. ped. re + li 0
Stenosegeräusche A. car. re 0. li 0.; Aorta abd. hoch 0. tief 0.; A. iliaca re li; A. fem. re li; A. ren. * re 0. li 0.
Venen 0. Varizen Oedeme 0. Beinschwellung Umfang re li

NERVENSYSTEM
Motilität aktive Beweglichkeit
Tonus passive Beweglichkeit Grobe Kraft
Koordination FNV, KHV, Romberg Gang, Stand
Eigenreflexe PSR re li; ASR re li; AER re li
Fremdreflexe BDR re oben li oben; re unten li unten; Knips-R; Babinski
Nackensteife Lasegue
Sensibilität Sensorium
Hirnnerven
Vegetatives Nervensystem
Tremor feuchte, kalte Akren Hyperreflexie Chvostek u. a.

PSYCHISCHER EINDRUCK
VERHALTEN IM GESPRÄCH Klare Antworten

Mögliche psychische Mitursachen der Krankheit?
Auffassung des Patienten über die Entstehung der eigenen Krankheit Stress im Beruf
Leidensdruck?

Abb. 9. Krankenblatt mit halbschematischer Befunddokumentation

3. Herz-Kreislaufuntersuchungen

3.1 Elektrokardiographie

Seit Einthoven wird die Ableitung von Stromkurven des Herzens von der Körperoberfläche durchgeführt und gehört bis heute zum diagnostischen Rüstzeug. Die von der Körperoberfläche abgeleiteten Potentialdifferenzen sind infolge Leitungsbehinderung, besonders durch die lufthaltigen Lungen, etwa hundertmal geringer als die Potentialdifferenzen im Herzmuskel selbst. Auch handelt es sich um eine Summation beziehungs-

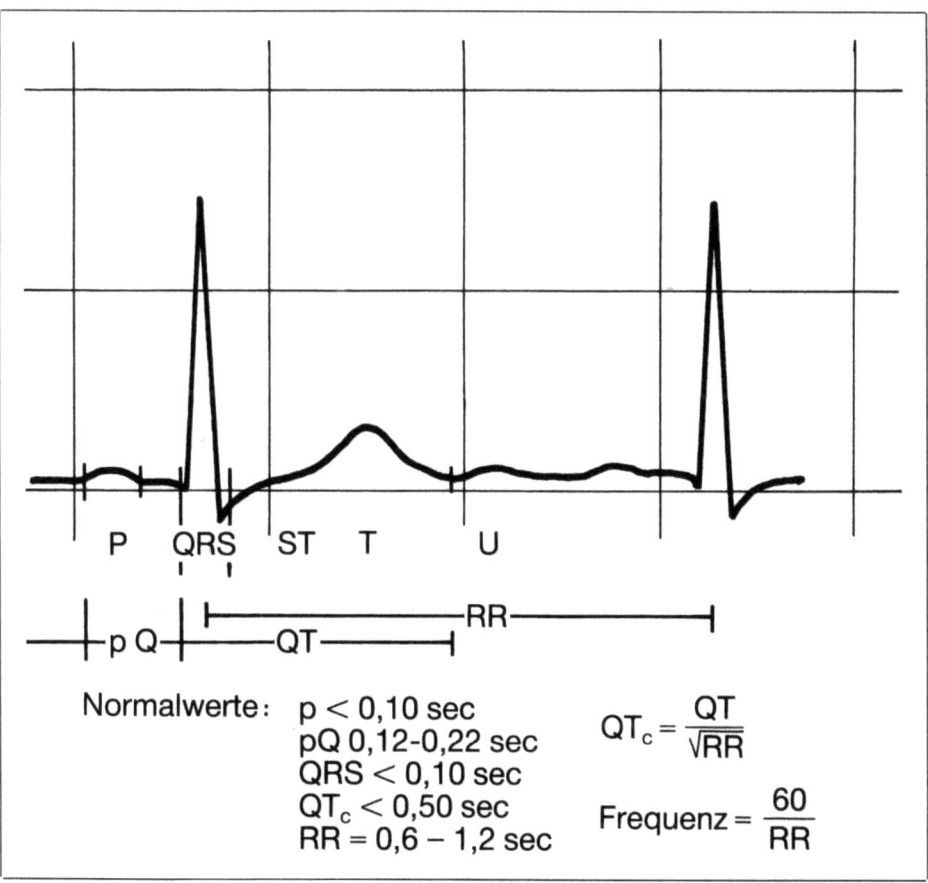

Abb. 10. EKG-Bezeichnungen und Normalwerte

weise Differenz der in verschiedener Richtung ablaufenden Spannungsunterschiede (Summationsvektor). Schließlich muß bei der Bewertung des Oberflächen-EKGs bedacht werden, daß es sich um die elektrische Begleiterscheinung, nicht aber um den eigentlichen Kontraktionsablauf des Herzens handelt. Im Extremfall kann daher ein normales EKG abgeleitet werden, auch wenn das Herz mechanisch gar nicht mehr schlägt infolge „elektromechanischer Entkupplung". Trotz dieser Einschränkungen ist die Elektrokardiographie auch heute eine wichtige diagnostische Maßnahme, die für die Erkennung von Herz-Kreislauferkrankungen nach Anamnese und körperlicher Untersuchung die größte Bedeutung besitzt. Dies trifft insbesondere für die Erkennung einer Mangeldurchblutung des Herzmuskels und deren Folgen zu (Abb. 11).

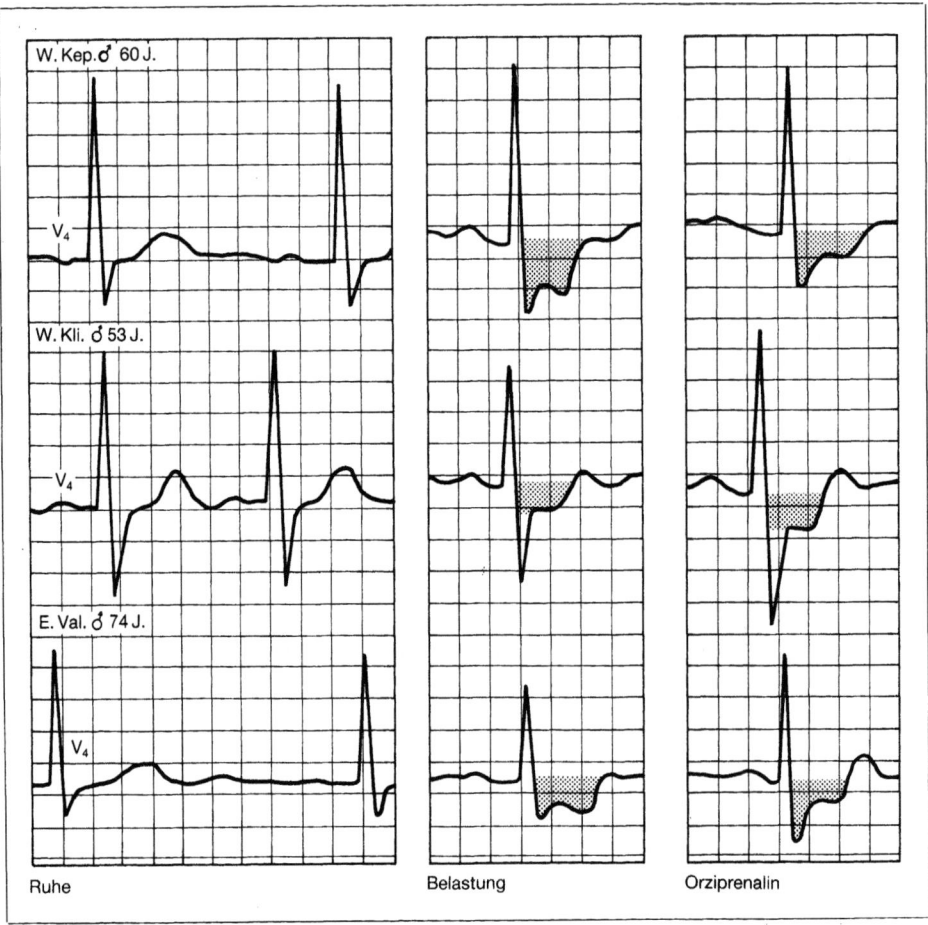

Abb. 11. EKGs von drei Patienten mit Belastungsangina pectoris. Während die Endteile im Ruhe-EKG unauffällig sind, kommt es während körperlicher Belastung zu ischämischen ST-Senkungen. Die Patienten verspürten zu diesem Zeitpunkt stenokardische Beschwerden. Im rechten Teil der Abbildung sind die EKGs während pharmakologischer Belastung mit dem Katecholaminkörper Orziprenalin wiedergegeben. Auch dabei traten unter der Infusion pektanginöse Beschwerden und ischämische EKG-Veränderungen auf.

Die einzelnen Teile der Herzstromkurve werden mit den Buchstaben P, Q, R, S, T, U bezeichnet (Abb. 10, S. 15). Die P-Wellen sind Ausdruck der Vorhofaktivität und daher für die Beurteilung von Herzrhythmusstörungen besonders wichtig. Sie spiegeln auch eine Überlastung eines oder beider Vorhöfe wider. Die QRS-Komplexe spiegeln die Erregungsausbreitung in den Kammern wider. Veränderungen lassen auf Hypertrophie oder intraventrikuläre Erregungsleitungsstörungen schließen. Besonders bedeutsam sind Potentialverluste (R-Zackenverlust beziehungsweise Auftreten von S-Zacken) infolge Verlust an leitfähigem Herzmuskelgewebe durch Herzinfarkt. Die ST-Strecke verläuft normalerweise in der Isoelektrischen. Abweichungen werden unter anderem durch Elektrolytverschiebungen bedingt. Eine akute Mangeldurchblutung des Herzmuskels bewirkt meist eine ST-Senkung, in seltenen Fällen kann es auch zu einer ST-Hebung kommen. Die horizontal verlaufende oder deszendierende ST-Senkung im Belastungs-EKG ist für die Erkennung einer Koronarinsuffizienz von großer praktischer Bedeutung. Sie muß von anderweitig bedingten ST-Senkungen etwa infolge Hypokaliämie, Digitalisierung oder Sympathikotonie abgegrenzt werden (s. 4.2.2).

Veränderungen der T-Welle treten durch ähnliche Einflüsse wie solche der ST-Strecke auf. Diagnostisch sind sie aber weit weniger zuverlässig, weil sie durch das vegetative Nervensystem leicht beeinflußt werden (Abb. 12, 13). So können normale positive T-Wellen in pathologische negative T-Wellen umgewandelt werden, nicht nur durch

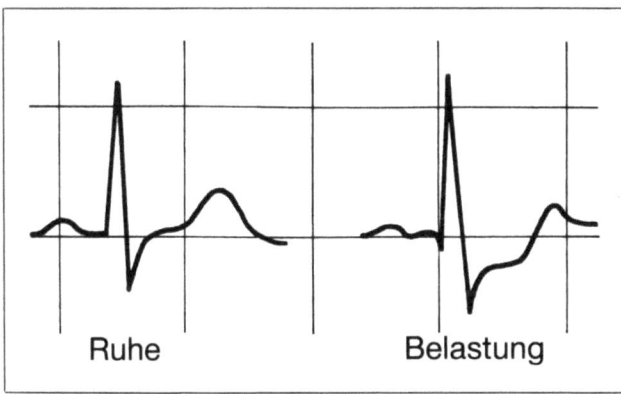

Abb. 12. Ischämietypische ST-Senkung unter Belastung infolge koronarer Durchblutungsstörung

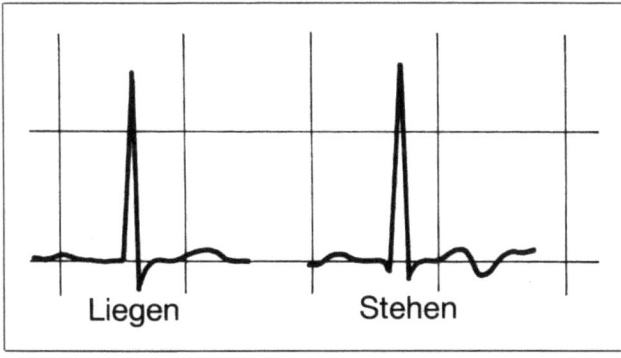

Abb. 13. Vegetativ bedingte Negativierung der T-Welle im Stehen

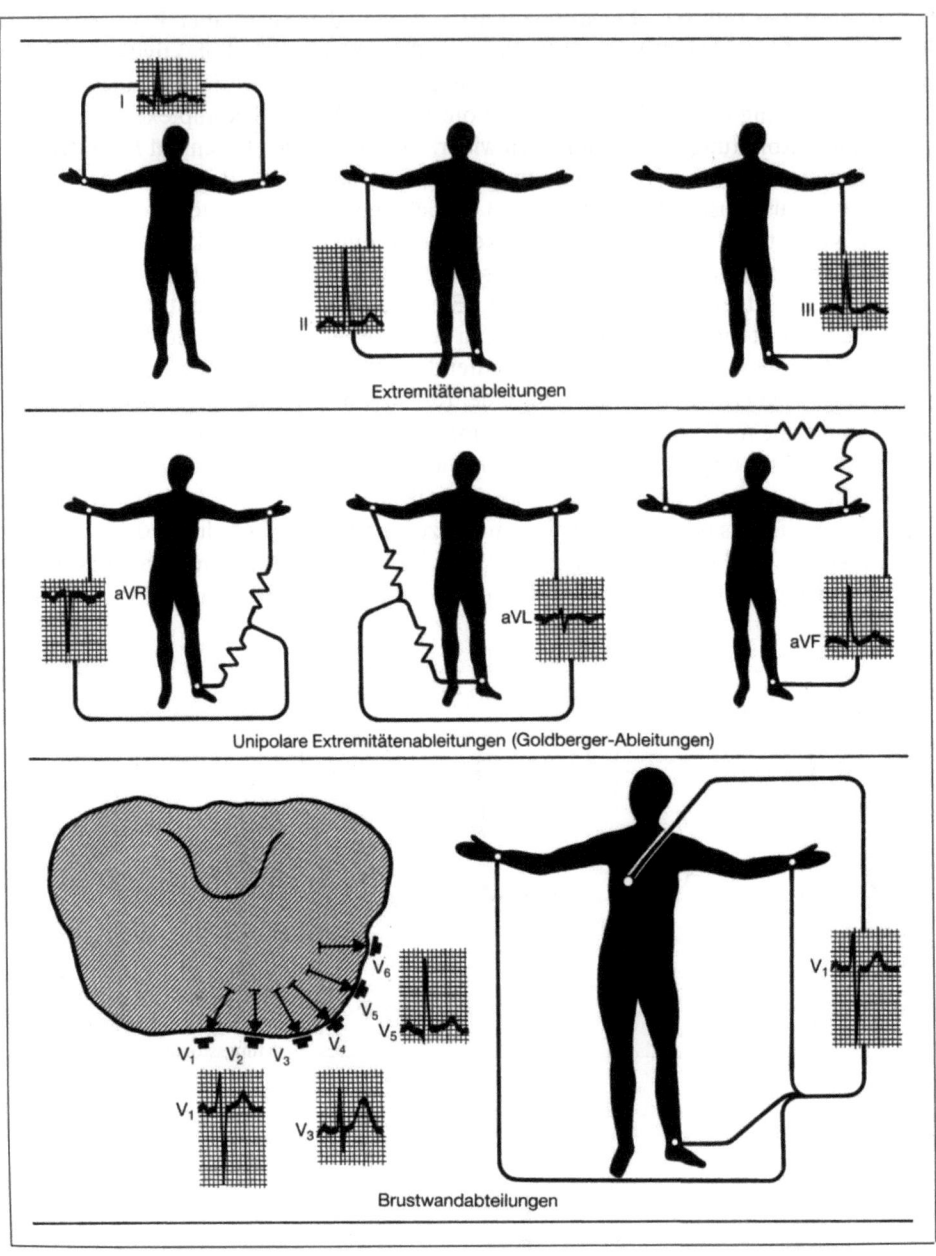

Abb. 14. Elektrodenlage und Schaltung für Extremitäten-, unipolare Extremitäten- und Brustwandableitungen (mod. nach 1)

organische Erkrankungen, sondern z. B. allein durch veränderte Körperposition etwa den Übergang vom Liegen zum Stehen oder durch aktives Hochheben der Beine im Liegen.

Der zeitliche Ablauf der EKG-Kurve verläuft in genau festgelegten Normgrenzen. Die PQ-Zeit beträgt 0,12–0,22 sec, die QRS-Dauer 0,07–0,10 sec. Die Herzfrequenz wird aus dem Kehrwert des R-Zackenabstands ermittelt und liegt in Ruhe etwa zwischen 60 und 90 EKG-Ausschlägen/min, bei Vagotonie niedriger, bei Sympathikotonie höher. Der genaue R-Zackenabstand zeigt von Schlag zu Schlag kleine Abweichungen. Diese verschwinden bei bestimmten pathologischen Zuständen, wie bei einer Schädigung des vegetativen Nervensystems infolge diabetischer Neuropathie.

Das Elektrokardiogramm wird in verschiedenen Ableitungen geschrieben, dazu werden Potentialdifferenzen zwischen 2 Elektroden gemessen, die an verschiedenen Ableitungsstellen angebracht sind (Abb. 14). Beim Ableitungsschema nach Einthoven zeigt das Einthoven-Dreieck die Ableitungsrichtungen bei Anlage einer Elektrode am rechten Arm und linken Arm (Ableitung I), am rechten Arm und linken Bein (Ableitung II) sowie am linken Arm und linken Bein (Ableitung III). Mit denselben Elektroden können noch 3 weitere Ableitungsrichtungen erfaßt werden, indem man jeweils 2 Elektroden zusammenschließt und gegen die 3. Elektrode mißt. Diese Ableitungen werden als unipolare Goldberger-Ableitungen aVR, aVL und aVF bezeichnet. Die Richtung des größten QRS-Ausschlags entspricht der „elektrischen Herzachse". Bei Verlagerungen des Herzens zeigt sich eine Verschiebung der elektri-

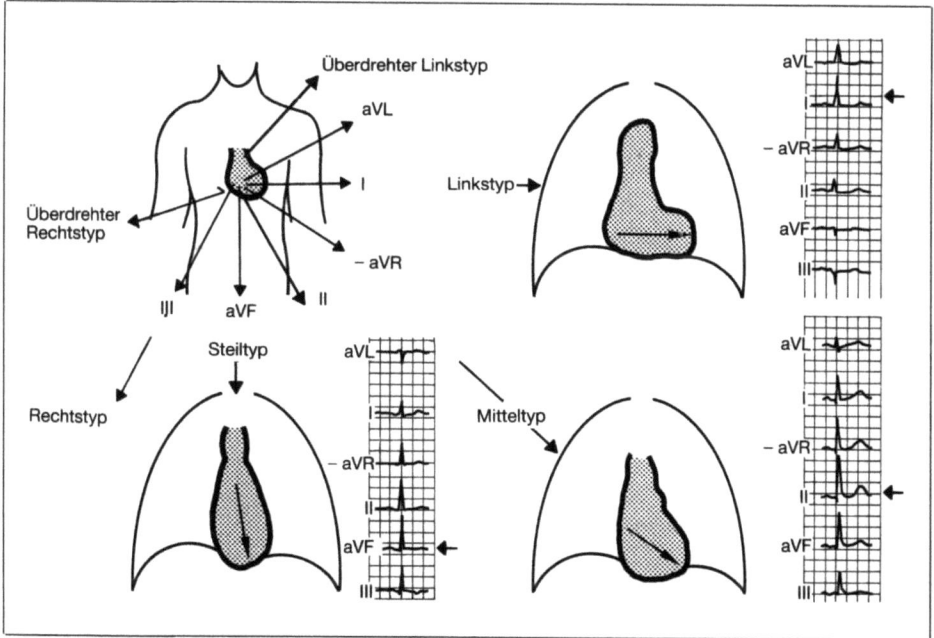

Abb. 15. Lage des Herzens im Thorax und Lage der elektrischen Herzachse im EKG. Diese entspricht der Richtung des größten positiven QRS-Ausschlags in den Extremitäten- (I, II, III) und unipolaren Extremitätenableitungen (aVL, -aVR, aVF). Schematische Darstellung (links oben) sowie EKG-Beispiele des Linkstyps, Mitteltyps und Steiltyps. Der größte positive QRS-Ausschlag ist in den drei EKG-Beispielen jeweils rechts mit einem Pfeil markiert.

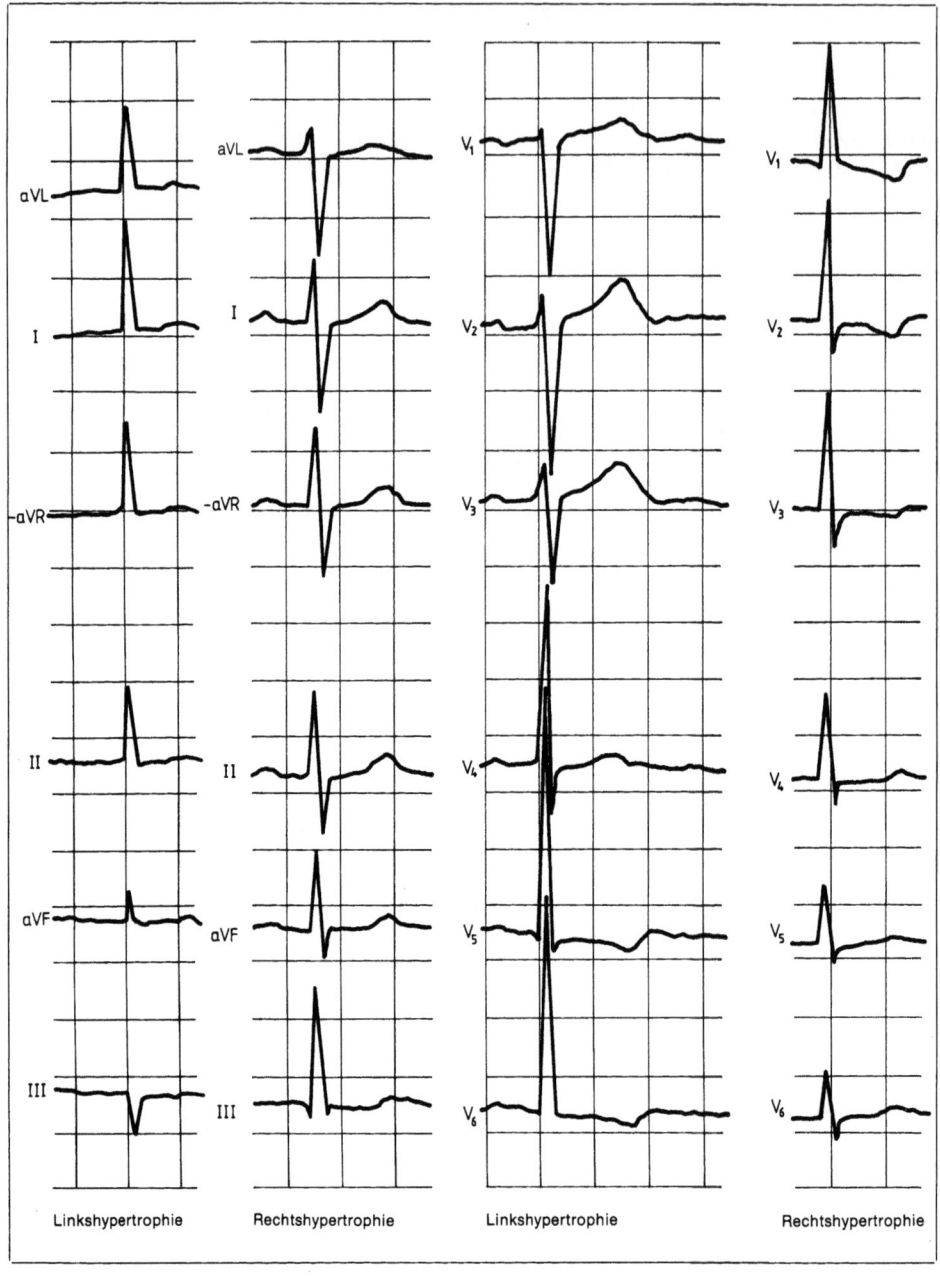

Abb. 16. Beispiel von Links- und Rechtshypertrophie in Extremitäten- und Brunstwandableitungen

schen Herzachse, die zu der Verschiebung der anatomischen Herzachse etwa parallel läuft (Abb. 15). Bei Einatmung mit Tiefertreten des Zwerchfells und Steilstellung des Herzens dreht sich die elektrische Herzachse nach unten beziehungsweise nach rechts, bei Ausatmung nach links beziehungsweise links oben. Ähnliche Veränderungen zeigen sich bei Zwerchfellhochstand infolge Adipositas bzw. Zwerchfelltiefstand bei leptosomem Habitus.

Während die Extremitätenableitungen Potentialdifferenzen in der Frontalebene erfassen, können Potentialdifferenzen in der Horizontalebene mit den unipolaren Brustwandableitungen registriert werden. Drehungen der elektrischen Herzachse in der Horizontalebene kommen besonders dann zustande, wenn infolge Hypertrophie einzelner Herzanteile der QRS-Vektor in Richtung zum hypertrophierten Herzmuskelanteil abgelenkt wird, bei der Linkshypertrophie nach links und dorsal, bei der Rechtshypertrophie nach vorne und rechts (Abb. 16).

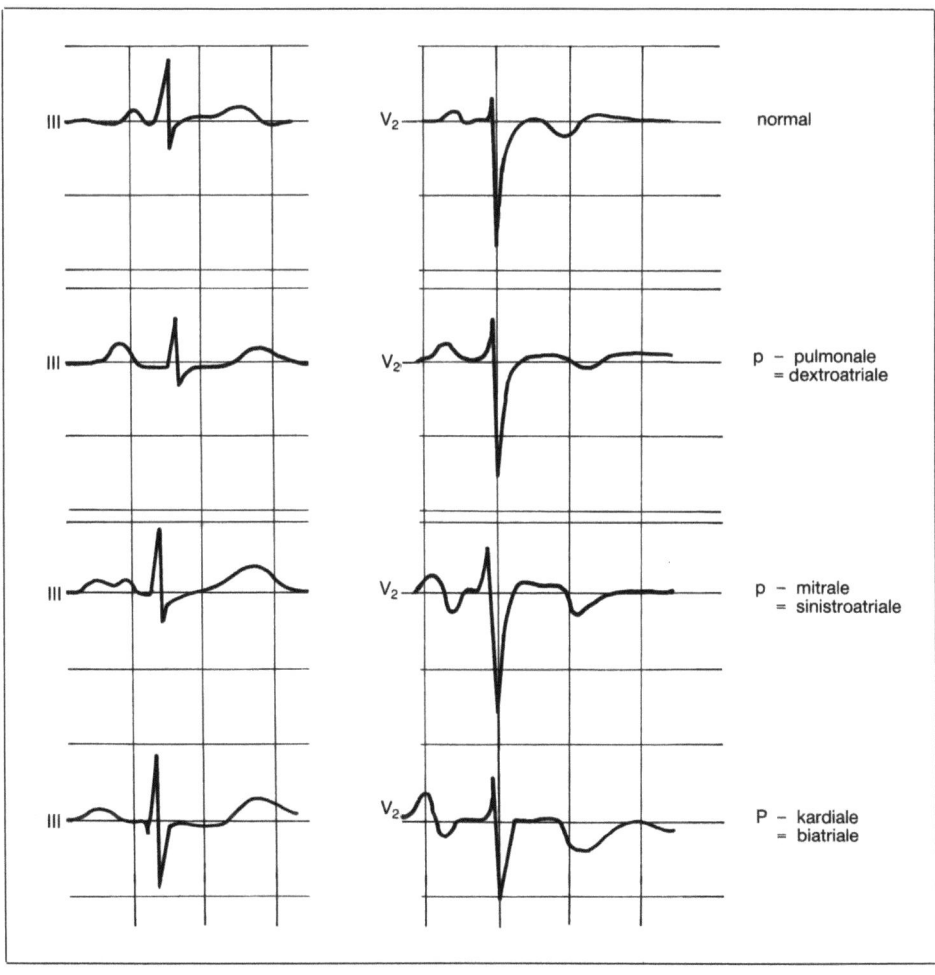

Abb. 17. Die Überlastung eines oder beider Vorhöfe ist aus Veränderungen der p-Welle ablesbar

Wenn die Ableitungsrichtung von aVR umgepolt wird (− aVR), kann man die 6 Frontalableitungen so hintereinander schalten, daß sie in der Ableitungsrichtung jeweils in 30°-Schritten aufeinanderfolgen. Die Form des EKGs ändert sich dann kontinuierlich von Ableitung zu Ableitung − ähnlich wie in den Brustwandableitungen − und die Hauptausschlagrichtung des QRS-Komplexes ist dann leicht erkennbar (Abb. 15).

Die elektrische Herzachse entspricht der stärksten Auslenkung des QRS-Komplexes. Die von Augenblick zu Augenblick wechselnde Richtung der größten Auslenkung der Herzstromkurve wird als Vektorschleife dreidimensional dargestellt. Die Richtung des Hauptausschlags ändert sich innerhalb des Herzzyklus nicht nur in der frontalen, sondern auch in der horizontalen und sagittalen Ebene. Eine vollständige Beschreibung ist daher nur durch dreidimensionale Aufnahme möglich. Diese kann durch Anlage von Elektroden in den 3 räumlichen Ebenen erfaßt und als Vektorkardiogramm in den drei räumlich senkrecht aufeinander stehenden Achsen x, y, z registriert werden. In der praktischen Elektrokardiographie hat sich gezeigt, daß die räumliche EKG-Aufzeichnung mit der Vektorkardiographie gegenüber der Aufzeichnung in der Frontalebene mit 3 Extremitätenableitungen und 3 Goldberger-Ableitungen und in der Horizontalebene mit 6 Brustwandableitungen keine eindeutigen diagnostischen Vorteile bietet. Daher wird das Standard-EKG in diesen 12 Ableitungen abgeleitet.

In der Abbildung 17 sind typische pathologische Veränderungen der p-Welle infolge Überlastung der Vorhöfe dargestellt.

Eine wichtige Erweiterung der diagnostischen Aussagekraft erfolgt durch das Belastungs-EKG. Dieses dient besonders zur Erfassung einer Durchblutungsstörung, also einer Koronarinsuffizienz in einem Stadium, in dem in Ruhe noch keine Mangeldurchblutung des Herzmuskels vorliegt. In der Abbildung 11 ist gezeigt, daß bei Patienten mit stenosierender Koronarsklerose die Zeichen der Myokardischämie sowohl durch körperliche Belastung als auch durch Katecholamininfusion ausgelöst werden können.

Die Diagnose von Herzrhythmusstörungen wird durch die Aufnahme von Langzeitelektrokardiogrammen über bis zu 24 h mit einem Bandspeicheraufnahmegerät, das der Patient mit sich trägt, erweitert. Intrakardiale EKG-Ableitungen oder Herzstromkurven von Ösophaguselektroden lassen den Entstehungsort von Rhythmusstörungen erfassen und ermöglichen eine genaue Analyse, die oft die Voraussetzung für die effektive Behandlung ist.

3.2 Phonokardiographie, Pulskurven

Im Phonokardiogramm wird mit einem Mikrophon die Herzschallkurve aufgezeichnet. Passende Frequenzbereiche werden durch Filter verstärkt und getrennt dargestellt. Die zeitliche Zuordnung von Extratönen und Geräuschen erfolgt mit dem simultan registrierten EKG (Abb. 18). Die Aufzeichnung von Pulskurven erfolgt durch Aufsetzen eines Druckwandlers. Besonders bei Aortenvitien können typische Veränderungen der Karotispulskurve diagnostische Bedeutung haben.

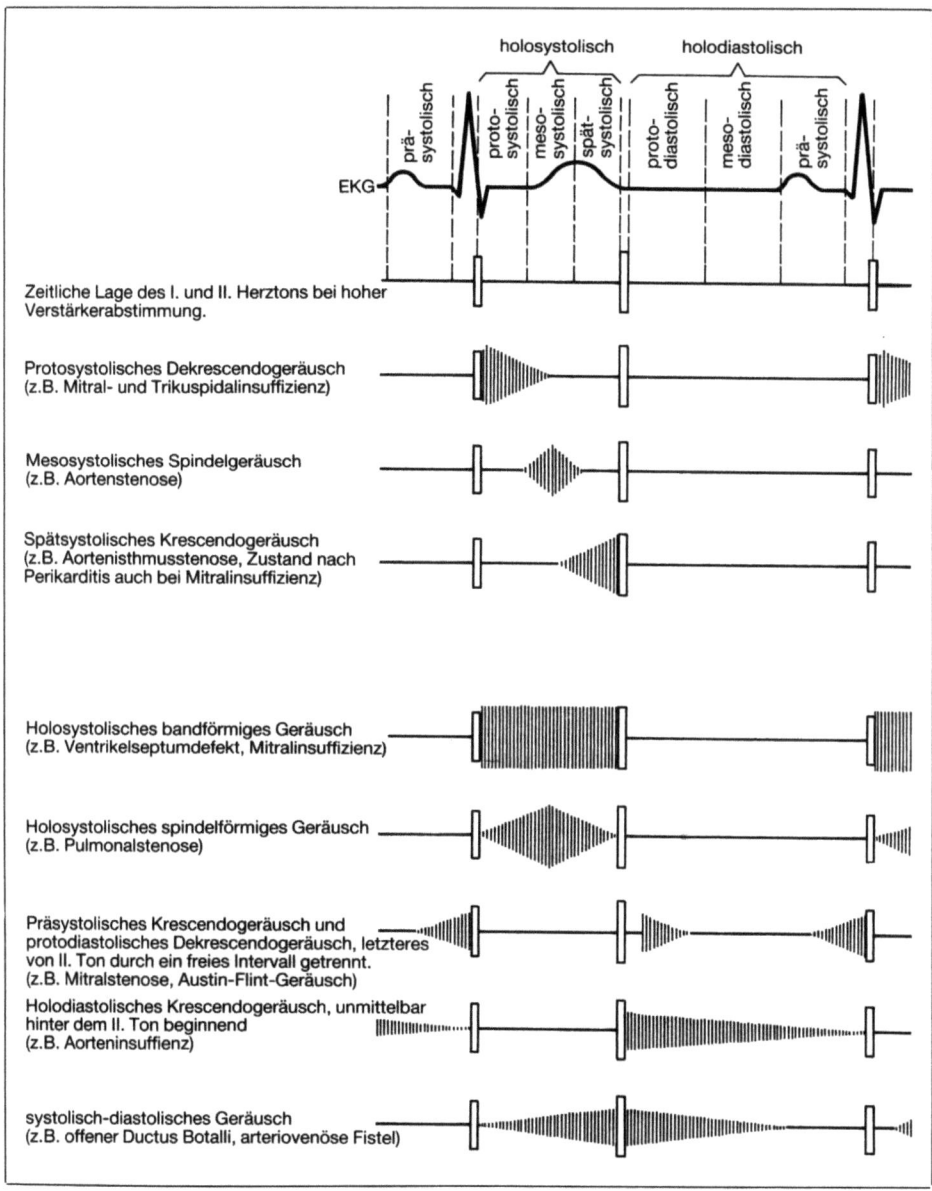

Abb. 18. EKG und phonokardiographische Befunde bei verschiedenen Herzfehlern

3.3 Echokardiographie

Die Anwendbarkeit des Echolotverfahrens in der Kardiologie wurde durch Edler und Hertz entdeckt. In Deutschland hat besonders Effert zur Entwicklung des Verfahrens beigetragen. Während über viele Jahre im wesentlichen nur die Echolotkurve des vorderen Mitralsegels erfaßt werden konnte, lassen sich mit modernen Geräten heute fast von allen Strukturen des Herzens Echosignale ableiten (Abb. 19).

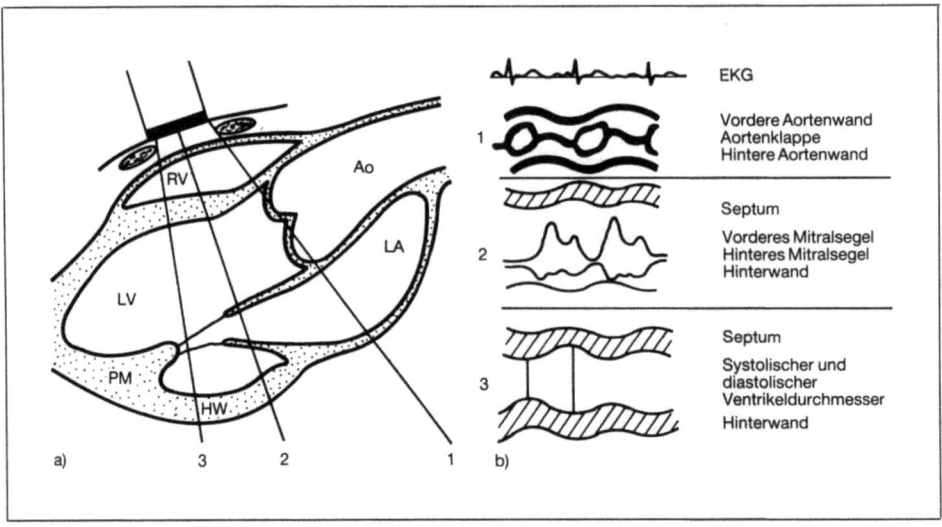

Abb. 19. M-mode-Echokardiographie. a) Längsschnitt des Herzens. b) Echobilder in den drei typischen Schnittebenen 1, 2 und 3. RV = Rechter Ventrikel; Ao = Aorta; LA = Linker Vorhof; LV = Linker Ventrikel; PM = Papillarmuskel; HW = Hinterwand. Man erkennt bei 1 die Öffnung und den Schluß der Aortenklappe, bei 2 die Öffnung und den Schluß der Mitralklappe und bei 3 die Kontraktion des linken Ventrikels

Von einem piezoelektrischen Kristall als Schallgeber werden Schallimpulse in einem Frequenzbereich von 2–10 MHz abgegeben. Über denselben Kristall wird gemessen, wie lange es dauert, bis der ausgesandte Schallimpuls infolge Reflexion wieder zurückkehrt. Dabei erzeugt ein einziger Impuls mehrfache Echos. Die zurückkehrenden Echos verändern während der Herzaktion ihre Laufzeit infolge der Bewegung der angeschallten Herzstrukturen vom Schallkopf weg oder auf diesen zu. Diese Veränderungen werden als Weg-Zeit-Kurve erfaßt und als Echokardiogramm im TM-Verfahren („time motion") bezeichnet (Abb. 19).

Die zweidimensionale Echokardiographie benutzt dieselbe Methode. Zusätzlich wird der Schallstrahl jedoch noch in einer Ebene rasch hin- und herbewegt. So kann man ein Schnittbild des Herzens anfertigen, wobei die Schnittebene, also Schwingungsebene des Schallstrahls den diagnostisch wichtigen Herzstrukturen angepaßt wird (Abb. 20). Es gibt sowohl mechanisch schwingende als auch elektronisch schwingende Schallköpfe. Es ist vorstellbar, daß in Zukunft auch in der Echokardiographie die Möglichkeiten der dreidimensionalen Darstellung genutzt werden, ähnlich wie bei der Herzstromkurve mit der Vektorkardiographie. Der Schallstrahl müßte dann nicht nur in einer Ebene hin- und herwandern, sondern eine dreidimensionale Bewegung ausführen.

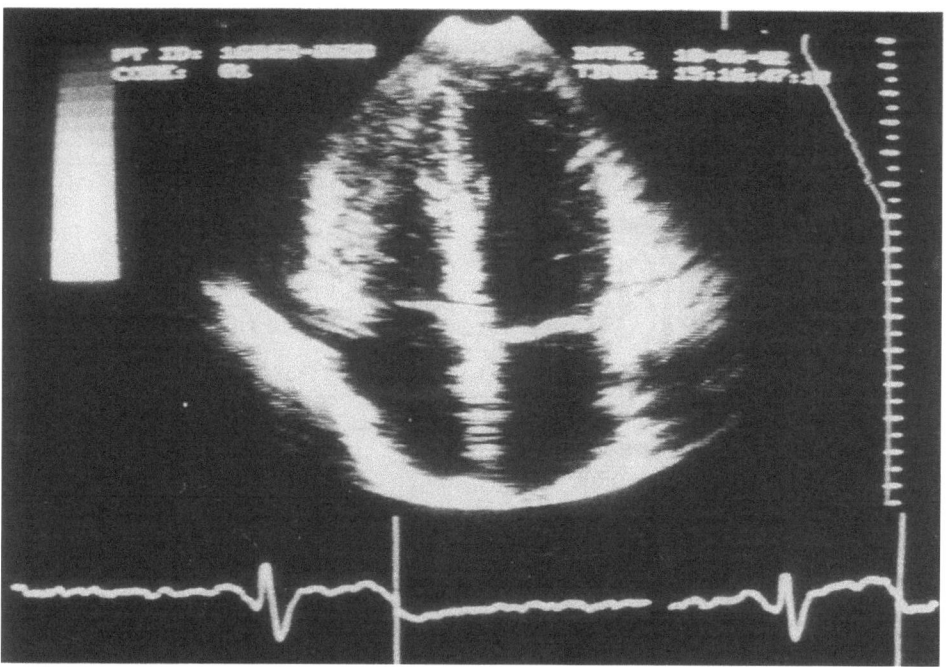

Abb. 20. 2D-Echokardiogramm mit Darstellung aller Herzhöhlen im „4-Kammerblick" während der Diastole. Der Schallkopf liegt über der Herzspitze. Schallkopfnah, im Bild oben beide Ventrikel, darunter Trikuspidal- und Mitralklappe sowie beide Vorhöfe.

3.4 Indikatorverdünnungsmethode

Wird ein Indikator in die Blutbahn gebracht, so kann man seine Bewegung im Blutstrom verfolgen (Abb. 21). Es läßt sich die Blutstromgeschwindigkeit insgesamt oder in Teilbereichen wie zwischen Vene und Lunge oder Lunge und peripherer Arterie erfassen. Durch die intravenöse Injektion von Äther und Decholin wurden früher Kreislaufzeiten ermittelt, indem der Zeitpunkt des Auftretens von Äthergeruch in der Atemluft bestimmt wurde und der Patient den Zeitpunkt des Auftretens von bitterem Geschmack auf der Zunge angab. Heute werden die Messungen mit Farbstoffen durchgeführt. Bei der Kälteverdünnungsmethode dient die Kälte als Indikator. Mit kleinen Thermistoren, die in Herzkatheter eingebaut sind, können Kreislaufzeiten und das Herzzeitvolumen zuverlässig gemessen werden. Die Messung kann fast beliebig oft wiederholt werden. Die Farbstoffverdünnungsmethode kann über Herzkatheterismus aber auch nichtinvasiv eingesetzt werden, indem die Ankunft des Farbstoffs über eine Photozelle am Ohrläppchen erfaßt wird. Für die Bestimmung des Herzzeitvolumens eignet sich das Fick-Prinzip und die Kälteverdünnungsmethode. Farbstoffkurven werden besonders für die Erfassung von Kurzschlußverbindungen zwischen großem und kleinem Kreislauf eingesetzt. Die Abbildung 21 zeigt das Entstehen typisch deformierter Indikatorverdünnungskurven bei Rechts-Links- bzw. Links-Rechts-Kurzschluß. Sie zeigt auch die Veränderungen des Flächenintegrals unter der Kurve bei Abnahme des Herzzeitvolumens. Das Herzzeitvolumen nach Fick errechnet sich aus dem Quotienten O_2-Aufnahme/arteriovenöse Differenz, bei der Indikatorverdünnungsmethode aus dem Kehrwert der Fläche unter der Kurve.

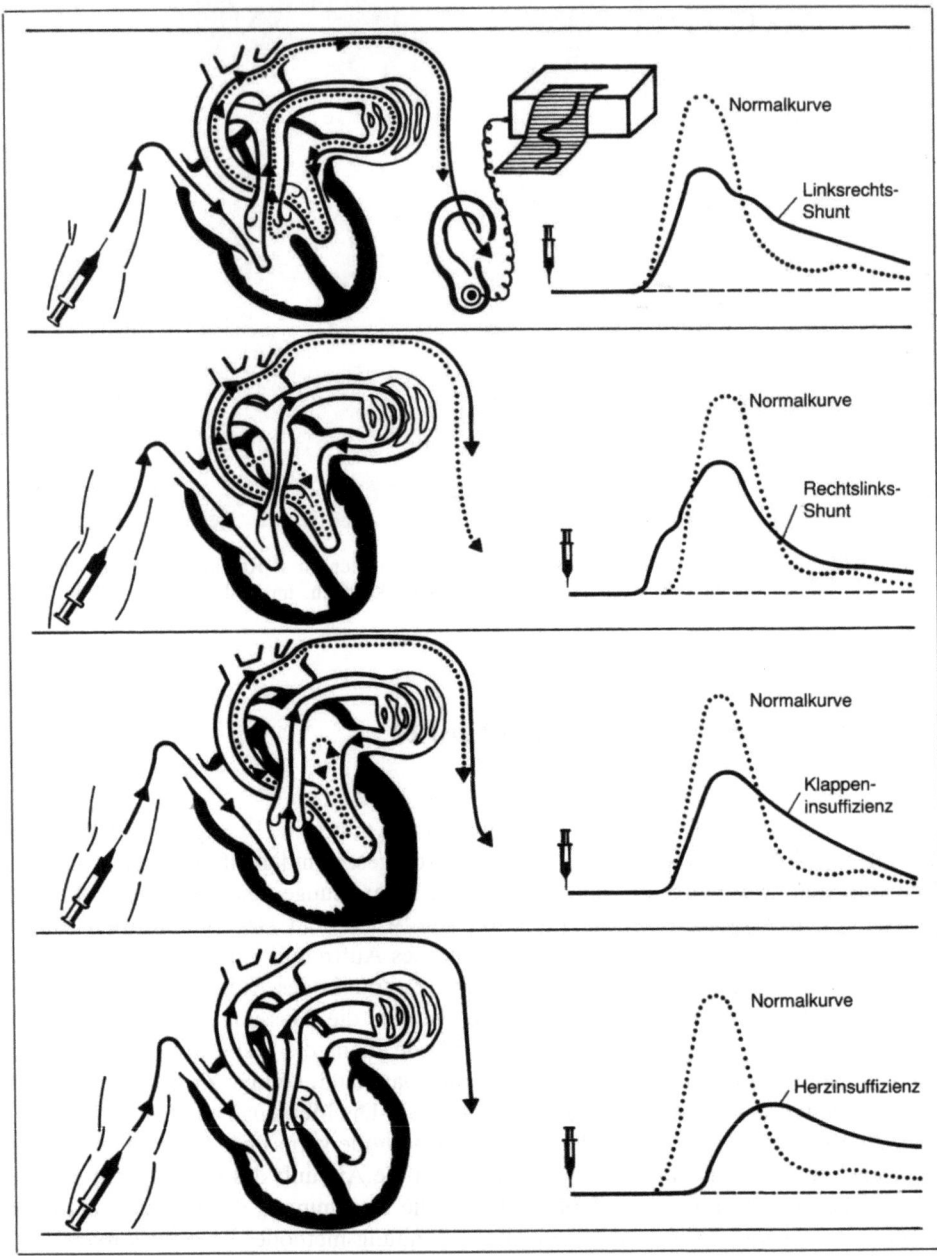

Abb. 21. Indikatorverdünnungskurven bei Kurzschlüssen zwischen kleinem und großem Kreislauf (Linksrechts- bzw. Rechtslinks-Shunt), Klappeninsuffizienz und bei kleinem Herzzeitvolumen infolge Herzinsuffizienz (mod. nach 1)

3.5 Röntgenuntersuchung des Thorax

Thoraxübersichtsaufnahme
Die Aufnahmen werden zur Vermeidung von projektionsbedingten Verzerrungen mit einem Film-Fokusabstand von 2m als Fernaufnahmen im Stehen durchgeführt. Sie lassen Form und Größe des Herzens sowie eventuelle Veränderungen der venösen und arteriellen Lungengefäßzeichnung erkennen. Die Stauung vor dem rechten Herzen führt zu einer Weitenzunahme der peripheren Venen und des rechten Vorhofs, die Stauung vor dem linken Herzen zu einer vermehrten Lungenvenenzeichnung. Bei Links-Rechts-Kurzschluß mit vermehrter Lungenzirkulation ist sowohl die arterielle als auch die venöse Lungenzeichnung vermehrt.

Thoraxdurchleuchtung
Mit der Durchleuchtung können Verkalkungen im Bereich der Herzklappen oder des Perikards sowie der Kranzarterien erkannt werden. Die Zuordnung von Verschattungen etwa im Mediastinalbereich ist durch Beobachtung unter Drehung des Patienten zu erreichen.

3.6 Herzvolumenbestimmung

Die Herzvolumenbestimmung läßt die Grenze zwischen normaler und pathologischer Herzgröße schärfer ziehen als die Betrachtung oder Ausmessung der Thoraxfernaufnahme im Stehen. Die bessere Trennschärfe kommt durch die im Liegen aufgehobenen orthostatischen Füllungsschwankungen zustande. Das Herz ist im Liegen stets maximal gefüllt, was sich besonders im Niederdrucksystem, also im Bereich der Vorhöfe bemerkbar macht und eine Verschiebung des rechten Herzrands bewirkt (Abb. 23). Die Größenabnahme im Stehen kann gegenüber dem Liegen bis zu 50% betragen. Sie kann sich von Tag zu Tag erheblich ändern und variiert darüber hinaus interindividuell beträchtlich.

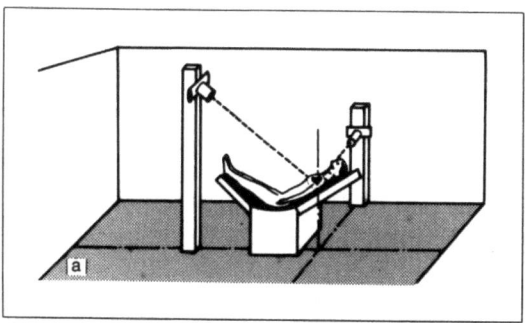

Abb. 22. Herzvolumenbestimmung in halbliegender Position. Durch Hochlagerung der Beine ist das Herz wie im Liegen ganz mit Blut gefüllt, orthostatische Füllungsschwankungen sind ausgeschlossen. Gegenüber der Bestimmung im Liegen ist von Vorteil, daß die Herzform und die Lungengefäßzeichnung wie im Stehen beurteilt werden kann und daß keine übernormale Raumhöhe zur Erzielung des Fokusabstandes von 2 m erforderlich ist.

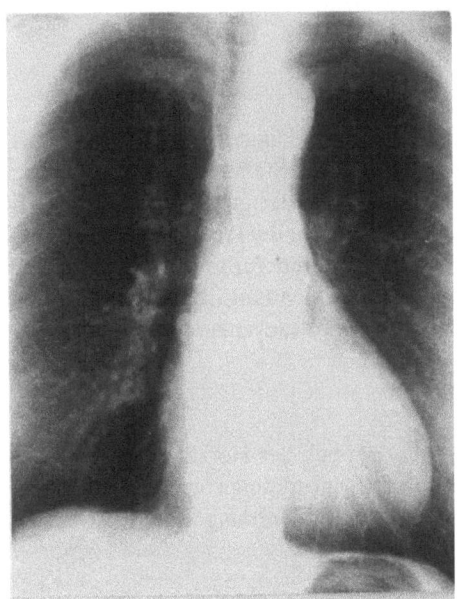 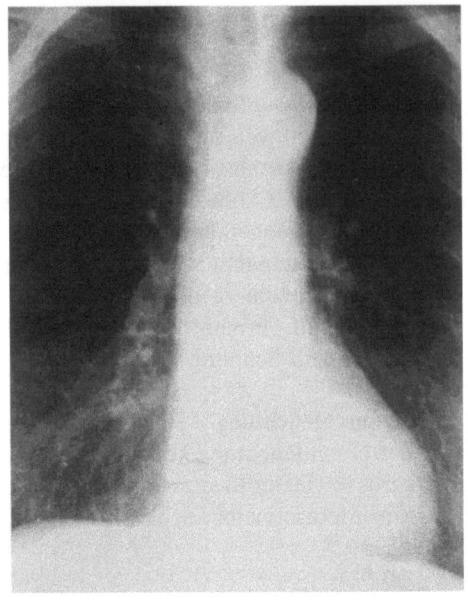

a b

Abb. 23. Die Aufnahme in halbliegender Position a) zeigt die vollständige Füllung, besonders am rechten Herzrand b) zum Vergleich das Bild im Stehen.

Aus den erwähnten Gründen ist eine quantitative Angabe über die Herzgröße aufgrund von Herzvolumenbestimmungen besser möglich als aus Fernaufnahmen im Stehen.

Das Verfahren hat sich seit vielen Jahren bewährt. Es ist mit geringem Aufwand durchführbar. Der Befund ist in Form von 2 Röntgenbildern objektiv dokumentiert und steht für Vergleichszwecke jederzeit zur Verfügung. Da die Methode trotz dieser Vorteile noch immer weit mehr in der Sportmedizin als in der Klinik verbreitet ist, wird sie hier ausführlicher als andere Untersuchungsverfahren dargestellt.

Die genaue Größenbestimmung des Herzens erfolgt aus Herzfernaufnahmen, die in liegender oder halbliegender Position angefertigt werden. Die halbliegende Position mit Lagerung der Beine in Herzhöhe hat gegenüber der liegenden den Vorteil, daß es nicht zu einem Zwerchfellhochstand und damit zu einer Herzverlagerung kommt. Daher können aus diesen Aufnahmen neben der Herzgröße auch Änderungen der Herzform entnommen werden (Abb. 22).

Das Herzvolumen wird entsprechend der Formel für ein Rotationsellipsoid unter Berücksichtigung der Röntgenvergrößerung berechnet (Abb. 24). Die Formel lautet bei einem Film-Fokusabstand von 2 m:

H Herzvolumen = Länge (l) × Breite (b) × Tiefe (t) × 0,4

Normwerte für das Herzvolumen werden unter Berücksichtigung des Körpergewichts oder besser der Körperoberfläche angegeben. Das normale Herzvolumen liegt zwischen 300 und 900 ml. Die Normalwerte pro Normalkörperoberfläche lauten für den Mann $\bar{x} = 620$, oberster Normwert 800 ml/1,73 m², für die Frau $\bar{x} = 550$, oberster Normwert 700 ml/1,73 m² (bezogen auf 1,0 m² ergibt sich für Männer ein oberer Normwert von 460

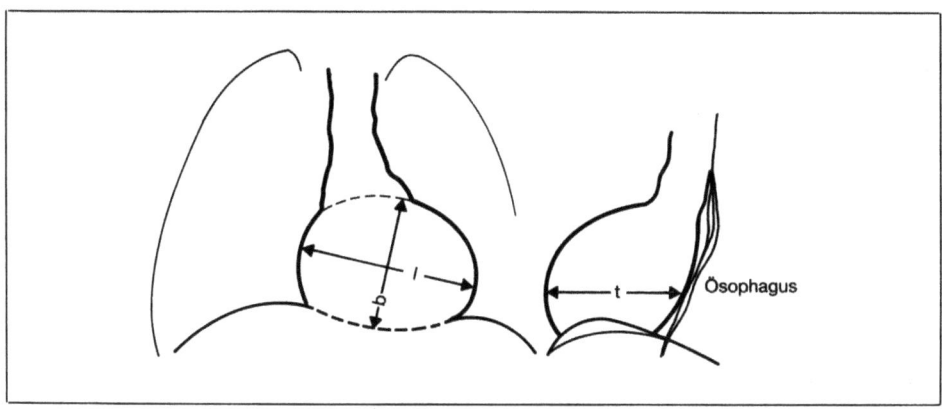

Abb. 24. Aus den drei Achsen (l, b, t) errechnet sich das Herzvolumen (HV) (= Außenvolumen oder Wasserverdrängung des Herzens) nach der Formel HV = l · b · t · 0,4

ml/m², für Frauen von 400 ml/m²). Das Außenvolumen des Herzens bei einem männlichen Erwachsenen beträgt dementsprechend im Mittel 620 ml. Bei einem Herzgewicht von 300 g befinden sich im Herzen damit 320 ml Blut. Diese Blutmenge verteilt sich auf beide Vorhöfe und beide Ventrikel. Sie ist diastolisch vorwiegend in den Ventrikeln und systolisch vorwiegend in den Vorhöfen enthalten. Bei einem Schlagvolumen von 70 ml und einer Auswurfrate von 60% beträgt das systolische Restblut in jedem Ventrikel 50 ml (Abb. 25).

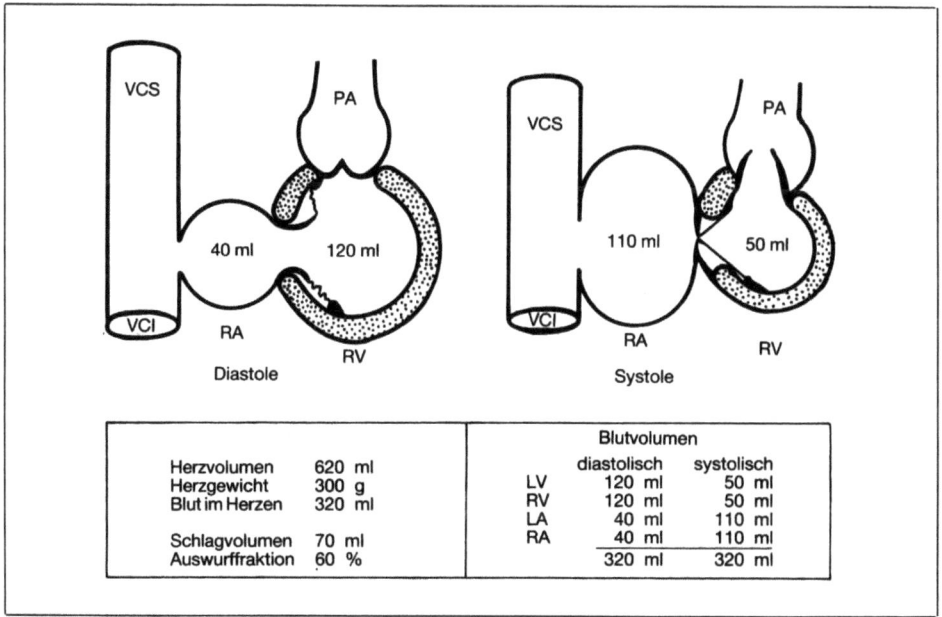

Abb. 25. Zusammensetzung des Herzvolumens aus Muskelmasse (Herzgewicht) und Blut. In den einzelnen Herzhöhlen variiert der Anteil in Systole und Diastole, die Gesamtblutmenge und damit auch das Herzvolumen als Summe aus Gesamtblutvolumen plus Herzgewicht bleibt jedoch gleich.

Die Echokardiographie erlaubt die Größenschätzung einzelner Herzhöhlen durch Bestimmung des Tiefendurchmessers, z. B. des linken Ventrikels und des linken Vorhofs. Die echokardiographische Bestimmung des Volumens einzelner Herzkammern und des gesamten Außenvolumens des Herzens erfolgt mit der zweidimensionalen Methode. Füllungsschwankungen entfallen, da im Liegen echokardiographiert wird. Der zusätzliche Zeitaufwand ist gering.

Diagnostische Bedeutung und physiologische Anpassung der Herzgröße
Im physiologischen Bereich kommt es durch Ausdauer- beziehungsweise Intervalltraining zu einer Herzvergrößerung mit physiologischer Hypertrophie und Dilatation aller Herzhöhlen (s. a. Kap. 14.1). Im pathologischen Bereich kann eine Herzvergrößerung beispielsweise durch Narbenbildung und kompensatorische Dilatation bei der koronaren Herzkrankheit entstehen. Das Ausmaß der Herzvergrößerung liefert einen quantitativen Anhalt für das Ausmaß der Schädigung und damit der Prognose (Abb. 26). Auch bei primären Erkrankungen des Herzmuskels ist das Ausmaß der Herzvergrößerung ein wichtiger Parameter für den Schweregrad und die Prognose der Erkrankung.

Während Volumenbelastungen des Herzens beispielsweise infolge Klappeninsuffizienz oder Kurzschlußvitium frühzeitig zu einer Herzvergrößerung führen, gehen Druckbelastungen etwa infolge Aortenstenose, Pulmonalstenose oder Widerstandshypertonie meist lange Zeit ohne Größenzunahme des Herzens einher. Die Hypertrophie entwickelt sich bei der Druckbelastung nach innen (konzentrische Hypertrophie).

Die Vergrößerung des Gesamtherzens entsteht meist nicht nur durch Ventrikeldilatation, sondern auch durch Erweiterung der Vorhöfe. Jede Erschwerung des Bluteinstroms in die Ventrikel führt zu einer Hypertrophie und Dilatation des entsprechenden Vorhofs. Das ist bei der koronaren Herzkrankheit, bei vielen Vitien und Myokarderkrankungen der Fall. Erkrankungen mit konzentrischer Hypertrophie wie Aortenstenose oder hypertrophische Myokardiopathie können zu einer erheblichen Vorhofserweiterung führen, ehe es zu einer Größenzunahme des linken Ventrikels kommt.

Da bei der Herzvolumenbestimmung sämtliche Herzhöhlen miterfaßt werden, ist daher nicht selten eine signifikante Herzvergrößerung meßbar, ehe die Durchmesserbestimmung einzelner Herzhöhlen, wie sie echokardiographisch gemessen werden kann, eine außerhalb der Streubreite liegende Vergrößerung erkennen läßt.

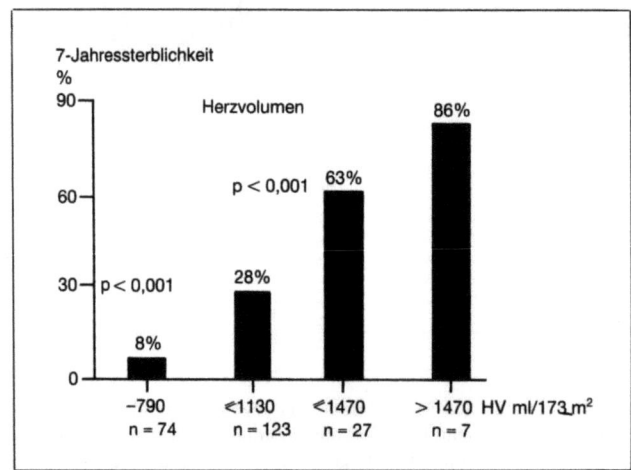

Abb. 26. 7-Jahressterblichkeit bei Patienten mit koronarer Herzkrankheit in Abhängigkeit vom Herzvolumen bei der Erstuntersuchung

Die Herzvolumenbestimmung ist auch für die Früherkennung von Herzmuskelerkrankungen, insbesondere der dilativen Form gut geeignet. Sie läßt die Auswirkungen von Volumenbelastungen des Herzens wie beim Vorhofseptumdefekt oder der Aorteninsuffizienz quantitativ abschätzen. Sie eignet sich für die Früh- und Differentialdiagnose der Herzinsuffizienz – zum Beispiel bei Abtrennung kardialer von nichtkardialen Ödemen. Sie gibt quantitative Aufschlüsse über die Prognose der Herzinsuffizienz, über die von Vitien und der koronaren Herzkrankheit.

Subtraktionsangiographie
Das Prinzip der Subtraktionstechnik besteht darin, daß zwei Röntgenbilder von derselben Körperregion auf photographischem Weg von einander subtrahiert werden. Damit können beispielsweise kontrastmittelgefüllte Blutgefäße allein dargestellt werden, nachdem alle anderen Strukturen, die auf beiden Aufnahmen identisch sind, voneinander abgezogen und damit unsichtbar wurden.

Die digitale Subtraktionsangiographie (DSA) arbeitet nach dem gleichen Prinzip mit digitalen Bildern wie sie in der Fernsehtechnik verwendet werden. Die Subtraktionstechnik kann damit den jeweiligen Anforderungen angepaßt werden und erlaubt nach intravenöser Injektion eines Kontrastmittelbolus von 20–50 ml die Darstellung beispielsweise von Herzhöhlen, großen Arterien und Venen. Je kleiner und bewegter die Strukturen sind, desto schwieriger ist die Darstellung. Während die Herzkammern mit ausreichender Genauigkeit darstellbar sind, lassen sich daher Einzelheiten im Bereich der Herzkranzgefäße mit der heutigen Technik nicht genügend scharf erkennen, um sichere diagnostische Aussagen zu machen. Die etwas weitlumigeren und weniger beweglichen Bypassverbindungen können dagegen besonders in ihrem proximalen Abschnitt in der Regel erkannt werden.

3.7 Nuklearmedizinische Verfahren (siehe auch 4.2.3)

3.7.1 Radionuklidventrikulographie

Durch radioaktive Markierung von Erythrozyten kann mit einer Gammakamera über dem Herzen die Impulsrate gemessen werden. Durch EKG-Triggerung entstehen durch statistische Mittelwertbildung systolische und diastolische Ventrikelzählraten, die Angaben über Auswurfrate, Ventrikelvolumina und regionales Kontraktionsverhalten einschließlich zeitlicher Füllungs- und Entleerungsvorgänge zulassen. Wenn der erste Indikatordurchgang analysiert wird, kann daraus nach dem Indikatorprinzip das Herzzeitvolumen errechnet werden und das Vorwärtsschlagvolumen mit dem aus der Zählratendifferenz im Steady-state ermittelten gesamten Schlagvolumen verglichen werden. Der Vergleich des Vorwärtsschlagvolumens mit dem gesamten Schlagvolumen läßt Rückschlüsse auf das Ausmaß von Herzklappeninsuffizienzen oder intrakardiale Shunts zu. In Verbindung mit Belastungsuntersuchungen lassen sich aus der Radionuklidventrikulographie andererseits globale und regionale Kontraktionsanomalien, wie sie durch akute Myokardischämie induziert werden, erfassen (s. a. 4.2.3).

3.7.2 Thalliumszintigraphie

Der Indikator Thallium hat ähnliche biologische Eigenschaften wie Kalium. Er wird aus dem Blut rasch intrazellulär aufgenommen, insbesondere im Bereich von Muskelzellen. Durch präkordiale Aktivitätsmessung mit der Gammakamera entsteht ein Abbild der Herzmuskulatur. Bei gestörter Durchblutung etwa infolge eines Herzinfarkts kommt es zu bleibenden Füllungsdefekten. Bei belastungsinduzierter vorübergehender Durchblutungsminderung zeigt sich das Phänomen der Redistribution: im Szintigramm werden 1–4 h nach der Injektion Füllungsdefekte ausgefüllt, die unmittelbar nach der Thalliuminjektion sichtbar waren (s. a. 4.2.3).

3.8 Computertomographie, Positronenemissionskamera, Kernspintomographie

Die Computertomographie gestattet ähnlich wie die Sonographie die Erstellung von Querschnittsbildern innerer Organe. Für die Anwendung am Herzen ist ein rascher Bildaufbau und eine EKG-Triggerung erforderlich (Cardiac-Computertomograph CCT). Es entstehen dann diastolische und systolische Querschnittsbilder des Herzens, die beispielsweise die konzentrische Hypertrophie bei hypertrophischer Myokardiopathie hervorragend darstellen lassen.

Die Positronenemissionskamera erlaubt die Verfolgung von Stoffwechselvorgängen im Herzmuskel. Die Untersuchungen erfordern aber einen großen Aufwand, der für die Praxis bisher nicht durch entsprechende therapeutische Konsequenzen gerechtfertigt erscheint.

Die Kernspintomographie (NMR = nuclear magnetic resonance) ist ein in England entwickeltes Verfahren, das auf einem völlig neuen bildgebenden Prinzip beruht. Durch sehr starke Magnetfelder wird die Schwingungsebene bestimmter Atome insbesondere von Wasserstoff verändert. Die Rückkehr der gerichteten Schwingungsebene in die ungerichtete Form verläuft entsprechend verschiedener Stoffzusammensetzung in den einzelnen Geweben verschieden schnell. Dadurch lassen sich Gewebsstrukturen abbilden.

Während im Bereich des Zentralnervensystems die Kernspintomographie bereits einen gesicherten Platz hat, befindet sich die Anwendung am Herzen noch im Stadium der Entwicklung.

3.9 Herzkatheterismus

W. Forßmann hat erstmals 1929 gezeigt, daß es möglich ist, das Herz des Menschen mit einem Katheter zu sondieren, Blutproben zu entnehmen, den Druck im Herzen zu messen und Herzstrukturen durch Injektion von Röntgenkontrastmittel sichtbar zu machen. Er wurde 1956 mit dem Nobelpreis ausgezeichnet, nachdem seine Entdeckungen früher unbeachtet geblieben waren und sogar zu seiner Entlassung aus der Klinik geführt hatten. Schon Forßmann hatte sich neben der diagnostischen um eine therapeutische Anwendung des Herzkatheterismus bemüht. Er versuchte, durch intrakardiale Gabe von bestimmten Medikamenten deren therapeutische Wirksamkeit zu steigern.

Für viele kardiologische Diagnosen ist der Herzkatheterismus die zuverlässigste Methode. Die Abb. 27 zeigt die Zugangswege zum rechten und linken Herzen, die Abb. 28 typische Druckkurven. Die intrakardiale Druckmessung gestattet zum Beispiel die Erkennung hämodynamischer Rückwirkungen von Klappenverengungen oder Kurzschlußverbindungen. Ort und Ausmaß von Kurzschlußverbindungen lassen sich durch O_2-Gehalt in lokal entnommenen Blutproben erkennen. Durch Kontrastmittelinjektion über den Herzkatheter und die Röntgenkinematographie lassen sich fast alle Herzstrukturen im Bewegungsablauf beurteilen. Das trifft besonders für pathologische Veränderungen an Herzklappen und Herzkranzgefäßen zu. Nichtinvasive Verfahren gestatten in zunehmendem Maß einen Verzicht auf den Herzkatheterismus. Im Bereich der Kranzgefäße ist dies jedoch bisher nicht möglich. Vielmehr ist die 1957 von Sones erstmals beschriebene selektive Koronararteriographie auch heute noch unabdingbare Voraussetzung für therapeutische Maßnahmen wie Bypassoperation und Ballondilatation.

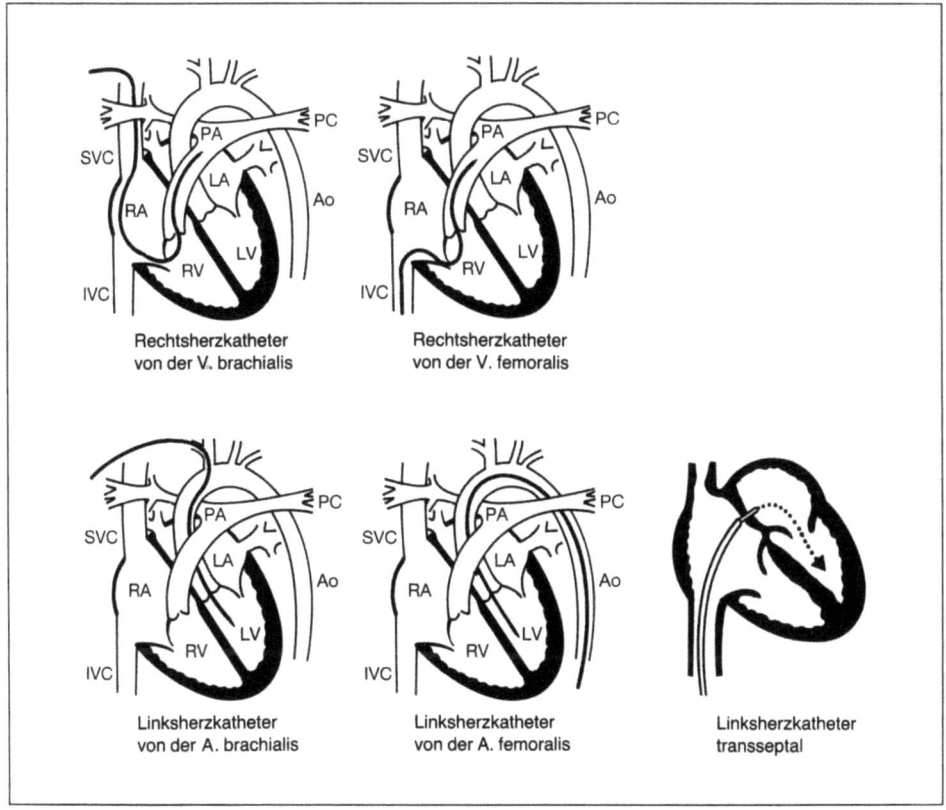

Abb. 27. Rechts- und Linksherzkatheterismus über verschiedene Zugangswege

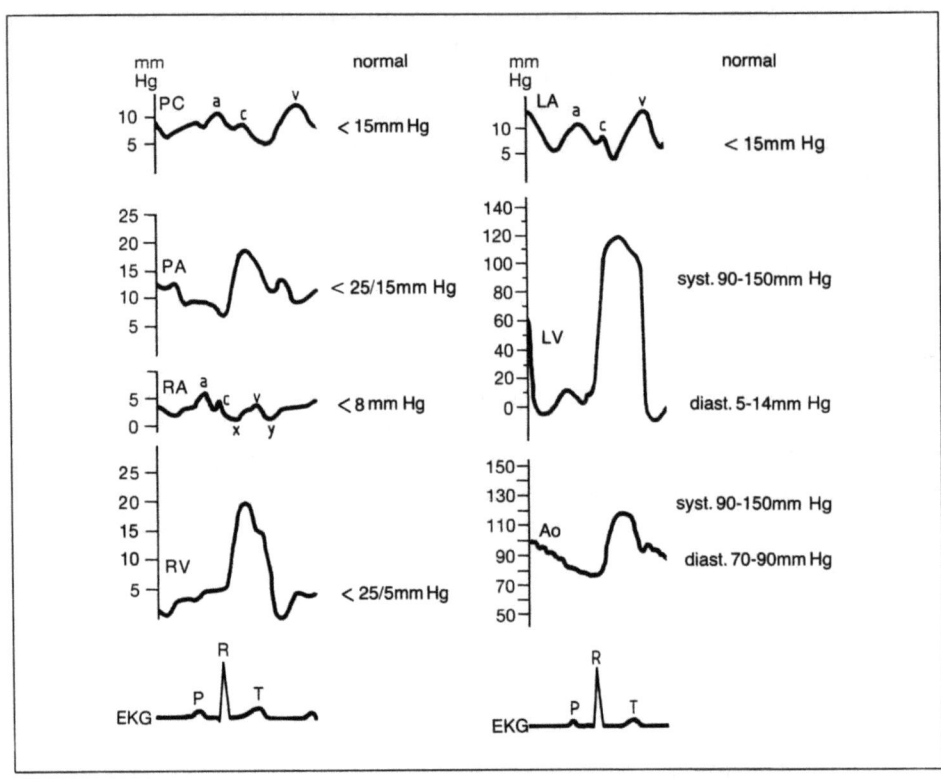

Abb. 28. Druckkurven und Normalwerte der Drücke in Pulmonalkapillarposition (PC), Pulmonalarterie (PA), rechtem Vorhof (RA), rechtem Ventrikel (RV), linkem Vorhof (LA), linkem Ventrikel (LV) und Aorta (Ao) in zeitlicher Zuordnung zum EKG

Die Koronarangiographie ist mit einer Letalität von 0,4 Promille zwar nicht komplikationslos, aber komplikationsarm, wenn man bedenkt, daß häufig auch Schwerstkranke, die jederzeit von einem tödlichen Myokardinfarkt bedroht sind, untersucht werden.

Mit dem Herzkatheter können heute auch therapeutische Maßnahmen durchgeführt werden. Zum Teil waren diese noch vor wenigen Jahren der Chirurgie vorbehalten, das heißt der offenen Herzoperation mit Anwendung der Herz-Lungen-Maschine. So lassen sich Kranzgefäßverengungen bei einem erheblichen Teil der Patienten mit der Ballondilatation nach Grüntzig bleibend erweitern. Auch Klappenverengungen (z. B. Pulmonalstenosen) und stenosierende Mißbildungen in großen Gefäßen können mit Ballonkathetern in bestimmten Fällen erfolgreich aufgedehnt werden. Schließlich kann der Herzkatheter auch benutzt werden, um angeborene Kurzschlußverbindungen wie einen offenen Ductus Botalli zu verschließen.

3.10 Auf welche Körperdimensionen sollen kardiozirkulatorische Meßwerte bezogen werden?

Während die zentrale hämodynamische Meßgröße, das Herzzeitvolumen, in aller Regel pro m² Körperoberfläche angegeben wird, werden andere Meßwerte auf das Körpergewicht oder die Körpergröße bezogen. Zur Vereinfachung und Vereinheitlichung ist der Bezug auf die Normalkörperoberfläche von 1,73 m², wie er beispielsweise für die Klärwerte der Niere international verwendet wird, am geeignetsten. Der auf 1,73 m² bezogene Normwert stellt den für einen Durchschnittserwachsenen gültigen Wert dar und ist somit eine viel anschaulichere Größe als ein Normwert, der auf 1,0 m² entsprechend der Körperoberfläche eines 8jährigen Kindes bezogen ist. In diesem Buch werden daher – soweit wie möglich – Normwerte auf die Normalkörperoberfläche bezogen. Die Berechnung geschieht nach der Formel:

$$\text{Meßwert/Normalkörperoberfläche} = \frac{\text{Meßwert} \times 1{,}73}{\text{individuelle Körperoberfläche}}.$$

Die Körperoberfläche steht mit der stoffwechselaktiven Körpermasse in enger Beziehung, im Gegensatz zum Körpergewicht, das bei Adipositas wesentlich mehr zunimmt als die stoffwechselaktive Zellmasse. Theoretisch könnte anstelle der Körperoberfläche auch die 4. Wurzel aus der 3. Potenz des Körpergewichts (Körpergewicht$^{3/4}$) verwendet werden. Diese Größe entspricht dem Volumen von im mathematischen Sinn ähnlichen Körpern. Sie gilt für den Vergleich individueller Menschen jedoch nur eingeschränkt.

Theoretische Überlegungen, experimentelle Befunde und praktisch-klinische Erfahrungen sprechen also für den Bezug anatomischer und funktioneller Herz-Kreislaufdaten auf die Körperoberfläche des Erwachsenen. Das gleiche gilt für die Dosierung von Medikamenten. Mit Hilfe eines Taschenrechners kann man aus Körpergröße und Körpergewicht die erforderliche Berechnung leicht durchführen. Anstelle der Tabelle oder der umständlichen Formel von Dubois und Dubois für die Körperoberfläche (KO) kann man die vereinfachte Formel benutzen (nach Mosteller, Lam):

$$KO = \sqrt{\frac{\text{Körpergröße (cm)} \times \text{Körpergewicht (kg)}}{3600}}.$$

4. Arteriosklerotische Gefäßerkrankungen

Die Arteriosklerose führt am häufigsten durch Einengung großer muskulärer Arterien des Herzens, des Gehirns und der Gliedmaßen zu klinischen Erscheinungen. Daneben können Durchblutungsstörungen aller sonstigen Organe auftreten. Die Arteriosklerose ist heute im Gegensatz zu früher für die meisten Krankheitsfälle und Todesfälle verantwortlich, obwohl diese Erkrankung schon lange existiert und Verkalkungen der Kranzgefäße bereits in ägyptischen Mumien nachgewiesen wurden. Für das gehäufte Auftreten der Arteriosklerose ist vor allem die erhebliche Zunahme der mittleren Lebenserwartung im 20. Jahrhundert verantwortlich.

Experimentell kann beim Tier eine Arteriosklerose durch Hypertonie, physikalische Gefäßwandschädigungen z. B. durch mechanische, thermische oder elektrische Traumatisierung sowie durch cholesterinreiche Fütterung erzeugt werden. Beim Menschen ist neben der Hypertonie und der Blutfettvermehrung das Zigarettenrauchen als Risikofaktor allgemein anerkannt. Stoffwechselstörungen wie Diabetes und Harnsäureerhöhung können mit beteiligt sein. Daneben wurden mehr als 50 „Risikofaktoren" beschrieben, die den Verlauf oder die Entstehung der Arteriosklerose beim Menschen begünstigen sollen.

Es scheint außer Zweifel, daß die Gefäßwand eine „Achillesferse" des Menschen darstellt und auf verschiedenartige Noxen mit arteriosklerotischen Wandveränderungen reagieren kann. Es kann sich um eine streng lokalisierte Erkrankung handeln, wenn beispielsweise ein einzelnes Koronaratherom zum tödlichen Herzinfarkt führt. Andererseits können große Teile des arteriellen Gefäßsystems betroffen sein, ohne schwerwiegende klinische Folgen, solange an keiner Stelle lebenswichtige Arterien hochgradig eingeengt werden.

Histologisch können hauptsächlich fünf verschiedene Vorgänge nebeneinander beobachtet werden: Cholesterineinlagerung, fibromuskuläre Proliferation, intramurale Blutungen, Thrombosen und Verkalkungen der Gefäßwand. Lipideinlagerungen allein führen kaum zur Gefäßeinengung, die fibromuskuläre Proliferation kann allmählich oder auch relativ rasch, d. h. im Verlauf von wenigen Wochen zu kritischer Strombahneinengung führen. Die intramurale Blutung und die intravasale Thrombose sind für plötzliche Gefäßverschlüsse und deren Folgen verantwortlich. Die Verkalkungen stellen eine Spätfolge der Arteriosklerose dar und haben in aller Regel keine klinischen Auswirkungen.

Die kausale Verknüpfung der beschriebenen verschiedenen Vorgänge ist nicht immer klar. Das Endothel scheint eine Schlüsselrolle zu besitzen. Es besitzt erhebliche inkretorische Fähigkeiten und ist u. a. für die Produktion des muskelrelaxierenden Faktors (EDRF), von Thromboxan, Prostazyklin und Wachstumshormon verantwortlich. Mangelhafte EDRF-Produktion verursacht einen verstärkten muskulären Gefäßtonus, vermehrte Produktion von Wachstumshormonen kann eine myofibrozytäre Proliferation auslösen. Ein Endotheleinriß führt zum arteriosklerotischen Geschwür mit

Thrombozytenanlagerung, intramuraler Blutung und intravasalem Gefäßthrombus. Der arteriosklerotische Prozeß kann auch durch Leukozyten, Monozyten, Thrombozyten sowie andere Gefäßwandzellen modifiziert werden.

Die Therapie der Arteriosklerose muß mit der Vorbeugung beginnen. Das Vermeiden des Zigarettenrauchens ist eine gesicherte und wirksame Maßnahme. Eine „gesunde Lebensweise" mit ausreichender Bewegung, genügendem Schlaf, vernünftigem Ausgleich zwischen Anspannung und Entspannung und Erhaltung eines normalen Körpergewichts sind wahrscheinlich wirksam. Ob spezifische Diätformen sinnvoll sind, ist ebenso unbewiesen wie die insgesamt günstige Wirkung einer medikamentösen Lipidsenkung. Durch große multizentrische Studien wird derzeit versucht, den Wert dieser und anderer Maßnahmen zu überprüfen. Auch die Kalziumantagonisten stellen ein therapeutisches Prinzip dar, das im Tierversuch das Auftreten einer Arteriosklerose in eindrucksvoller Weise verhüten kann. Beim Menschen ist der günstige Einfluß gerinnungshemmender Medikamente, insbesondere in Form von Acetylsalicylsäure, gesichert.

Insgesamt stellt die Arteriosklerose eine der größten Herausforderungen der heutigen wissenschaftlichen Forschung dar.

4.1 Koronare Herzerkrankung

4.1.1 Begriffsbestimmung

Unter koronarer Herzerkrankung, koronarer Herzkrankheit (coronary heart disease) oder ischämischer Herzerkrankung versteht man die arterielle Verschlußkrankheit des Herzens und ihre Folgen. Die Erkrankung umschließt also symptomlose Stadien der Koronarsklerose, Zustände mit zeitweiligen Durchblutungsstörungen etwa in Form von Angina pectoris und den Herzmuskelinfarkt als Folge eines Kranzarterienverschlusses sowie dessen Folgen. Ist infolge eines einzelnen großen Myokardinfarkts oder mehrerer kleiner Infarkte ein Großteil der Herzmuskulatur zerstört, dann kann es im Rahmen der koronaren Herzerkrankung zum allgemeinen Herzmuskelversagen, also zur myokardialen Herzinsuffizienz kommen. Die verschiedenen Stadien der koronaren Herzerkrankung können im Laufe von Jahrzehnten durchlaufen werden, sie können aber auch sehr rasch innerhalb weniger Stunden aufeinanderfolgen.

4.1.2 Pathophysiologie

Die klinische Symptomatik hängt entscheidend davon ab, inwieweit die Kranzarterien in ihrem Querschnitt eingeengt sind (Abb. 29). Die Koronardurchblutung des Menschen ist so angelegt, daß für den Sauerstoffbedarf des Herzens in „Ruhe" – das Herz leistet in Wirklichkeit auch in Ruhe eine beträchtliche Arbeit – schon ein Bruchteil der möglichen Koronardurchblutung ausreicht. Der Ruhebedarf entspricht etwa einem Fünftel der maximal möglichen Durchblutung. Als Koronarinsuffizienz bezeichnet man Ungleichgewicht zwischen Sauerstoffangebot und Sauerstoffbedarf des Herzmuskels. Ein solches Ungleichgewicht tritt in Ruhe erst auf, wenn die Kranzarterien höchstgradig eingeengt

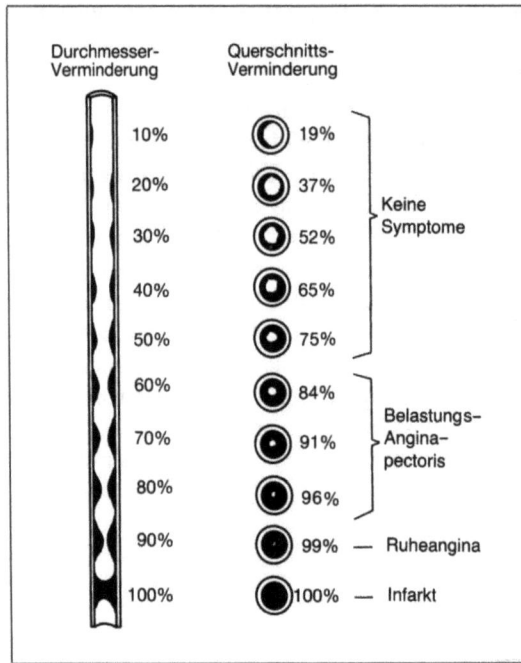

Abb. 29. Durchmesserverminderungen, wie sie durch eine stenosierende Koronarsklerose hervorgerufen werden können. Links ist die lineare, im Angiogramm sichtbare Durchmesserverminderung, rechts die resultierende Querschnittsverminderung dargestellt. Man erkennt die höhergradige Querschnittsverminderung. Klinische Symptome treten erst bei hochgradiger Querschnittsverminderung auf.

sind, während eine Koronarinsuffizienz bei körperlicher Hochleistung sich schon bei geringerer Querschnittsverlegung bemerkbar macht. Querschnittsverminderungen um bis zu 50% bewirken auch bei körperlicher Höchstbelastung keine Mangeldurchblutung. Klinische Symptome im Sinne einer Belastungsangina treten in der Regel erst bei einer Querschnittsverminderung um mehr als 75%, eine Ruhekoronarinsuffizienz erst bei einer Verminderung um 99% auf (Abb. 29). Das Ausmaß der Stenosierung kann durch vermehrten Tonus der glatten Gefäßmuskulatur verstärkt werden, durch Kollateralen werden bei manchen Kranken hochgradige Stenosen oder vollständige Gefäßverschlüsse in ihren Auswirkungen gemindert.

Die Frage, ob die Folgen der koronaren Herzkrankheit wie Angina pectoris (Brustenge von angein = einengen, die Kehle zuschnüren) und Myokardinfarkt tatsächlich die Folge von Kranzgefäßverengungen sind, war lange Zeit umstritten. Heberden, der die Symptome der Angina pectoris in klassischer Weise 1768 erstmals beschrieb und auch bereits wußte, daß Patienten mit dieser Symptomatik hochgradig gefährdet sind, an plötzlichem Herztod zu sterben, kannte die Ursache nicht. Bei einem Patienten mit typischer Symptomatik, der vor seinem Tod – er starb wie erwartet an einem plötzlichen Herztod – bestimmt hatte, daß Heberden zu einer Leichenöffnung befugt sei, konnte die Sektion des Herzens die Ursache der Erkrankung nicht aufdecken. Erst viele Jahrzehnte später wurde der Sitz der Erkrankung in den Kranzgefäßen erkannt. Es gibt jedoch auch heute noch Ärzte, die den Zusammenhang zwischen Kranzgefäßverengung und Herzmuskelinfarkt ablehnen und glauben, daß die Herzmuskelnekrose primär entsteht und der thrombotische Koronarverschluß eine Sekundärfolge sei. Durch die Koronarangiographie im akuten Infarktstadium ist jedoch erkennbar, daß beim transmuralen Infarkt regelhaft ein – in der Regel thrombotischer – Verschluß vorliegt. Bei der stenosierenden

Koronarsklerose handelt es sich grundsätzlich um die gleiche Erkrankung, die auch in anderen Körperregionen auftritt. In den Extremitäten wird sie meist als periphere arterielle Verschlußkrankheit („Raucherbein") bezeichnet, bei Einengungen der das Gehirn versorgenden Arterien verursacht sie zerebrale Durchblutungsstörungen in Form von reversiblen Ischämien (transitorische ischämische Attacken) oder Schlaganfall (ischämische Form des „Schlägchens" im Gegensatz zur Massenblutung).

4.1.3 Herzmuskeldurchblutung, Kranzarterien

Die Koronardurchblutung des Menschen erfolgt über zwei große Kranzarterien (Abb. 30). Die linke Kranzarterie versorgt typischerweise die gesamte Vorder- und Seitenwand des linken Ventrikels und den größeren Teil des Kammerseptums, während die rechte Kranzarterie den rechten Ventrikel, die diaphragmale Hinterwand und etwa ein Drittel des Septums perfundiert. Beim Einzelnen zeigt das Versorgungsmuster erhebliche Abweichungen. Man kann von dem „normalen Versorgungstyp", der bei etwa 80 % aller Menschen angetroffen wird, einen „Rechtsversorgungstyp" und einen „Linksversorgungstyp" abtrennen (Abb. 31). Für die Auswirkungen einer Koronarverlegung ist der Versorgungstyp ausschlaggebend. So kann ein Verschluß der rechten Kranzarterie beim Linksversorgungstyp symptomlos bleiben, während er beim Rechtsversorgungstyp zu einem großen Hinterwandinfarkt mit Übergreifen auf das Septum führt. Der rechte Ventrikel ist für Durchblutungsstörungen weniger empfindlich als der linke. Rechtsventrikuläre Infarkte bestehen meist aus kleinen Einzelnekrosen, während im linken Ventrikel zusammenhängende große Infarktareale auftreten.

Da die rechte Kranzarterie sich erst im distalen Anteil, also im Bereich der Crux des Herzens in den R. interventricularis posterior, der das inferiore Septum versorgt, und in linksventrikuläre Äste aufteilt, führt ein proximaler Verschluß der rechten Kranzarterie zu ähnlichen hämodynamischen Auswirkungen wie ein distaler. Bei der linken Kranzarterie erfolgt dagegen die Aufteilung nur wenige Zentimeter hinter dem Abgang aus der Aorta. Ein Verschluß des linken Hauptstamms ist daher besonders gefährlich und wird nur selten überlebt.

Die Weite der Kranzarterien nimmt physiologischerweise mit der Masse des zu perfundierenden Herzmuskels zu. Eine Mangeldurchblutung infolge absolut oder relativ zu kleiner Kranzarterien kommt nicht vor. Dagegen kann eine akute Überlastung, etwa bei extremer Hypertonie oder Aortenstenose zu schweren Durchblutungsstörungen auch ohne Kranzgefäßstenosierungen führen. Für die Durchblutung des Herzmuskels ist die Diastole entscheidend, da nur diastolisch ein Druckgradient zwischen Kranzarterien und Kapillaren als Voraussetzung für den Koronarfluß herrscht. Ein Absinken des diastolischen Aortendrucks z. B. bei Aortenklappeninsuffizienz beeinträchtigt demnach die Koronardurchblutung in ähnlicher Weise wie ein Anstieg des diastolischen Ventrikeldrucks. Man muß sich dabei vor Augen halten, daß der im Ventrikel herrschende Druck auch in der Ventrikelmuskulatur selbst besteht. Die Innenschicht des Herzmuskels ist für Durchblutungsstörungen am anfälligsten, weil die Kranzarterien epikardial verlaufen und die Innenschicht gewissermaßen „die letzte Wiese" der Durchblutung darstellt. Bei der Aortenstenose kann ein ausgedehnter Innenschichtinfarkt bei durchgängigen Kranzarterien auftreten. Bei subtotalen Gefäßstenosen entsteht ebenfalls häufig nur ein subendokardialer, nichttransmuraler Infarkt.

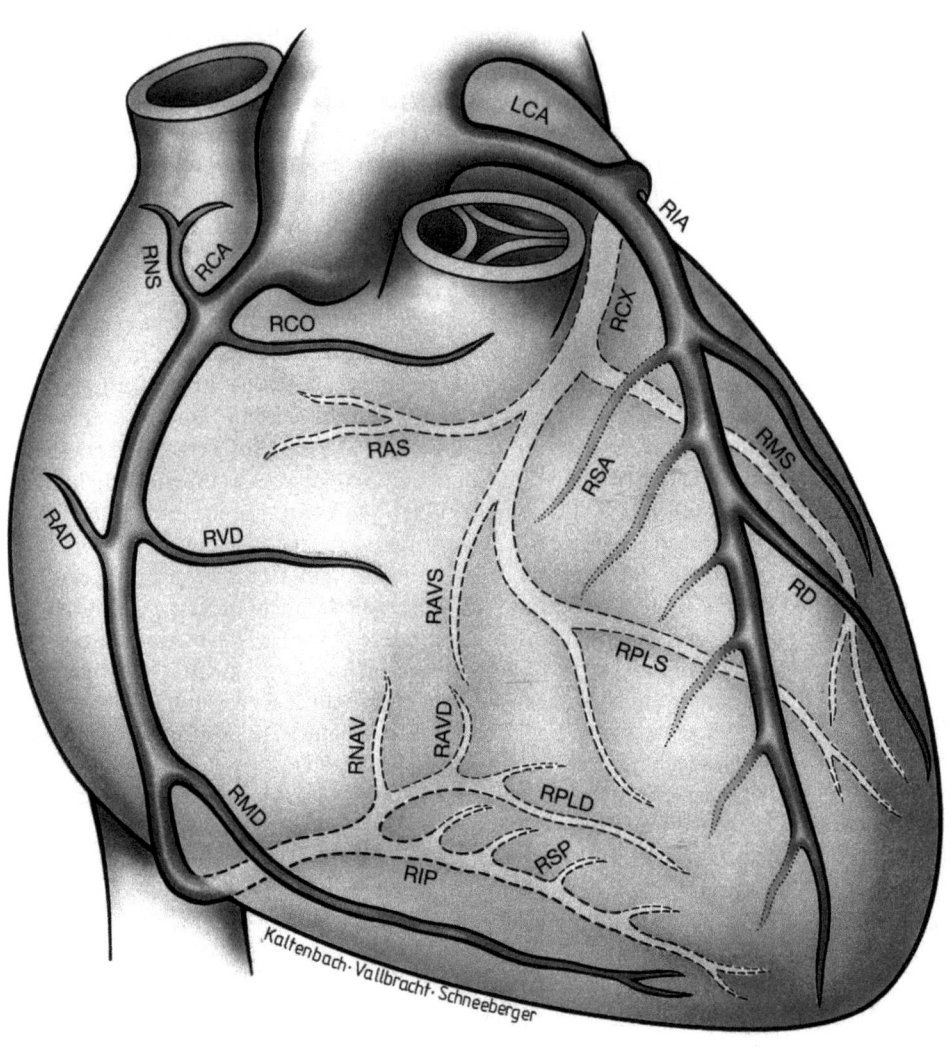

Abb. 30. Anatomie und Nomenklatur der Koronararterien, Abkürzungen s. S. 41 und 42

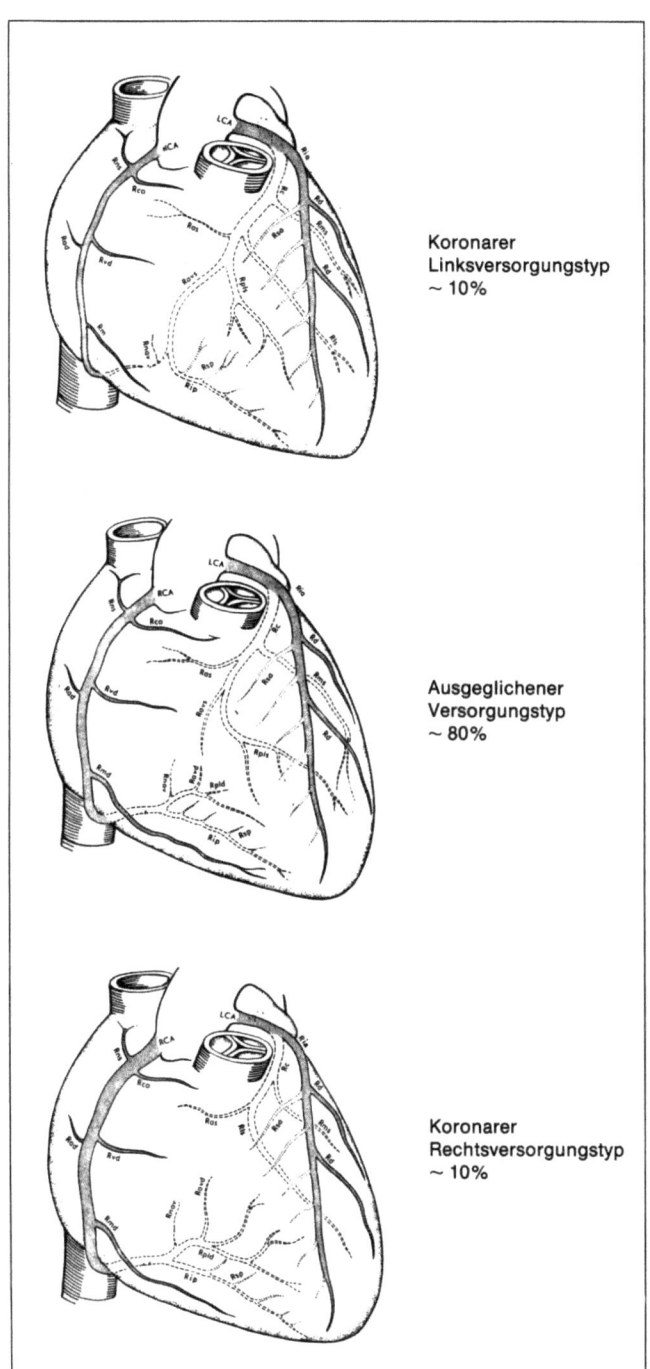

Koronarer Linksversorgungstyp ~ 10%

Ausgeglichener Versorgungstyp ~ 80%

Koronarer Rechtsversorgungstyp ~ 10%

Abb. 31. Die drei koronaren Versorgungstypen. Der ausgeglichene Typ ist mit 80% am häufigsten, der Links- und Rechtsversorgungstyp kommen jeweils in etwa 10% beim Menschen vor. Die Auswirkungen einer Verlegung oder Einengung hängen besonders beim R. circumflexus und der rechten Kranzarterie stark vom Versorgungstyp ab.

Nomenklatur und Verteilungstypen der Herzkranzgefäße. Statt ACD für A. coronaria dextra steht RCA (von *R*ight *c*oronary *a*rtery) und statt ACS für A. coronaria sinistra steht LCA (von *L*eft *c*oronary *a*rtery). Statt RIA wird häufig LAD (von left anterior descendens) benützt.

RNS	Ramus nodi sinuatrialis	
RCO	Ramus coni arteriosi	
RVD	Ramus ventricularis dexter	
RAD	Ramus atrialis dexter	
RMD	Ramus marginalis dexter	RCA
RNAV	Ramus nodi atrioventricularis	Rechte Kranzarterie
RIP	Ramus interventricularis posterior	
RPLD	Ramus posterolateralis dexter	
RAVD	Ramus atrioventricularis dexter	
RPLD	Ramus posterolateralis dexter	
RSP	Ramus septalis dexter	
RIA	Ramus interventricularis anterior	
RCX	Ramus circumflexus	
RD	Ramus diagonalis	
RSA	Ramus septalis anterior	LCA
RMS	Ramus marginalis sinister	Linke Kranzarterie
RAS	Ramus atrialis sinister	
RPLS	Ramus posterolateralis sinister	
RAVS	Ramus atrioventricularis sinister	

4.1.4 Kollateralen

Zwischen rechter und linker Kranzarterie bestehen Kollateralverbindungen. Sie können für das Aufrechterhalten einer Minimalperfusion im Fall einer Koronarverlegung entscheidend sein. Typische Kollateralverbindungen bestehen im Bereich der Vorhöfe, der Herzhinterwand, des Septums und der Vorderwand. Individuell sind präformierte Kollateralen, insbesondere die hämodynamisch wichtigen großkalibrigen Kollateralverbindungen von bis ca 1 mm Durchmesser, sehr verschieden angelegt. Ähnliche Verschiedenheiten wie beim Erwachsenen und beim Koronarkranken findet man schon im Embryonalalter und beim Koronargesunden. Allerdings werden die angelegten Kollateralen unter physiologischen Verhältnissen nicht durchströmt. Man spricht dann von „schlafenden" Kollateralen. Entsteht ein Koronarverschluß sehr langsam, so können sich präformierte Kollateralen erweitern oder auch feine neue Kollateralen entstehen. In aller Regel ist aber auch ein gut kollateralisierter Herzmuskelbezirk nur soweit durchblutet, daß der Ruhebedarf des Herzmuskels gedeckt werden kann. Die Entstehung eines Myokardinfarkts kann demnach durch Kollateralen verhindert werden, die „Koronarreserve", also die unter Belastungsbedingungen verfügbare Mehrdurchblutung bleibt jedoch stets vermindert.

Während man früher glaubte, die Kollateralenentwicklung durch Medikamente oder körperliches Training anregen zu können, muß man heute erkennen, daß einer solchen Beeinflußbarkeit enge Grenzen gezogen sind. Dennoch ist eine körperliche Belastung zur besseren Ausnützung der verbliebenen Koronarreserve für Patienten mit koronarer Herzerkrankung in aller Regel wichtig. Ähnlich wie bei der peripheren Durchblutungsstörung kann auch am Herzen durch Training eine „Ökonomisierung" der Herzarbeit bewirkt werden.

4.1.5 Entwicklung der stenosierenden Koronarsklerose

Die Kranzarterien des Menschen sind durch eine dicke Intima ausgezeichnet. Diese Schicht ist für verschiedene Noxen besonders anfällig. Sie kann ein Ödem entwickeln, es können Lipide eingelagert werden, oder es kann eine Einengung infolge Wucherung von Bindegewebszellen, glatten Muskelzellen oder Fibromyozyten entstehen. Lipideinlagerungen finden sich nicht selten schon bei jungen Menschen zwischen 20 und 30 Jahren. Ihnen kommt in aller Regel keine krankmachende Bedeutung zu. Sie können sich zurückbilden, in anderen Fällen sich jedoch auch in Jahrzehnten zu eigentlichen stenosierenden Atheromen fortentwickeln. Das Atherom erhält eine krankmachende Bedeutung dann, wenn durch Intimazellwucherung mit oder ohne Lipideinlagerung eine Gefäßeinengung auftritt. Besonders gefährdet ist die innerste Schicht der Intima, das aus *einer* Zellschicht bestehende Gefäßendothel. Beim komplizierten Atherom kommt es zu einem Endotheleinriß, der einerseits zu einer subintimalen Blutung führen kann, andererseits eine Anlagerung von Blutplättchen hervorruft. Sowohl die subintimale Blutung als auch der intravasal entstehende Thrombus können einen akuten Gefäßverschluß hervorrufen. Der akute Myokardinfarkt scheint meist durch das Aufbrechen eines Atheroms eingeleitet zu werden. Die angiographischen Kontrollen der Behandlung mit thrombolytischen Medikamenten haben gezeigt, daß bei Patienten mit großem, transmuralem Myokardinfarkt fast immer ein verschließender Thrombus das letzte Glied in der Ursachenkette des Gefäßverschlusses darstellt. Die akute Thrombolyse stellt den therapeutischen Versuch dar, durch Fibrinolyse das Kranzgefäß wieder durchgängig zu machen. Dies gelingt auch bei etwa 70%, wobei nach Auflösung des Thrombus in der Regel eine durch das Atherom bedingte hochgradige Gefäßeinengung bestehen bleibt. In einem zweiten therapeutischen Schritt versucht man, diese Einengung zu beseitigen, beispielsweise durch Anwendung der Ballondilatation.

Die thrombolytische Behandlung kann nur selten einen Infarkt verhüten, weil sie erst einsetzt, nachdem der Herzmuskel schon zerstört ist. Das ist innerhalb 1/2–2 Stunden der Fall, wenn nicht eine besonders gute Kollateralversorgung besteht. Eine Infarktverkleinerung ist jedoch durch Lyse bis 6 Stunden nach Infarkteintritt dokumentiert.

4.1.6 Bedeutung der koronaren Herzerkrankung, Risikofaktoren, Entwicklung

In den meisten Ländern der Welt ist die koronare Herzerkrankung zu der häufigsten Todesursache geworden (Tabelle 1). Nach Epstein (Epstein FH (1981) Epidemiologie der koronaren Herzkrankheit. In: Krayenbühl und Kübler) ist die Bezeichnung „killer number one" zwar richtig, jedoch insofern irreführend, als das wirkliche Problem in dem vorzeitigen Auftreten der Krankheit liegt. „In späteren Jahren ist der Herzschlag wohl die wünschenswerteste Todesursache." Etwa die Hälfte der Todesfälle an koronarer Herzerkrankung ereignet sich bei Männern vor dem 70. Lebensjahr.

Zwischen dem 50. und 65. Lebensjahr stellen Herz-Kreislauferkrankungen nicht nur die Haupttodesursache, sondern auch die Hauptursache für Arbeitsunfähigkeit und

Tabelle 1. Sterblichkeit an Koronarerkrankungen in verschiedenen Ländern nach Epstein (aus Krayenbühl und Kübler, 2)

Land	Mortalität* (p. 100000, p. Jahr)			
	Männer		Frauen	
	45–54	55–64	45–54	55–64
Finnland**	421	1007	44	222
Schottland	393	929	86	339
England und Wales	291	723	51	203
Irland	279	740	65	246
Tschechoslowakei	227	629	40	205
Dänemark	214	630	41	179
Norwegen	202	583	24	115
Ungarn	198	487	51	193
Niederlande	194	534	32	122
Belgien	173	476	29	122
Österreich	161	461	29	117
BR Deutschland	159	496	27	117
Polen**	152	324	22	84
Italien**	128	327	22	92
Bulgarien	120	363	32	149
Schweiz	118	313	17	60
Deutsche DR	113	323	19	91
Jugoslawien	106	270	31	102
Rumänien**	80	214	25	99
Frankreich	78	227	10	52
Vereinigte Staaten	292	779	71	253
Neuseeland	287	830	54	255
Australien	285	783	74	251
Israel	175	561	53	297
Japan	30	96	8	39

* für 1975 oder 1976 außer
** für 1974 oder 1975
*** Erste Infarkte, Reinfarkte und alle Todesfälle infolge Koronarkrankheit

Invalidität dar. Als gesicherter Risikofaktor ist das Zigarettenrauchen anzusehen. Die Häufigkeit von Herzinfarkt und Angina pectoris korreliert mit der Anzahl der pro Tag gerauchten Zigaretten. Eine untere Grenze, also eine „unschädliche" Zigarettenmenge gibt es nicht, es gibt lediglich eine Grenze, unterhalb derer kein statistischer Zusammenhang mehr gesichert ist.

Die Bedeutung des Zigarettenrauchens als Risikofaktor ist bei jungen Männern und Frauen am ausgeprägtesten, bei Personen über 60 Jahren dagegen zurücktretend, da der Risikofaktor Alter sich dann zunehmend bemerkbar macht.

Bei jüngeren Frauen ist die Kombination Zigarettenrauchen und Antikonzeptiva am häufigsten für das Auftreten eines Herzinfarkts oder einer Angina pectoris verantwortlich. Eine verstärkte Neigung zur Bildung intravasaler Thrombosen scheint für die Entstehung kardialer und gelegentlich auftretender zerebraler Gefäßkomplikationen verantwortlich zu sein.

Die Einstellung des Zigarettenrauchens führt nach einigen Jahren zu einer weitgehenden Normalisierung des Risikos für ein Fortschreiten der Koronarerkrankung. Dieser in vielen Untersuchungen erhobene Befund ist erstaunlich, wenn man sich die Chronizität des Arteriosklerosevorgangs vor Augen hält. Auch steht er ganz im Gegensatz zu dem auch nach Aufgabe des Rauchens fortbestehenden Karzinomrisiko, das hauptsächlich von der Gesamtquantität der inhalierten Zigaretten abhängig ist.

Zwischen der Höhe des Blutcholesterins und dem Auftreten von Myokardinfarkten besteht ein statistischer Zusammenhang (Abb. 32–34). Eine kausale Verknüpfung ist daraus jedoch nicht ohne weiteres abzuleiten. Vergleicht man das Ausmaß des angiographisch bestimmten koronarsklerotischen Befalls mit der Höhe des Serumcholesterinspiegels, so zeigt sich keine signifikante Korrelation (Abb. 35). Ähnliches gilt für Lipidfraktionen oder Quotienten aus verschiedenen Fraktionen. Bei Kranken mit und

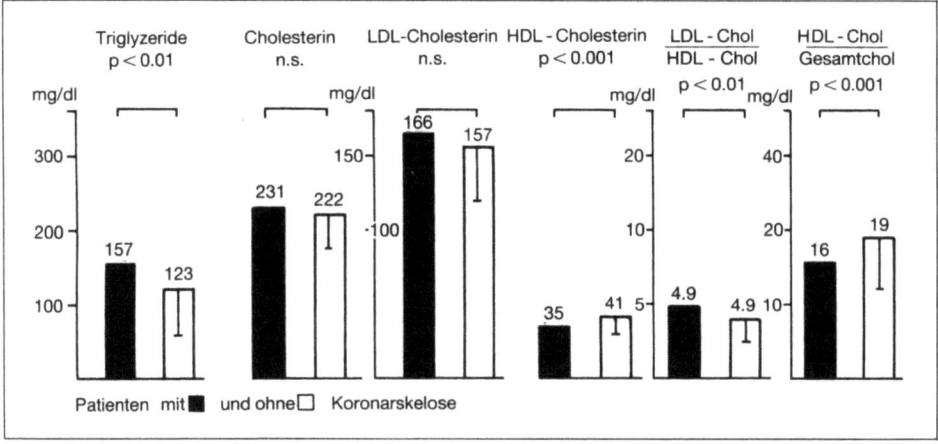

Abb. 32. Vergleich von alters- und geschlechtsgleichen Patientengruppen mit koronarographisch gesicherter Koronarsklerose und normalen Kranzarterien. Im Kollektiv zeigt sich bei den Koronarkranken eine – statistisch teilweise signifikante – Erhöhung der Triglyzeride, des Gesamt- und LDL-Cholesterins sowie eine Abnahme des HDL-Cholesterins und eine entsprechende Veränderung der Quotienten.

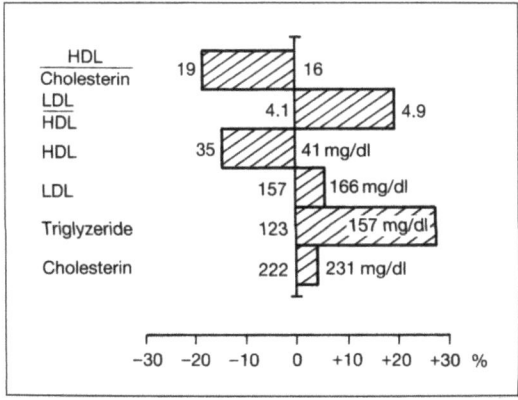

Abb. 33. Bei den Koronarkranken sind im Vergleich mit den Koronargesunden die Werte von Cholesterin um 4%, der Triglyzeride um 28% und des LDL um 6% erhöht, während das HDL um 15% niedriger ist. Die Quotienten sind entsprechend verschoben.

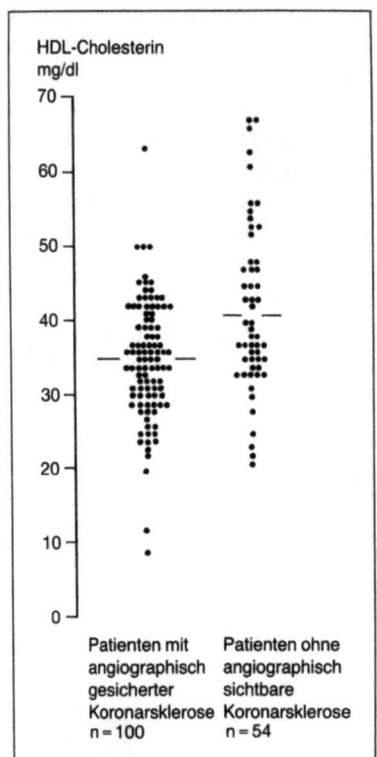

Abb. 34. Das HDL-Cholesterin ist im Mittel bei Koronarkranken statistisch signifikant niedriger als bei Patienten ohne Koronarsklerose. Die Werte zeigen aber eine starke Überlappung, so daß aus der Höhe des HDL eine Aussage für den einzelnen Patienten nur bei Werten von ≥ 50 mg/dl möglich ist.

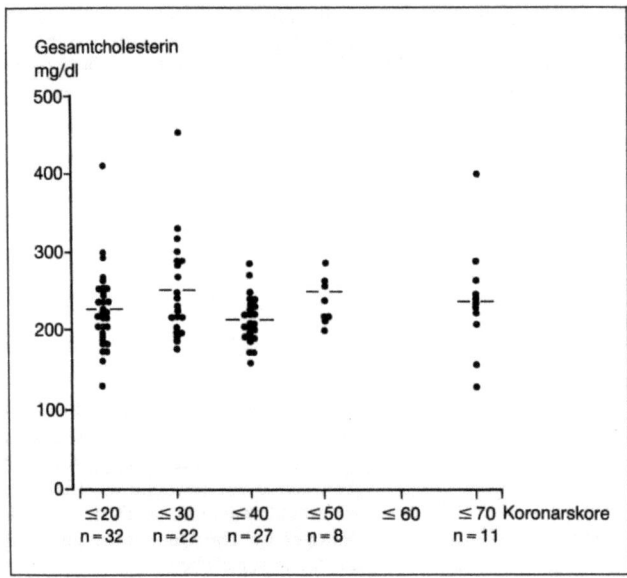

Abb. 35. Fehlende Beziehung zwischen Gesamtcholesterin und Ausmaß der angiographisch bestimmten Koronarsklerose bei 100 koronarkranken Patienten. Ein Skore von 20 entspricht einer leichten, ein Skore von 70 einer schwersten Koronarsklerose.

ohne angiographisch sichtbarer Koronarsklerose zeigen sich teilweise signifikante Abweichungen, besonders für HDL, das bei Koronarkranken um 15% reduziert ist (Abb. 32, 33). Für den Einzelfall ist aber eine Trennung nur bei Werten von ≥ 50 mg/dl möglich (Abb. 32).

Eine Reduktion des Serumcholesterins durch Normalisierung des Körpergewichts und fettarme Kost kann für die Prävention der Koronarsklerose empfohlen werden. Die medikamentöse Lipidsenkung sollte schweren, diätetisch nicht beeinflußbaren Fettstoffwechselstörungen vorbehalten bleiben, da ihr Nutzen fraglich und ein Schaden nicht ausgeschlossen ist. Sie gilt als indiziert bei der familiären, homozygot vererbten Hypercholesterinämie Typ II a, wenn in der Familie Koronarerkrankungen im jüngeren Lebensalter gehäuft vorkommen. In den bis 1989 vorliegenden kontrollierten Studien zeigte sich unter Lipidsenkung keine Senkung der Gesamtmortalität. Bei älteren Menschen (Frauen über 60) wurde sogar eine höhere Lebenserwartung bei hohem Cholesterin (270 mg%) im Vergleich mit niedrigeren Werten gefunden. Auch ohne spezifische Fettstoffwechselanomalien gibt es eine familiäre Belastung für frühzeitiges Auftreten einer Koronarsklerose. Diese ist anzunehmen, wenn bei Verwandten 1. Grades vor dem 65. Lebensjahr Herzinfarkte oder Angina pectoris aufgetreten sind.

Das Lebensalter stellt per se ebenso wie das männliche Geschlecht einen Risikofaktor für die Koronarsklerose dar. Frauen sind besonders im jüngeren und mittleren Lebensalter viel weniger betroffen als Männer. Die Adipositas stellt keinen eigenständigen Risikofaktor dar. Sie kann aber indirekt über Fettstoffwechselstörungen, Diabetes und Hypertonie zum Risikofaktor werden.

Der Hochdruck ist für die Entwicklung zerebraler Durchblutungsstörungen von erheblicher Bedeutung, für die Entwicklung der Koronarsklerose trifft dies weniger zu; insbesondere konnte eine günstige Beeinflussung der Koronarerkrankung durch Hochdruckeinstellung in der Regel nicht nachgewiesen werden, auch fand sich in Untersuchungen aus dem eigenen Arbeitskreis keine Beziehung zwischen Ausmaß der Hypertonie und Ausmaß der Koronarsklerose.

Die Koronarsklerose trifft gehäuft bei einem bestimmten Konstitutionstyp auf, worauf schon Heberden hinwies. Es handelt sich vermehrt um kurzgewachsene, muskelkräftige Männer, deren Übergewicht häufig mehr durch kräftige Knochen und Muskulatur als nur durch vermehrtes Unterhautfettgewebe bedingt ist. Die körperliche Konstitution geht oft auch mit einer seelischen Konstitution einher, die sich in bevorzugten Verhaltensweisen in Beruf, Familie und sozialem Umfeld manifestiert. Der Koronarpatient wird daher auch als „Leuchte der Leistungsgesellschaft" bezeichnet. Da es keine Beweise dafür gibt, daß eine Verhaltensänderung auch zu einer Reduktion des kardiovaskulären Risikos führt, darf daraus kein Kausalzusammenhang abgeleitet werden. Vielmehr scheint der auch als A-Typ bezeichnete Mann genetisch vermehrt zur Koronarsklerose zu neigen. Bezüglich psychosozialer Auslösung bzw. Verhinderung des Herzinfarkts muß der kritische Arzt der Versuchung widerstehen, an scheinbar naheliegende Zusammenhänge blind zu glauben. Er muß sich vor Augen halten, daß beispielsweise Durchblutungsstörungen der Beine oder des Gehirns grundsätzlich Folgen der gleichen Krankheit darstellen. Es finden sich jedoch in der Literatur kaum Hinweise auf eine psychosoziale Verursachung beispielsweise des Raucherbeins.

Für Risikofaktoren gilt vereinfachend in der Kardiologie genau wie in der Onkologie, daß das Zigarettenrauchen den wichtigsten und am ehesten zu eliminierenden Risikofaktor darstellt. Mehr als 25% aller Tumoren und Herzinfarkte ließen sich allein durch

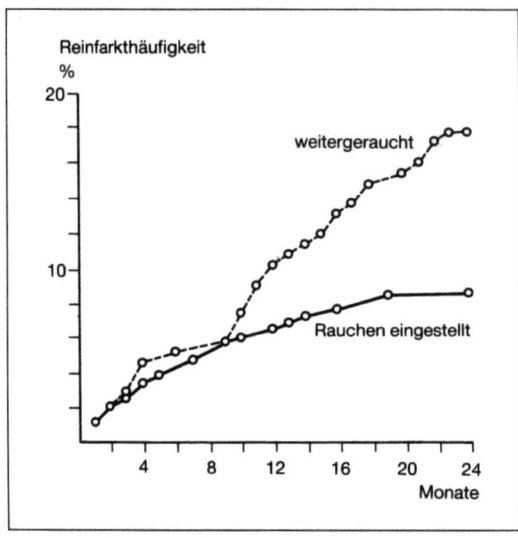

Abb. 36. Einfluß des Zigarettenrauchens nach Myokardinfarkt. Die Reinfarkthäufigkeit verdoppelt sich, wenn weitergeraucht wird

Nichtrauchen vermeiden. Die Zahl der Reinfarkte ist bei Patienten, die weiterrauchen, doppelt so hoch wie bei solchen, die das Rauchen aufgeben (Abb. 36).

4.1.7 Prognose

Die Prognose der koronaren Herzkrankheit hängt im wesentlichen von 1. dem Ausmaß der Durchblutungsstörung und 2. dem Ausmaß der Herzmuskelschädigung ab.
1. Quantitative Beziehungen zur Sterblichkeit innerhalb der folgenden 7 Jahre zeigen der koronarangiographische Befund (1-, 2-, 3-Gefäßbefall, Hauptstammstenose) bzw. Ausmaß der Koronarsklerose quantifiziert als Koronarskore. Eine ähnliche Beziehung ergibt auch der aus dem Belastungs-EKG errechnete Ischämieskore, als quantitatives Maß für die Stärke der Myokardischämie unter Belastung.
2. Einen wichtigen prognostischen Hinweis liefert das Ausmaß der im Kineangiogramm des linken Ventrikels erkennbaren Kontraktionsstörung, quantifizierbar als „Ventrikelskore". Als nichtinvasiver Parameter der Herzmuskelschädigung ist das Herzvolumen und das Echokardiogramm geeignet (Abb. 37).

4.2 Diagnose

4.2.1 Anamnese und körperliche Untersuchung

Die Diagnose der koronaren Herzerkrankung sollte so früh wie möglich erfolgen. Sie ist in der Regel dann möglich, wenn Symptome der Mangeldurchblutung unter vermehrter Belastung auftreten. Die blande Koronarsklerose kann dagegen klinisch nicht erkannt werden. Die Diagnose des eingetretenen Myokardinfarkts ist meist wenig schwierig, sie kommt jedoch häufig zu spät. Jeder zweite Patient überlebt den ersten Infarkt nicht.

Das Leitsymptom der Myokardischämie ist die Angina pectoris. Angina pectoris bedeutet Brustenge, der Begriff wird heute nur für die Brustenge infolge einer

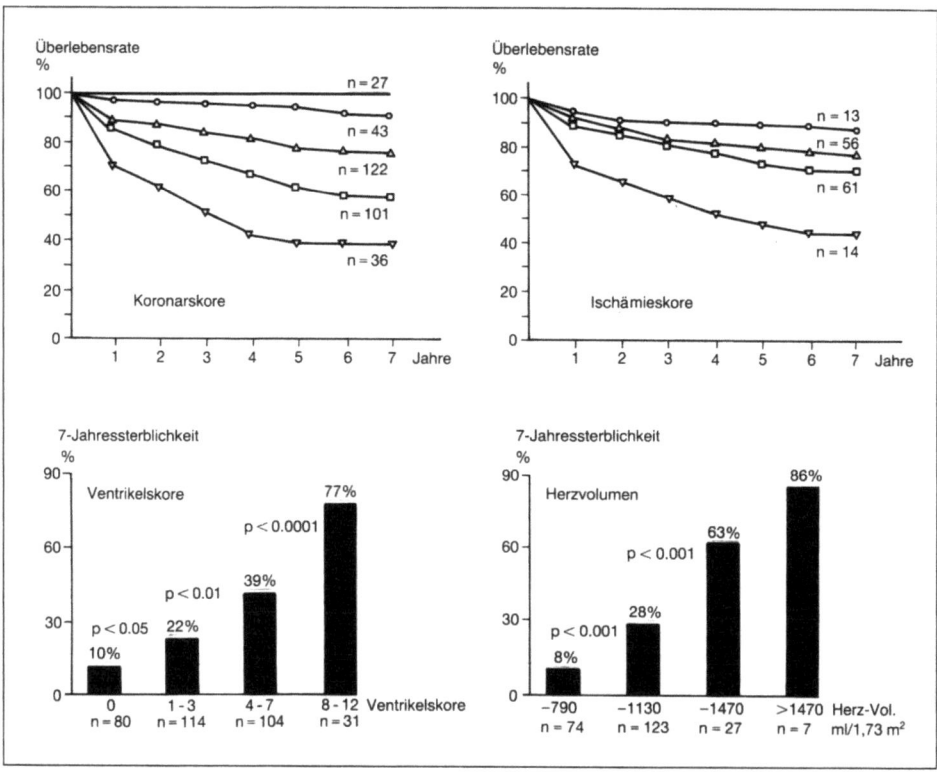

Abb. 37. Die Prognose von Koronarkranken ist abhängig vom Ausmaß der angiographisch sichtbaren Koronarsklerose (Koronarskore). Das Ausmaß von Ischämiezeichen im Belastungs-EKG (Ischämieskore) besitzt als nichtinvasiver Parameter eine ähnliche prognostische Aussagekraft wie der Koronarskore (oben links und rechts). Weitgehend unabhängig vom Koronarbefall bzw. Ischämieausmaß wird die Prognose durch das Ausmaß der Myokardschädigung bestimmt. Dieses kann aus dem Angiogramm des linken Ventrikels (Ventrikelskore) oder aus dem nichtinvasiv bestimmten Herzvolumen abgelesen werden (unten links und rechts)

Mangeldurchblutung des Herzens verwendet, während anderweitig bedingte Brustschmerzen nicht mehr unter diesen Begriff eingeordnet werden. Der typische Angina pectoris-Schmerz wird als Engegefühl oder dumpfer Schmerz hinter dem Brustbein beschrieben, eventuell mit Ausstrahlungen in Hals, Mund, Rücken oder Oberbauch sowie in beide Arme. Eine Schilderung von Beschwerden im Sinne von lokalisierten heftigen Schmerzen oder Stichen ist atypisch.

Ausschlaggebend für die Diagnose ist die Auslösung der Beschwerden durch vermehrte Belastung in Form von Bergaufgehen, Gehen mit einer Last, Gehen gegen den Wind, Gehen in der Kälte. Noch charakteristischer als die Auslösung durch Belastung ist das prompte Verschwinden der Beschwerden in Ruhe. Bei ängstlichen Patienten kann man eine Angina pectoris-Symptomatik suggestiv „in den Patienten hineinfragen". Es ist daher nicht selten erforderlich, gegensinnige Suggestivfragen zu stellen, wie „Bessern sich die Beschwerden durch einen Spaziergang?" Die Vorgeschichte ist für die Erkennung der Angina pectoris von entscheidender Bedeutung. Die Erhebung einer treffsicheren Angina pectoris-Anamnese erfordert fortlaufende Übung und Überprüfung. Da heute eine diagnostische Sicherung der Diagnose fast immer möglich ist, kann der Arzt seine anamnestische Verdachtsdiagnose jederzeit überprüfen und ggf. korrigieren.

Die Schmerzempfindlichkeit für eine Mangeldurchblutung des Herzmuskels ist von Mensch zu Mensch verschieden. So gibt es Kranke, die eine leichte Ischämie deutlich wahrnehmen, während andere selbst bei lebensbedrohlicher Mangeldurchblutung keinen eigentlichen Schmerz empfinden. Man spricht von stiller Ischämie bzw. stummem Myokardinfarkt. Es handelt sich häufig um Patienten mit generell verminderter Schmerzempfindlichkeit. Als Äquivalent der Angina pectoris wird von einigen Kranken Atemnot angegeben. Diese kommt durch die im Stadium der Mangeldurchblutung verminderte Dehnbarkeit des Herzmuskels mit konsekutivem Anstieg des linksventrikulären Füllungsdrucks und des Drucks im Lungenkreislauf zustande. Die Auslösung durch Belastung, das prompte Ansprechen auf Nitroglyzerin und das prompte Nachlassen in Ruhe lassen die Diagnose Angina pectoris meist vermuten, auch wenn die Schmerzsymptomatik ganz im Hintergrund steht oder fehlt.

Bei Verdacht auf eine koronare Herzerkrankung im Sinn der zeitweiligen Myokardischämie oder Koronarinsuffizienz kann der körperliche Untersuchungsbefund weitere Hinweise liefern. Fehlen beispielsweise die Fußpulse und lassen sich Strömungsgeräusche über den großen Arterien auskultieren, ist die Diagnose einer generalisierten arteriellen Verschlußkrankheit naheliegend. Zur Sicherung hilft die Lagerungs- und Bewegungsprobe: beim liegenden Patienten werden mit senkrecht erhobenen Beinen seitengleiche Fußbewegungen ausgeführt (Fußkreisen bzw. Dorsal- und Plantarflexionen s. S. 8). Abblassen der Haut und verzögerte Wiederauffüllung der Venen sind besonders bei Bevorzugung einer Seite pathognomonisch.

Eine arterielle Hypertonie kann dagegen genau so wenig wie die Lipidbestimmung im Blut einen im Einzelfall sicher verwertbaren diagnostischen Hinweis liefern.

Falls das Ruhe-EKG keinen auffallenden Befund aufweist, kann ein Provokationstest durchgeführt werden. Die Mangeldurchblutung des Herzmuskels macht sich im EKG in Form einer Verlagerung der ST-Strecke bemerkbar. Charakteristischerweise kommt es zu einer ST-Senkung, selten zu einer vorübergehenden ST-Hebung. Es handelt sich um indirekte Folgen der Myokardischämie infolge von Elektrolytverschiebungen. Die EKG-Veränderungen treten nur auf, wenn ein gewisses Ausmaß der Ischämie provoziert wird. Dazu ist eine über mehrere Minuten durchgehaltene Belastung in einem Leistungsbereich erforderlich, in dem die Herzmuskeldurchblutung unzureichend ist. In der Regel empfindet der Patient dabei typische Angina-pectoris-Beschwerden oder Beschwerden im Sinne eines Angina-pectoris-Äquivalents etwa vermehrte Dyspnoe. Die Beobachtung und Befragung des Kranken während der Belastungsuntersuchung gehört daher mit zur Untersuchung. Sie ist auch deswegen unabdingbar, weil jeder Provokationstest zu Komplikationen führen kann.

4.2.2 Ergometrie, Belastungs-EKG

Ergometrische Belastungsuntersuchungen zur Aufdeckung einer Mangeldurchblutung des Herzens müssen mit definierten Leistungen und reproduzierbaren Belastungsformen durchgeführt werden. Praktisch geeignet sind Belastungen am Fahrradergometer, an der Kletterstufe oder am Laufband (Abb. 38). Jede Belastung hat bestimmte Vor- und Nachteile. So wird die Belastung am Fahrradergometer nicht selten wegen

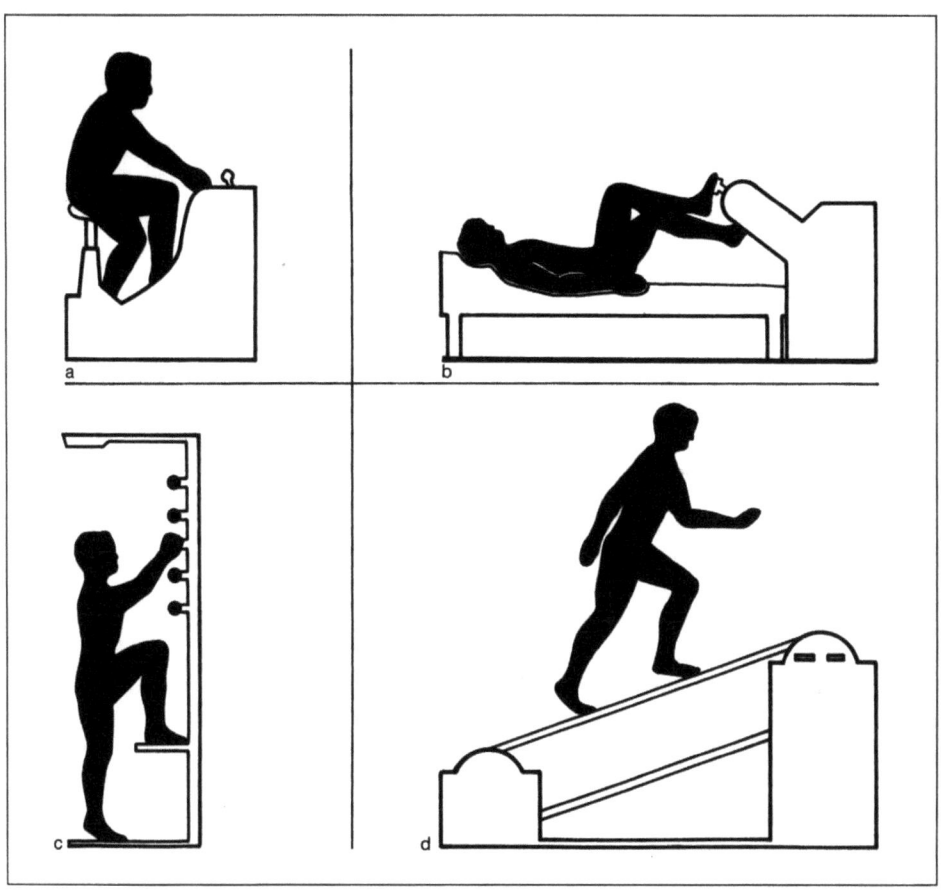

Abb. 38. Vier Arten der ergometrischen Belastung: a) Fahrrad im Sitzen b) Fahrrad im Liegen c) Kletterstufe d) Laufband

schmerzhafter Ermüdung der Beinmuskulatur abgebrochen ehe die Leistungsreserven des Herzens erschöpft sind. Das trifft besonders für Patienten zu, die nur bei starker Anstrengung Angina-pectoris-Beschwerden erfahren. Bei der Fahrradergometrie im Liegen ist in solchen Fällen eher eine Ischämie auszulösen, weil schon bei einer um etwa 25% niedrigeren Leistung als bei Belastung im Sitzen eine Mangeldurchblutung manifest wird. Im Liegen wird durch den vermehrten venösen Rückfluß aus der unteren Körperhälfte frühzeitiger ein pathologischer Füllungsdruckanstieg erzeugt. Dieser trägt zur Mangeldurchblutung bei, indem durch den im Liegen höheren Füllungsdruck die diastolische Durchblutung des Herzens – zusätzlich zur Flußbehinderung infolge Kranzgefäßverengung – beeinträchtigt wird. Die Belastung im Liegen führt daher auch leichter zum Auftreten von Atemnot unter Umständen bis zum Lungenödem.

Bei der Belastung im Sitzen oder Stehen kommt es weniger rasch zum Füllungsdruckanstieg. Die Leistungsgrenze für den Koronarkranken liegt daher höher. Bei der Kletterstufenbelastung kommt es nicht zu vorzeitiger peripherer Muskelerschöpfung, weil neben der Beinmuskulatur auch die Arm- und Rückenmuskulatur mit eingesetzt werden kann. So lassen sich Frühstadien einer Mangeldurchblutung mit dieser Belastungsform besonders sicher erkennen oder ausschließen.

Die Laufbandergometrie gestattet ebenfalls eine gute Ausbelastung. Bei älteren Menschen kann der bewegte Untergrund aber zu Unsicherheit und Angst führen. Da ein Zusammenhang zwischen zentral-nervöser Erregung und Auftreten tachykarder Herzrhythmusstörungen gesichert ist, kann die bei der Laufbandergometrie gegenüber der Kletterstufe mehr als 10mal höhere Rate an Kammerflimmern möglicherweise hierdurch erklärt werden.

Belastungsuntersuchungen werden mit einer Aufzeichnung der Herzfrequenz verbunden. Der leistungsentsprechende Frequenzanstieg wird unter anderem beim hyperkinetischen Herzsyndrom überschritten, während bei Störungen der Sinusknotenfunktion die Frequenzsteigerung reduziert ist (Abb. 39). Die Bedeutung des Belastungsblutdrucks ist begrenzt, auch ist die Messung des Blutdrucks während Belastung mit gewissen technischen Schwierigkeiten verbunden. Während der systolische Druck zuverlässig gemessen werden kann, ist der diastolische Druck weniger gut zu bestimmen. Es kann jedoch in jedem Fall zur Orientierung eine Messung unmittelbar nach Belastung erfolgen. Es gibt Patienten mit überschießendem Blutdruckanstieg (hypertone Regulationsstörung), während bei der koronar bedingten Herzinsuffizienz häufig ein ungenügender Anstieg oder ein Blutdruckabfall beobachtet wird.

Da bei jeder Belastungsuntersuchung Herzrhythmusstörungen auftreten können, ist die fortlaufende Beobachtung des EKGs und das Bereithalten eines Defibrillators erforderlich. Die häufigste lebensbedrohliche Rhythmusstörung ist das Kammerflimmern. Es kann in der Regel nur durch Defibrillation beseitigt werden. Statistische Erhebungen bei verschiedenen Formen ergometrischer Untersuchungen (Tabelle 2) haben gezeigt, daß die Art der Belastung einen Einfluß zu haben scheint: Kammerflimmern ist am häufigsten beim Laufband (1:2000), seltener am Fahrradergometer

Tabelle 2. Lebensbedrohliche Komplikationen der Ergometrie von insgesamt 2 Millionen Patienten mit bekannter, vermuteter oder auszuschließender Herzerkrankung

	Fahrrad im Liegen	Fahrrad im Sitzen	Kletterstufe	Laufband
Kammerflimmern	1:18000	1:10000	1:43000	1:2100*
Lungenödem	1:29000	1:257000	∅	1:170000
Infarkt	1:33000	1:51000	1:43000	1:2800
Todesfälle	1:59000	1:103000	1:128000	1:20000

nach: 1) Irving JB, Bruce RA (1977) Am J Cardiol 39:849; 2) Kaltenbach M, Scherer D, Dowinski S (1982) Eur Heart J 3:199; 3) Rochmis P, Blackburn H (1971) JAMA 217:1061; 4) Stuart RJ, Ellestad MH (1980) CHEST 77:94; 5) Wendt Th, Scherer D, Kaltenbach M (1984) Dtsch med Wschr 109:123.

* Mittelwert aus 1) Häufigkeit von Kammerflimmern (1:2140) und 4) Häufigkeit von Kammerflimmern oder schweren Arrhythmien, die eine intravenöse Medikamentengabe erforderlich machten (1:2092).

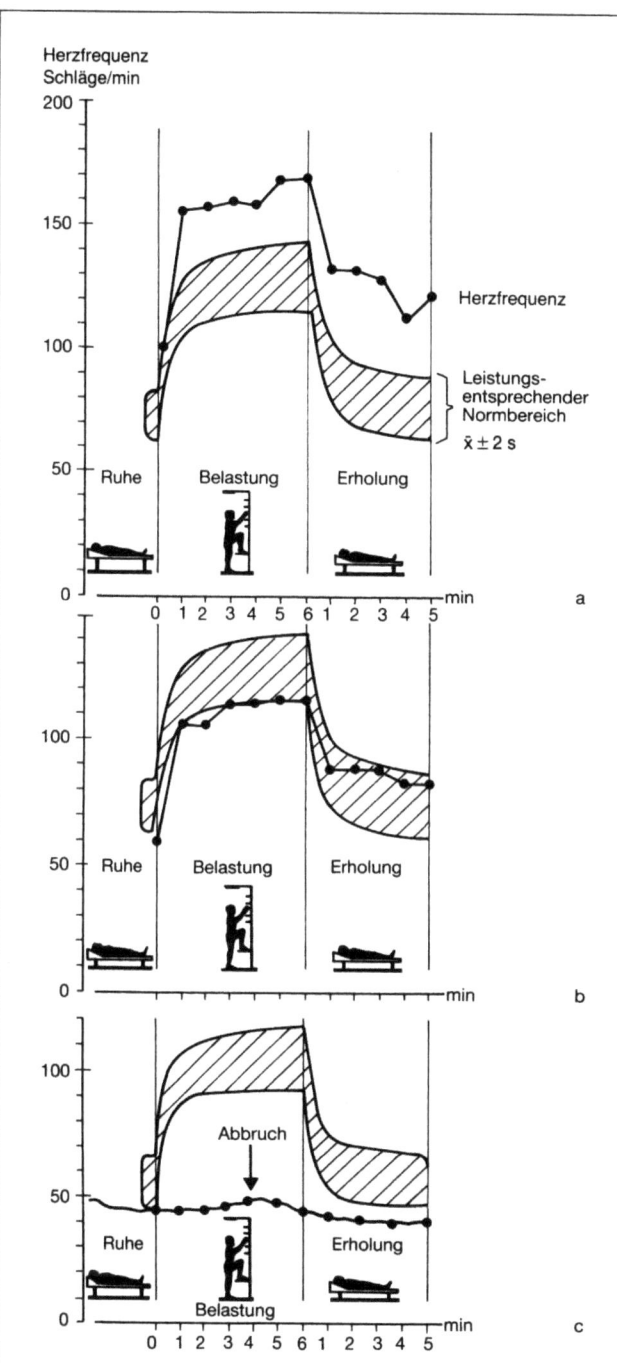

Abb. 39. Verhalten der Herzfrequenz im Vergleich mit den schraffierten Normbereichen; die Normbereiche wurden – getrennt für Männer und Frauen – für verschiedene Belastungshöhen ermittelt, wobei die Leistungen auf die Normalkörperoberfläche bezogen sind, um Unterschiede der Körperdimension und -konstitution auszugleichen. a) Überschießende Herzfrequenz bei hyperkinetischem Herzsyndrom b) Frequenzverhalten eines ausdauertrainierten Sportlers c) fehlender Frequenzanstieg bei totalem av-Block.

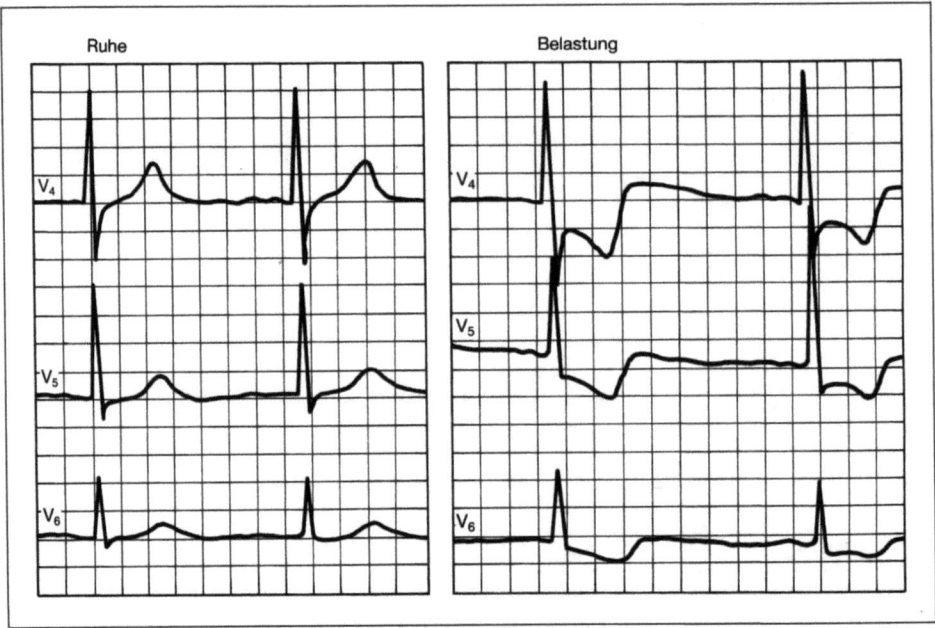

Abb. 40. Ischämiereaktion im Belastungs-EKG mit ST-Senkung um 5 mm bei einem Patienten mit koronarer Dreigefäßkrankheit. Eine so starke ST-Senkung weist in der Regel auf eine Hauptstammstenose oder eine hämodynamisch gleichwertige Dreigefäßerkrankung hin.

(1:14000) und am seltesten an der Kletterstufe (1:40000). Außer den erwähnten zentralnervösen Einflüssen können auch metabolische Verschiedenheiten eine Rolle spielen. Der belastungsbedingte Laktatanstieg ist z. B. bei der Fahrradergometrie höher als bei der Kletterstufenbelastung, weil bei der Fahrradbelastung einzelne Muskelgruppen bevorzugt beansprucht werden, während beim Klettern große Teile der gesamten Skelettmuskulatur für die Belastung eingesetzt werden.

Bei sorgfältiger Durchführung und individueller Ausbelastung gibt das Belastungs-EKG zuverlässige Auskunft über das Vorliegen oder Nichtvorliegen einer koronaren Herzerkrankung im Sinne der aktuellen Mangeldurchblutung (Abb. 40). In zweifelhaften Fällen muß es manchmal mit höherer Leistung wiederholt werden; liegt eine ST-Streckensenkung infolge Myokardischämie vor, wird diese bei höherer Leistung und längerer Belastungsdauer ausgeprägter. Handelt es sich dagegen um eine nicht organisch bedingte ST-Senkung – etwa durch vermehrten Sympathikustonus oder Kaliumverlust –, dann bleibt das Ausmaß der Senkung gleich oder nimmt ab. Digitalisierte Patienten können falschpositive Belastungs-EKGs aufweisen, eine Wiederholung der Untersuchung nach 2–4 Wochen Digitalispause ist notwendig.

Während bei Männern die Spezifität des Belastungs-EKGs um 90 % liegt, ist sie bei Frauen aus unklaren Gründen geringer (70 %). Der diagnostische Wert des Belastungs-EKGs ist dann am größten, wenn durch eine sorgfältige Anamnese vorgeklärt ist, ob bei dem zu untersuchenden Patienten eine Koronarinsuffizienz unter Belastung wahrscheinlich, fraglich oder unwahrscheinlich ist, und wenn auch während der Belastungsuntersuchung das Auftreten pektanginöser Symptome beobachtet und protokolliert wird.

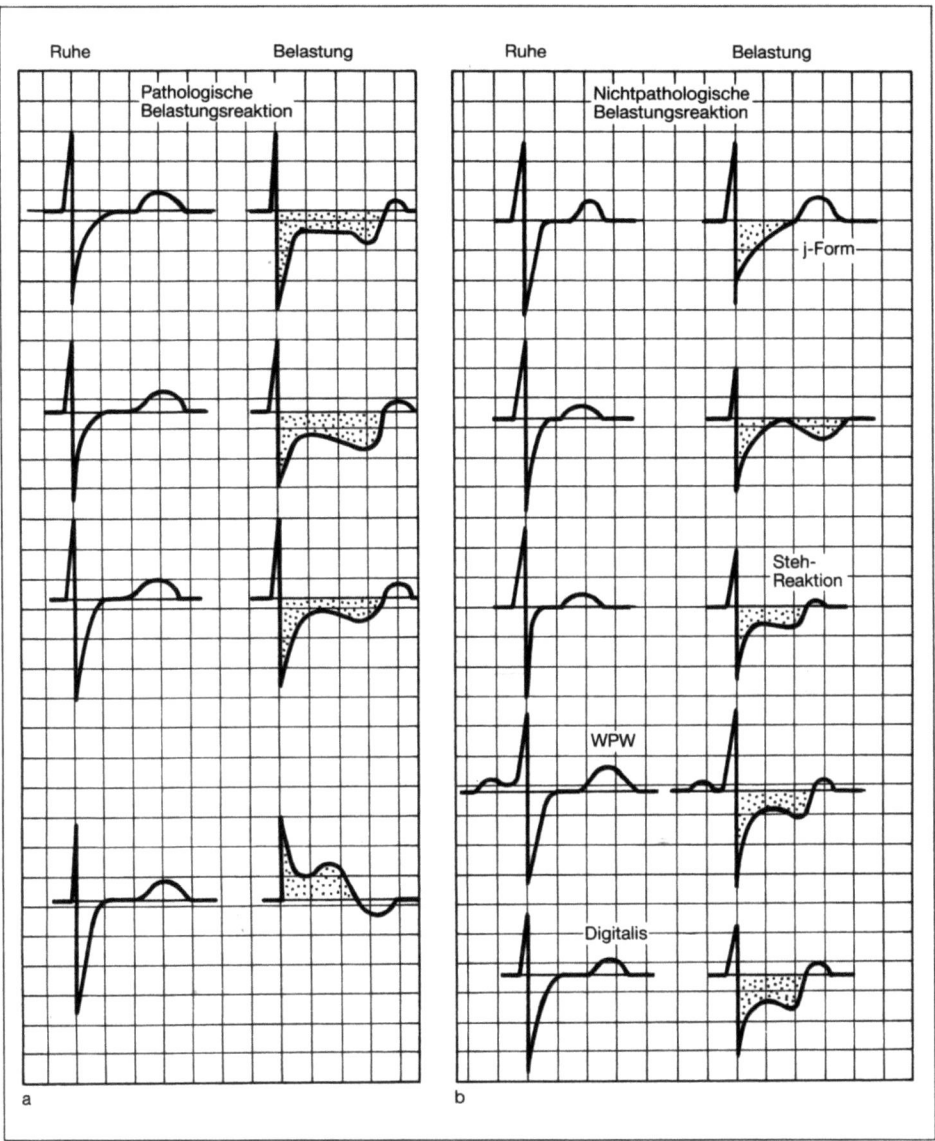

Abb. 41. Typische Ischämiereaktionen mit ST-Senkung oder ST-Hebung (a) und nicht pathologische Belastungsreaktionen (b).
a) Als pathologische Belastungsreaktion gilt eine horizontale oder deszendierende ST-Senkung um 0,1 mV in den Brustwandableitungen. In seltenen Fällen kommt es während Belastung zu einer vorübergehenden ST-Hebung. Diese besonders schwere Form der Ischämiereaktion darf nur in EKG-Ableitungen ohne Infarktresiduen als Zeichen der Mangeldurchblutung bewertet werden; sie ist in aller Regel mit dem Auftreten von Angina pectoris-Beschwerden und häufig mit einem überhöhten „Erstickungs"-T verbunden.
b) Die ansteigende „j-Form" (j = junction) der ST-Senkung ist nicht pathologisch, sie kann allerdings gelegentlich auch das erste Zeichen einer Ischämie sein; im Zweifelsfall muß die Ergometrie mit höherer Belastung wiederholt werden. Isolierte T-Wellennegativierungen (oder -positivierungen) sind nicht pathologisch. Eine ST-Senkung als Reaktion auf senkrechtes Stehen (*vor* Belastung) ist auf vermehrten Sympathikotonus zurückzuführen und nicht Ausdruck einer Ischämie. Beim WPW-Syndrom und anderen intraventrikulären Leitungsstörungen kommt es häufig zu nicht ischämiebedingten ST-Senkungen während und nach Belastung. Bei digitalisierten Patienten kann eine im Belastungs-EKG auftretende ST-Senkung auch dann als nicht sicher ischämiebedingt angesehen werden, wenn im Ruhe-EKG keine Digitaliszeichen (z. B. muldenförmige ST-Senkung) erkennbar sind.

Wichtig ist, daß T-Wellenveränderungen allein – also ohne gleichzeitige ST-Senkung oder -Hebung – sowie ST-Senkungen, die schon im Stehen vor Belastung auftreten, und ST-Senkungen beim WPW-Syndrom beziehungsweise bei digitalisierten Patienten keine diagnostische Aussagekraft besitzen (Abb. 41).

Bezüglich Lokalisation der Ischämie ist das Belastungs-EKG – im Gegensatz zum Ruhe-EKG – nicht aussagekräftig. Eine isolierte Stenose der rechten Kranzarterie kann zu gleichen ST-Senkungen unter Belastung führen wie eine Stenose im R. interventricularis anterior, sowohl was die am stärksten veränderte Ableitung als auch das Ausmaß der ST-Senkung angeht. Die seltene ST-Hebung im Belastungs-EKG ist Ausdruck einer besonders schweren transmuralen Ischämie und scheint bevorzugt bei hochgradigen Stenosen im die Vorderwand versorgenden R. interventricularis anterior vorzukommen.

Eine quantitative Aussage ist insofern möglich, als das Ausmaß der Durchblutungsstörung um so größer ist, je stärker die ST-Strecke verlagert ist, und je niedriger die tolerierte Belastung liegt. Man kann aus dem Ausmaß der ST-Senkung in mm und der tolerierten Belastung in Watt einen Quotienten bilden („Ischämieskore"), der mit dem Ausmaß der Koronarsklerose und der Prognose korreliert (Abb. 42, 43, siehe auch Abb. 37).

Die nuklearmedizinischen Verfahren können das Belastungs-EKG ergänzen. Sie werden besonders dann eingesetzt, wenn trotz typischer Anamnese im Sinne einer echten Angina pectoris das Belastungs-EKG keine Veränderung zeigt, oder wenn ein positives Belastungs-EKG bei negativer Anamnese auftritt.

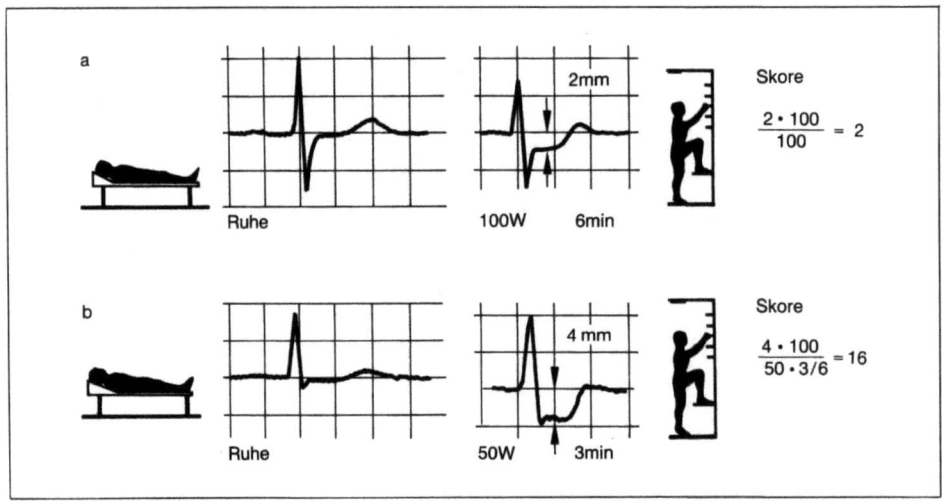

Abb. 42. Bildung des Ischämieskore aus ST-Senkung, Leistung und Belastungsdauer. Der Skore entspricht dem Ausmaß der Ischämie. a) ST-Senkung um 2 mm bei 100 Watt über 6 min bei einem Patienten mit koronarer Eingefäßerkrankung b) ST-Senkung um 4 mm bei 50 Watt über 3 min bei einem Patienten mit hochgradiger Hauptstammstenose der linken Kranzarterie. Der Skore wird nach der Formel errechnet:
$$\frac{\text{ST-Senkung (mm)}}{\text{Watt} \times \text{Zeit}} \cdot 100$$

wobei die Zeit, d. h. die Belastungsdauer auf der entsprechenden Wattstufe bei Belastung mit gleichbleibender Leistung in 1/6 bis 6/6 gerechnet wird; 1/6 entspricht einer Belastungsdauer von 1 min, 6/6 einer Dauer von 6 min.

4.2.3 Nuklearmedizinische Verfahren (siehe auch 3.7)

Bei der Radionuklidventrikulographie wird nach radioaktiver Erythrozytenmarkierung mit der Gammakamera und EKG-Triggerung während Ergometerbelastung im Liegen das Verhalten von Ventrikelfüllung und Ventrikelentleerung überwacht. Die Zählratendifferenz ist ein direktes Maß für die Auswurffraktion des Ventrikels. Während diese normalerweise unter Belastung um etwa 1–5 % zunimmt, sinkt sie unter Mangeldurchblutung des Herzmuskels ab. Da die koronaren Durchblutungsstörungen häufig nur einen Teil des Myokards betreffen, ist neben der gesamten Auswurffraktion die Beurteilung der regionalen Auswurffraktion durch Vergleich der Ruhe- und Belastungszählraten über einzelnen Ventrikelarealen von Bedeutung. Schließlich kann auch das zeitliche Verhalten des Kontraktionsablaufs bewertet werden. Die Ischämie bewirkt eine Phasenverschiebung der Kontraktion in den betroffenen Arealen.

Auch die Thalliumszintigraphie kann eine Mangeldurchblutung unter Belastung objektivieren. Die diagnostische Treffsicherheit hängt davon ab, daß der Zustand der Koronarinsuffizienz in dem Augenblick besteht, in dem das Thallium intravenös eingespritzt und vom Myokard aufgenommen wird. Der Patient wird daher bis zum Auftreten ischämischer Symptome belastet, dann wird Thallium injiziert und die Belastung noch einige Zeit fortgesetzt. Thallium wird ähnlich wie Kalium rasch in die Zelle von Myokard und Skelettmuskel aufgenommen. Der mangeldurchblutete Bezirk macht sich durch eine verminderte Thalliumaufnahme (Füllungsdefekt) bemerkbar. Eine szintigraphische Messung wird 1 h und 4 h nach der Gabe des Indikators vorgenommen. Man erkennt eine Wiederauffüllung des Defekts, falls eine momentane, durch die Belastung induzierte Durchblutungsstörung diesen verursacht hatte. Im Fall einer Herzmuskelnarbe entsteht ein bleibender Defekt, es fehlt die Redistribution.

Nuklearmedizinische Untersuchungen werden für die Diagnose der koronaren Herzerkrankung eingesetzt, wenn durch die Anamnese und andere Verfahren, insbesondere ein sorgfältiges Belastungs-EKG, keine Klärung der Diagnose möglich ist, und wenn andererseits ein dringender Verdacht auf das Vorliegen einer Durchblutungsstörung besteht. Die Methoden sind nicht als Screening-Verfahren geeignet, da sie mit einer gewissen Strahlenbelastung verbunden sind und einen relativ hohen Personal- und Materialaufwand erfordern. Wie alle nichtinvasiven Verfahren zur Erkennung einer Koronarinsuffizienz haben sie eine begrenzte Sensitivität und Spezifität. Sie führen nur zu einer gesicherten Diagnose, wenn sie gezielt und stufenweise nach einer sorgfältigen Anamnese eingesetzt werden. Als wahllos eingesetzte Screening-Verfahren werden sie schon aufgrund mathematischer Gesetzmäßigkeiten wertlos. Das Bayes-Theorem besagt, daß bei der Beurteilung der Treffsicherheit eines Tests die Prävalenz der Erkrankung im Untersuchungsgut von großer Bedeutung ist. Bei niedriger Prävalenz steigt die Anzahl falschpositiver Resultate, bei hoher Prävalenz die falschnegativer.

4.2.4 Koronarangiographie

Weist die Anamnese auf eine Mangeldurchblutung des Myokards hin und zeigt sich im Belastungsversuch ein objektiver Hinweis für das Vorliegen einer Koronarinsuffizienz, muß in der Regel die weitere Klärung durch Koronarangiographie erfolgen. Die Angiographie hat dabei nicht mehr zum Ziel, die Diagnose zu sichern, sondern sie soll

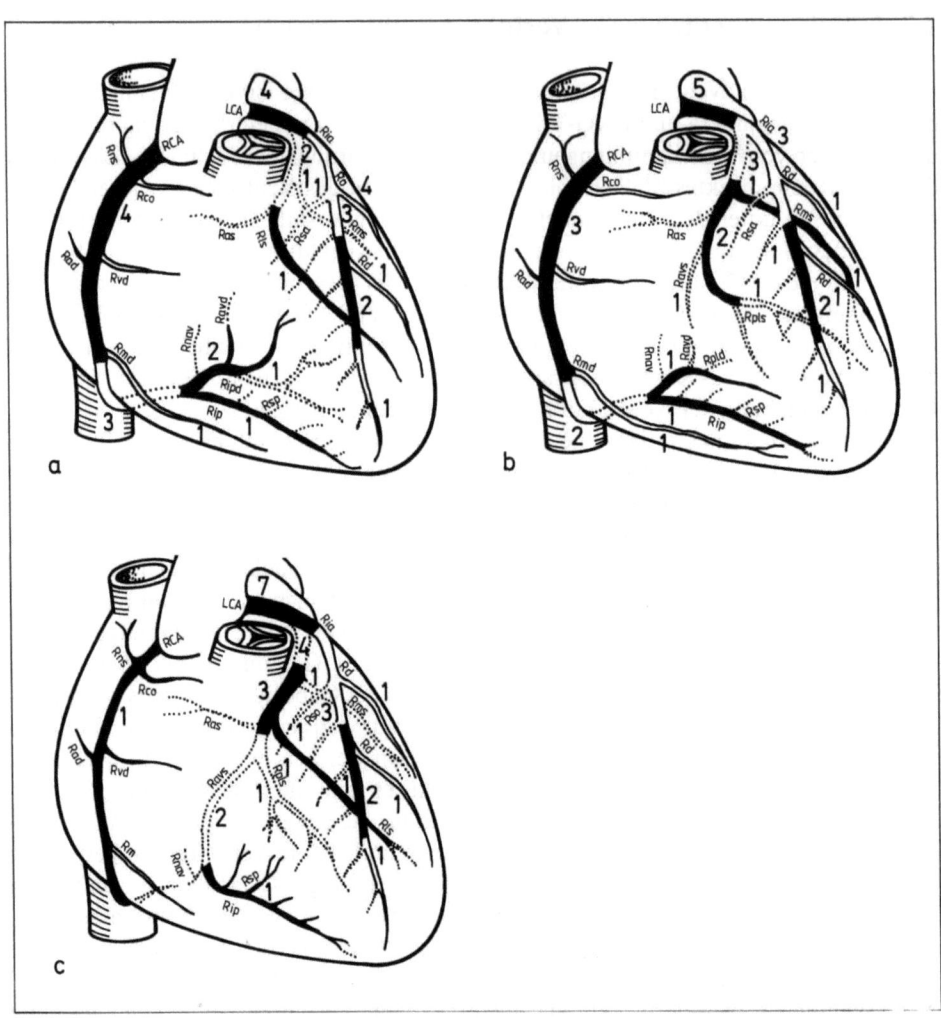

Abb. 43. Bildung des Koronarskore zur quantitativen Wiedergabe stenosierender Kranzgefäßveränderungen. Für jede Stenose wird ein Zahlenwert aus dem Faktor für die Lokalisation und dem Faktor für den Stenosegrad gebildet. Der Skore ist die Summe der Zahlenwerte für alle Stenosen. Beim Vorliegen mehrerer Stenosen in einem einzelnen Koronarsegment wird nur die höchstgradige berücksichtigt. Der Faktor für die Lokalisation ist aus der Skizze unter Berücksichtigung des Versorgungstyps zu entnehmen. Der Faktor für den Stenosegrad beträgt:

Stenose %	1–39	40–59	60–79	80–99	100
Faktor	1	2	3	4	5

Eine 75% isolierte, proximale Ria-Stenose, bei normalem Versorgungstyp (b) ergibt einen Skore von 3 × 3 = 9, ein Verschluß der proximalen rechten Kranzarterie bei Rechtsversorgungstyp (a) von 4 × 5 = 20.

Lokalisation und Ausmaß der Koronarsklerose dokumentieren sowie Aufschluß über die Ventrikelfunktion geben. Die Koronararteriographie wird ausschließlich selektiv durchgeführt, dabei werden die Kranzarterien entweder von der Femoralarterie oder von der Brachialarterie aus mit einem speziellen Katheter sondiert und durch Injektion von kleinen Kontrastmittelmengen röntgenkinematographisch dargestellt. Da die Kranzgefäße individuell sehr verschieden angelegt sind und sich verschiedene Äste im Röntgenbild häufig überlagern, ist die Darstellung in mehreren Projektionen einschließlich hemiaxialer kraniokaudaler bzw. kaudokranialer Strahlenrichtungen erforderlich. Mit leistungsfähigen Röntgengeräten sind sehr genaue Gefäßdarstellungen möglich. Arterien bis zu einem Innendurchmesser von etwa 0,3 mm lassen sich unter Zuhilfenahme der Vergrößerungstechnik darstellen.

Die Koronarangiographie erfolgt in Lokalanästhesie von der Leiste oder Ellenbeuge aus. In der Regel ist sie nicht mit Schmerzen verbunden, die Gabe von Analgetika oder Sedativa ist nicht erforderlich. Die Methode ist nicht gefahrlos. Die tödliche Komplikationsrate liegt bei etwa 0,05%. Diese Rate ist sehr niedrig, wenn man bedenkt, daß nicht selten sehr schwerkranke Patienten, die jederzeit auch spontan von einem tödlichen Infarkt betroffen werden können, untersucht werden. Falls der Krankheitsverlauf es erforderlich macht, beispielsweise nach durchgeführter Ballondilatation oder Koronaroperation, kann die Koronarangiographie ohne Schwierigkeiten wiederholt durchgeführt werden. Eine strenge Indikation ist dennoch schon aus Gründen der Strahlenhygiene und der Kosten unumgänglich.

Beim Vorliegen einer Angina pectoris-Symptomatik und eines pathologischen Belastungs-EKGs zeigt die Koronarangiographie bei mehr als 90% der Patienten hochgradige Kranzgefäßverengungen oder -verlegungen. Bei vielen Patienten liegen streng lokalisierte Atherome vor, bei anderen handelt es sich um ausgedehnte Veränderungen mit langstreckigen Stenosierungen oder Verschlüssen.

Wie erwähnt haben Langzeitbeobachtungen von koronarangiographierten Patienten gezeigt, daß die Prognose wesentlich vom Ausmaß des koronarsklerotischen Befalls und der Ventrikelfunktion abhängt. Am genauesten kann das Ausmaß der Koronarsklerose als Koronarskore quantifiziert werden. Dieser wird in Abhängigkeit vom koronaren Perfusionstyp aus der Summe des für jedes Koronarsegment festgelegten Punktwertes, multipliziert mit dem Punktwert für das Ausmaß der Stenosierung, gebildet (Abb. 43).

Für die Indikation zur Koronaroperation hat der Koronararterienbefall große Bedeutung. Die koronare Ein-, Zwei- bzw. Dreigefäßerkrankung wird dadurch definiert, daß in dem betreffenden Krankgefäßbezirk eine Einengung um $\geq 50\%$ des linearen Durchmessers vorliegt. Die Operation ist in der Regel nur bei Hauptstammstenose der linken Kranzarterie oder dem Befall von 2 oder 3 Hauptästen indiziert. Beim Eingefäßbefall kann man meist mit der Ballondilatation die Stenose erweitern und so eine Operation umgehen. In zunehmendem Umfang wird aber auch bei Zwei- und Dreigefäßerkrankungen die nichtoperative Revaskularisation durchgeführt.

4.3 Verlaufsformen der Angina pectoris
4.3.1 Stabile Angina pectoris

Als stabile Angina pectoris wird ein Krankheitsbild bezeichnet, bei dem sich die, in der Regel von körperlicher Belastung abhängigen, Symptome über längere Zeit – mehr als 3 Monate – nicht wesentlich geändert haben.

4.3.2 Instabile Angina pectoris

Als Krescendoangina bezeichnet man eine Verlaufsform, bei der die Angina-pectoris-Schwelle sich deutlich vermindert. Meist kommt es plötzlich zu einer Symptomänderung in der Weise, daß Beschwerden schon bei viel geringerer als der gewohnten Belastung auftreten. Ein solcher Symptomwandel muß ernst genommen werden und erfordert in der Regel eine Krankenhauseinweisung. Ursache ist häufig eine zunehmende Kranzgefäßverengung, ausgelöst durch eine subintimale Blutung beziehungsweise intraarterielle Thrombose.

Als instabile Angina pectoris im eigentlichen Sinn werden Formen mit einem mehrfachen Symptomwandel bezeichnet. Im Gegensatz zur Krescendoangina kommt es zu einem Auf und Ab der Beschwerden. Während an einem Tag heftige spontane Angina-pectoris-Attacken auftreten, werden die Beschwerden am anderen Tag gar nicht oder nur durch starke körperliche Belastung ausgelöst. Auch diese Patienten sind sehr gefährdet durch das Auftreten eines akuten Herzinfarkts. Durch intrakoronare Angioskopie bei der Operation solcher Patienten hat man erkannt, daß häufig thrombotische Auflagerungen auf Atheromen vorliegen und deren rasch wechselnde Größe die Veränderung der Symptome hervorrufen. Das Zurückgehen der Symptome wird mit einer zeitweisen Auflösung der Thromben durch körpereigene Fibrinolyse erklärt. Therapeutisch kommt daher thromboseverhütenden Maßnahmen durch Gabe von Plättchenaggregationshemmern oder Heparin sowie den fibrinolytischen Medikamenten besondere Bedeutung zu.

4.3.3 Ruhe-Angina-pectoris

Eine Belastungs-Angina-pectoris oder eine instabile Angina pectoris können in eine Ruhe-Angina übergehen, wenn die Kranzgefäßdurchblutung unter den erforderlichen Ruhewert absinkt. Dies ist erst bei hochgradiger Gefäßeinengung der Fall, da die Koronargefäße so weit sind, daß eine Durchblutungsreserve in Höhe des 5fachen Ruhewertes vorliegt (s. Abb. 29, S. 38).

Es gibt aber auch Formen der Ruhe-Angina, die nur auf einer periodischen Durchblutungsstörung beruhen. Die Ruhe-Angina in Form der Prinzmetalangina ist gekennzeichnet durch ausschließlich in Ruhe auftretende Angina-pectoris-Anfälle. Die Diagnose stützt sich auf die Symptome und auf ein im Zustand des Anfalls geschriebenes EKG mit Zeichen der Myokardischämie. Die Patienten sind außerhalb der Anfälle oft belastbar und beschwerdefrei. Das Belastungs-EKG ist in der Regel ohne pathologischen Befund. Es handelt sich um Koronarspasmen, die im Bereich von Kranzgefäßabschnitten mit nur geringer fixierter Lumeneinengung auftreten. In der Regel liegt eine nur mäßig stenosierende atheromatöse Wandveränderung vor, die keine bedeutsame organische Lumenverlegung bedingt, also keine Durchmesserverminderung um mehr als 50–60%. Infolge der großen Koronarreserve bleibt die Myokarddurchblutung auch bei stärkster körperlicher Anstrengung ausreichend. Die pektanginösen Zustände treten aber dann auf, wenn sich der alphaadrenerge Tonus der glatten Muskulatur der Kranzarterien erhöht. Dies ist nur selten im Zustand verstärkter Katecholaminausschüttung der Fall, viel häufiger unter Ruhebedingungen und bisweilen sogar im Zusammenhang mit verstärktem Vagusreiz wie beim Stuhlgang. Die Behandlung erfolgt mit vasodilatierenden Medikamenten,

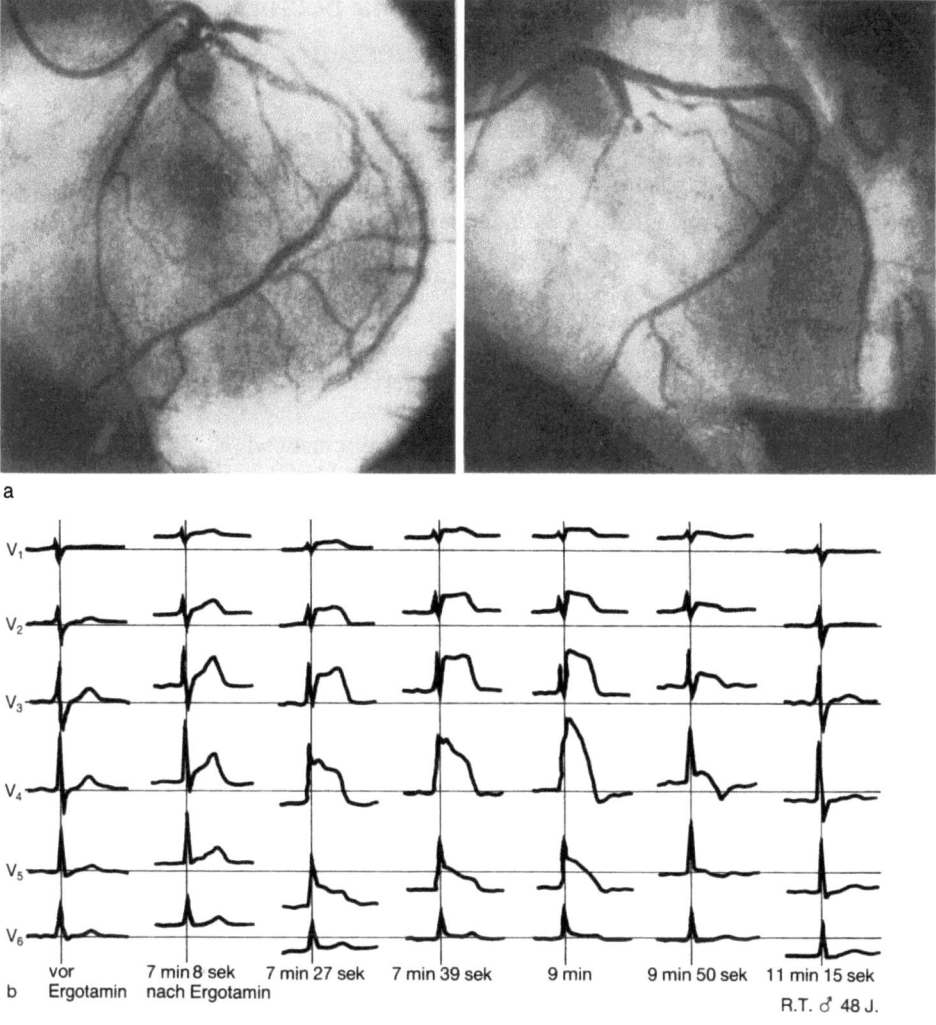

Abb. 44. Durch Ergotamin provozierter Kranzgefäßspasmus als Ursache einer Myokardischämie a) im Koronarogramm vorübergehender Verschluß des Ramus interventricularis anterior (rechts) b) im EKG ausgeprägte ST-Hebung (aus 6)

insbesondere Nitroglyzerin und Kalziumantagonisten. Eine diagnostische Abklärung durch Koronarangiographie ist erforderlich. Das Ausmaß der organischen Stenose ist unter maximaler Koronardilatation mit systemischer und intrakoronarer Gabe von Vasodilatantien abschätzbar. Die Provokation eines Spasmus kann – falls diagnostische Unklarheit besteht – eventuell durch Gabe von Ergotaminkörper oder durch Kältereiz sowie durch Hyperventilation mit respiratorischer Alkalose erfolgen (Abb. 44).

4.4 Differentialdiagnose von Angina pectoris, kardialen und extrakardialen Brustschmerzen

Während die echte Angina pectoris meist Ausdruck einer Mykordischämie ist, können sonstige Schmerzen oder Mißempfindungen in der Herzgegend auch die Folge von anderen Herzerkrankungen sein, wie hyperkinetisches Herzsyndrom, Herzrhythmusstörungen, Mitralklappenprolaps. Weit häufiger werden diese Beschwerden jedoch von anderen Organen ausgelöst. Es kann sich um Schmerzen der Thorax- oder Interkostalmuskulatur, der Pleura, des Ösophagus, des Periosts, des Unterhautgewebes und der Haut handeln. Sie können auch durch neuroradikuläre Reizung verursacht sein. Herzrhythmusstörungen, insbesondere Extrasystolien, können als Herzschmerzen empfunden werden. Schließlich gibt es Brust- und Herzbeschwerden ohne organisches Substrat, beispielsweise bei der Herzneurose.

Beim hyperkinetischen Herzsyndrom liegt eine überschießende Kreislaufleistung vor. Die Patienten befinden sich dauernd im Zustand vermehrter betaadrenerger Aktivität. Hierdurch können kardiale Mißempfindungen mit oder ohne Rhythmusstörungen ausgelöst werden. Leistungsschwäche und vermehrtes Herzklopfen sind daneben typische Beschwerden. Die Katecholaminblutspiegel sind in der Regel normal, die Symptomatik wird offensichtlich durch ein vermehrtes (zentrales?) Ansprechen auf betaadrenerge Reize bestimmt. Ganz ähnliche Beschwerden treten nach übermäßigem Kaffee- oder Coca-Cola-Genuß (Koffeinwirkung) auf.

Bei der hypertrophischen Myokardiopathie kommt es häufig zu belastungsabhängigen Brustschmerzen, die viel Ähnlichkeit mit der echten Angina pectoris besitzen. Im Gegensatz zu dieser wirkt aber in der Regel Nitroglyzerin nicht günstig, es kann sogar eine akute Verschlechterung hervorrufen. Lebensbedrohliche Herzrhythmusstörungen sind nicht selten. Das Krankheitsbild (s. a. 9.3) führt zu einer konzentrischen Hypertrophie des Herzmuskels, es ist charakterisiert durch eine übermäßige Kontraktionsbereitschaft der Herzmuskelzellen. Durch die Einengung des Ventrikelkavums und Ansaugung des Mitralsegels an das Septum während der frühen Systole kommt es zu einer Beeinträchtigung des Bluteinstroms. Daneben besteht eine fehlende Erschlaffungsfähigkeit des Herzmuskels. Durch die Gabe von Kalziumantagonisten kann man die Relaxationsfähigkeit der Ventrikel und die Hyperkontraktion günstig beeinflussen.

Der Mitralklappenprolaps geht häufig mit einer ganzen Palette von Herzschmerzen und Herzrhythmusstörungen einher. Dabei ist das Ausmaß der subjektiven Beschwerden völlig unabhängig davon, ob es sich um einen Prolaps mit oder ohne hämodynamisch wirksame Mitralinsuffizienz handelt. Am häufigsten sind asthenische Patienten weiblichen Geschlechts betroffen. Bisweilen ist schwer zu entscheiden, ob nur eine verstärkte Sensitivität für kardiale Mißempfindungen im Vordergrund steht, oder ob es sich um echte Schmerzen handelt. Die Prognose des Krankheitsbildes ist in der Regel gut. Nur ausnahmsweise kommt es zu einer schweren Mitralinsuffizienz oder zu bedrohlichen Herzrhythmusstörungen.

Schmerzen hinter dem Brustbein können durch eine Dysfunktion des Ösophagus hervorgerufen werden. Eine Abhängigkeit von der Nahrungsaufnahme ist nicht obligat. Die Symptomatik kann sogar belastungsabhängig sein und der Angina pectoris weitgehend ähneln. Die einfache Röntgenuntersuchung der Speiseröhre bringt nur in Fällen einer ausgeprägten Achalasie einen positiven Befund. Die vermehrte Krampfbereitschaft des oberen und mittleren Ösophagus, die meist die Ursache der Beschwerden ist, läßt sich häufig nicht erkennen. Bei der Ösophagusmanometrie lassen sich abnorme Druckschwankungen registrieren. Die Behandlung erfolgt in der Regel medikamentös. Nitroglyzerin und Kalziumantagonisten sind wirksam, bei Ösophagitis bzw. Zwerchfellhernie sind spezifische Maßnahmen angezeigt.

Thorakale Brustschmerzen, bedingt durch örtliche Muskelverspannungen, treten nicht hinter dem Brustbein, sondern im Pektoralisbereich oder im Interkostalbereich auf. Es kann sich um heftige und über Wochen und Monate persistierende Schmerzen handeln. In manchen Fällen werden die Symptome als plötzlich auftretend geschildert. Die genaue Anamnese kann dann nicht selten eine Auslösung beispielsweise durch einseitige körperliche Belastung wie Schneeschaufeln aufdecken. Die Sicherung der Diagnose erfolgt weitgehend durch die körperliche Untersuchung. Man tastet verhärtete Muskelbezirke, die eine fast knochenharte Konsistenz aufweisen; die Palpation löst einen heftigen Druckschmerz aus. Die Behandlung erfolgt in erster Linie durch Krankengymnastik mit Muskeldehnungen und Entspannungsübungen. Auch die tiefe Muskelmassage kann erfolgreich sein.

Interkostale oder Sternalrandschmerzen treten besonders häufig im Bereich der Knochenknorpelgrenze der oberen Rippen auf (Tietze-Syndrom). Der Spontanschmerz und der Berührungsschmerz können durch die Infiltration mit Lokalanästhetika unterbrochen werden. Die Beschwerden pflegen spontan oder nach wiederholter Infiltration abzuklingen.

Vom Unterhautfettgewebe ausgehende Schmerzen kann man unter Umständen durch Palpation oder an einer Kräuselung der Epidermis erkennen. Die Palpation deckt Bezirke auf, in denen das Unterhautgewebe verhärtet ist und sich nicht wie an anderen Stellen von der Thoraxwand abheben läßt. Bindegewebsmassagen können eine Besserung herbeiführen. Das Krankheitsbild wird teilweise dem rheumatischen Formenkreis zugerechnet (Pannikulitis, Zellulitis).

Heftige präkordiale Schmerzen können durch einen Herpes zoster schon vor dem Ausbrechen typischer Hauteffloreszenzen ausgelöst werden.

Die Herzneurose kann ohne organisches Substrat auftreten, sie kann aber auch jeder Art organischer oder funktioneller Herzerkrankungen überlagert sein. Nicht selten tritt eine Herzneurose im Zusammenhang mit subjektiv belastenden Situationen auf. Die biographische Anamnese kann inhaltliche und zeitliche Zusammenhänge aufdecken und therapeutische Ansätze liefern.

Insgesamt hat die Differentialdiagnose kardialer und extrakardialer Brustschmerzen große praktische Bedeutung. Fehldiagnosen können weitreichende Konsequenzen haben. Die richtungsweisende Einordnung muß durch die Anamnese erfolgen, weil weiterführende diagnostische Maßnahmen nur hilfreich sind, wenn sie gezielt eingesetzt werden. Jeder Arzt muß seine anamnestischen Fähigkeiten ständig verbessern. Die Diagnose läßt sich häufig durch eine sorgfältige Belastungsuntersuchung sichern.

Immer muß die gesamte Persönlichkeit des Patienten mitberücksichtigt werden, um die weiteren diagnostischen Maßnahmen rationell einsetzen zu können. Der beste Arzt ist nicht der, der möglichst viele diagnostische Maßnahmen einsetzt, sondern der, der mit möglichst wenig Aufwand und Belästigung des Patienten eine hinreichend sichere Diagnose stellt.

4.5 Therapie der Angina pectoris

Die Behandlung der Mangeldurchblutung des Herzmuskels erfordert zuerst eine klare Diagnose. Die diagnostischen Schritte:
Anamnese – Belastungs-EKG – Koronarangiographie
müssen dabei den möglichen therapeutischen Konsequenzen angepaßt sein. Die Therapie der Angina pectoris erfolgt in drei Stufen:
Allgemeinmaßnahmen,
medikamentöse Therapie,
Revaskularisation.

4.5.1 Allgemeinmaßnahmen

Die Regelung der allgemeinen Lebensweise und die Beeinflussung möglicher Risikofaktoren erfordert die aktive Mitarbeit des Patienten. Diese Mitarbeit läßt sich nur dadurch gewinnen, daß der Arzt den Patienten über die Bedeutung seiner Krankheit und die Konsequenzen gründlich aufklärt. Der Arzt schließt mit dem Patienten „ein therapeutisches Bündnis" (Halhuber).

Die Anpassung der Lebensweise umfaßt konsequentes Nichtrauchen, ausreichende Bewegung, Normalisierung des Körpergewichts, diätetische Maßnahmen sowie eventuell erforderliche Verhaltensänderungen im psychosozialen Bereich. Wichtig ist es, den Kranken nicht durch zusätzliche Verpflichtungen – wie die Pflicht, täglich 10 min auf dem Heimfahrrad zu trainieren oder 5 km zu laufen – in seinem Übereifer zu bestärken, sondern ihm klarzumachen, daß er beispielsweise den Weg zur Arbeit zu Fuß anstelle mit dem Auto zurücklegen kann, so daß er Zeit zur Regeneration gewinnt, auch wenn er sein Tempo verlangsamt. Falls eine Hypertonie oder ein Diabetes vorliegt, ist selbstverständlich eine optimale Einstellung anzustreben.

4.5.2 Antianginöse Medikamente, Thromboseverhütung

Die medikamentöse Therapie beginnt mit der Verordnung von sublingualem Nitroglyzerin. Nitroglyzerin hat sich in der Behandlung der Angina pectoris seit mehr als 100 Jahren bewährt. Es ist nicht nur therapeutisch, sondern auch prophylaktisch wirksam. Nach Einnahme von Nitroglyzerin kann eine Belastung besser toleriert werden, ein Anfall bleibt aus. Das Ansprechen auf Nitroglyzerin im Anfall ist so prompt, daß es differentialdiagnostisch verwertbar ist. Bei echter Angina pectoris wirkt Nitroglyzerin innerhalb von 5 min nach sublingualer Gabe. Wenn dies nicht der Fall ist, muß an der Diagnose gezweifelt werden.

Isosorbiddinitrat und 5-Isosorbidmononitrat können oral gegeben werden und zeigen dann eine über mehr als 4 h anhaltende Langzeitwirkung, während sublinguales Nitroglyzerin nur über 10–20 min wirkt. Die Langzeitwirkung verschiedener oraler Nitrate beruht teilweise auf dem Entstehen wirksamer Metabolite nach der Leberpassage (First-pass-Metabolismus).

Die orale Behandlung erfolgt meist mit Isosorbiddinitrat oder 5-Isosorbidmononitrat. Beide Substanzen entfalten ihre Langzeitwirkung z. T. über 5-Isosorbidmononitrat. Nach sublingualer Gabe wirkt nur Isosorbiddinitrat, daher kann dieses Medikament auch im Notfall angewendet werden. Die Behandlung mit Nitraten in Pflasterform ist im Hinblick auf eine Langzeitwirkung unsicher. Sie kann wegen der Gefahr einer Toleranzentwicklung nicht empfohlen werden. Generell scheint eine Toleranz am ehesten dann aufzutreten, wenn über längere Zeit gleich hohe Plasmaspiegel bestehen. Das ist der Fall unter Nitratpflastern, intravenösen Nitratinfusionen und nach mehrmals täglicher oraler Gabe langwirksamer, retardierter Präparate.

In der Regel werden 3mal täglich 20–40 mg Dinitrat oder 5-Mononitrat verwendet, einige Autoren empfehlen auch die 1mal tägliche Gabe von ca. 100 mg in Retardform. Nitrate können Gefäßkopfschmerzen hervorrufen. Nicht selten verschwinden diese nach wenigen Tagen, ohne daß die antianginöse Wirkung nachläßt. Bei etwa 5% der Kranken führen diese Nebenwirkungen jedoch zum Absetzen der Behandlung. Eine einschleichende Dosierung oder ein Wechsel des Präparats oder der Übergang auf den nitratähnlichen Stoff Molsidomin sind oft hilfreich.

Als zweite Gruppe antianginöser Medikamente kommen die Kalziumantagonisten in Betracht. Geeignet sind besonders Substanzen vom Typ des Verapamils oder Diltiazems. Nifedipin eignet sich – besonders in der Kombination mit Nitraten – bei Bradykardie, weniger bei normaler Frequenz, weil es eine unerwünschte Steigerung der Herzfrequenz hervorrufen kann. Die Regeldosis von Verapamil beträgt 3 × 120 mg, die von Gallopamil 3 × 50 mg täglich.

Betarezeptorenblocker stellen die dritte Gruppe dar. Auch diese Substanzen haben eine gute antianginöse Wirkung, besonders in der Kombination mit Nitraten. Ihre bronchialkonstriktorische und koronarkonstriktorische Wirkung muß jedoch beachtet werden. Betarezeptorenblocker und Kalziumantagonisten können die a. v.-Überleitung behindern.

4.5.3 Wirkungsmechanismus antianginöser Medikamente

Die Senkung des Füllungsdrucks im linken Ventrikel ist wichtig, weil bei Ischämie der Füllungsdruck stark erhöht ist und die Durchblutung der Innenschichten zusätzlich zur Koronarverengung beeinträchtigt. Die diastolisch erfolgende Koronardurchblutung kann durch Senkung des Füllungsdrucks entscheidend verbessert werden. Die Nitrate sind die wirksamsten Füllungsdrucksenker (Abb. 45).

Eine Blutdrucksenkung bei Hypertonie ist erwünscht und kann durch Nitrate, Kalziumantagonisten und Betablocker erzielt werden. Die Erweiterung von Kranzgefäßstenosen ist durch Nitrate und Kalziumantagonisten möglich, Betablocker können zu einer Verengung führen. Der Stellenwert dieser Veränderungen ist bei der stabilen Angina pectoris nicht so groß wie bei der Ruheangina, wo die angiospastische Komponente und ihre medikamentöse Beeinflussung im Vordergrund der Therapie stehen.

Substanzen, die vorwiegend auf die koronararteriolären Widerstandsgefäße wirken, werden heute für die Behandlung der Angina pectoris nicht mehr angewendet, da sie über ein Steal-Phänomen eine Angina pectoris auslösen können. Das trifft besonders für Medikamente vom Typ des Persantins zu, aber auch manche Kalziumantagonisten besitzen eine koronararteriolär dilatierende Wirkung, die in Einzelfällen zu einem Nichtansprechen oder einer Zunahme der Beschwerden führen kann.

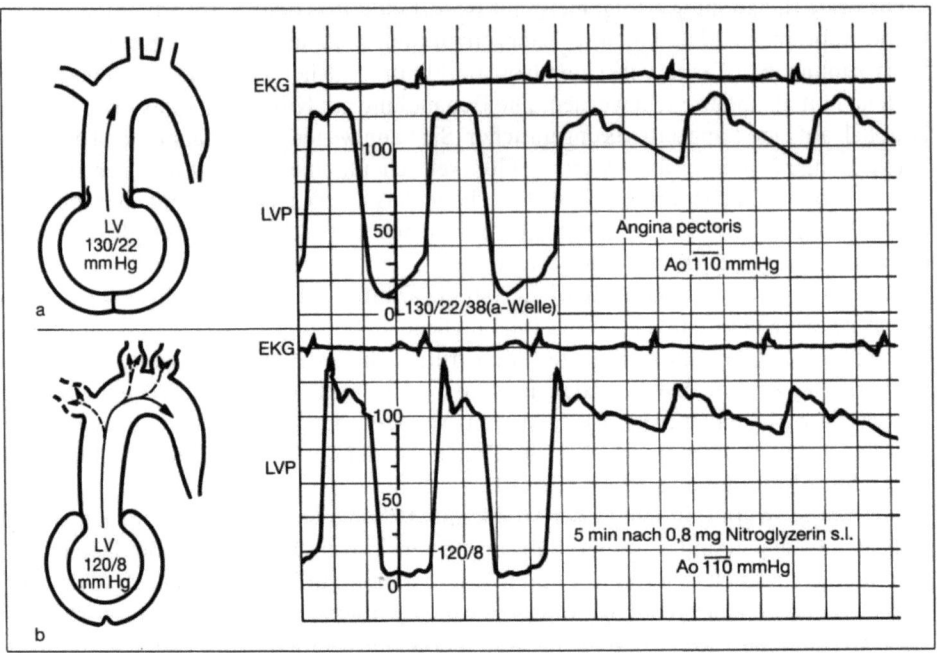

Abb. 45. Druckkurve im linken Ventrikel und in der Aorta während eines spontanen Angina-pectoris-Anfalls (a) und nach Anfallskupierung durch Nitroglyzerin (b). Man erkennt den stark erhöhten linksventrikulären Füllungsdruck während des Anfalls, der sich nach Nitratgabe normalisiert. Die Aortendruckkurve zeigt eine Verkleinerung der Druckamplitude und eine Formänderung als Folge des verminderten elastischen Auswurfwiderstandes (Tonusabnahme der großen herznahen Arterien) nach Nitroglyzerin.

Die antianginöse Wirkung von Betablockern entsteht durch Reduktion des myokardialen Sauerstoffbedarfs infolge Frequenzsenkung und Kontraktilitätsverminderung. Die Verminderung der Kontraktionskraft und -geschwindigkeit des Herzmuskels durch Betablockade ist nur schwer zu durchbrechen im Gegensatz zu der negativ-inotropen Wirkung von Kalziumantagonisten, die durch körpereigene Ausschüttung von Adrenalinkörpern, zum Beispiel im Rahmen einer körperlichen Belastung, sofort aufhebbar ist.

4.5.4 Revaskularisation durch Operation und Ballondilatation

Bemühungen um eine Wiederherstellung der Blutzufuhr zum Herzen sind die logische Konsequenz der Erkenntnis, daß die koronare Herzkrankheit Folge einer Durchblutungsstörung ist. Voraussetzung für koronarrevaskularisierende Maßnahmen ist die Koronararteriographie mit hoher Bildqualität: Auflösung von 3 Linienpaaren/mm im Kineangiogramm, damit auch Einengungen in Kranzgefäßen von weniger als 1 mm Durchmesser sicher erkennbar sind. Revaskularisationsmaßnahmen sind dann indiziert, wenn eine Angina pectoris und/oder eine objektive Myokardischämie vorliegen. Das zu revaskularisierende Kranzgefäß muß zu einem lebenden, nicht vernarbten Myokardareal führen; aus dem Kineangiogramm des linken Ventrikels kann die erhaltene Kontraktionsfähigkeit entnommen werden.

Die erste erfolgreiche Revaskularisation erfolgte durch die Einpflanzung der A. thoracica interna in das Myokard. Die dem ischämischen Herzmuskel über neu entstehende Kapillaren zufließende Blutmenge war jedoch gering. Seit 1967 erfolgt die Überbrückung mit Venensegmenten, die aus dem Ober- oder Unterschenkel entnommen und mit der distalen Kranzarterie und der Aorta anastomosiert werden. Die Anlage eines arteriellen Bypass erfolgt mit Hilfe der von der inneren Brustwand abgelösten A. thoracica interna (früher A. mammaria). Diese wird besonders für die Revaskularisation des R. interventricularis anterior benützt.

Wird die Myokardischämie durch isolierte Kranzgefäßstenosen verursacht, so ist die Revaskularisation in der Regel durch die 1977 von GRÜNTZIG eingeführte Ballondilatation möglich (Abb. 46). Bei langstreckigen Stenosen oder Koronarverschlüssen ist die primäre aortokoronare Bypassoperation indiziert. Eine dringende Operationsindikation liegt bei der Stenosierung des Hauptstamms der linken Kranzarterie vor.

Da die Ballondilatation den weitaus geringeren Eingriff darstellt, wird sie – wenn möglich – vorgezogen (Abb. 47, 48). Beim heutigen Stand der Technik (1989) kann sie bei bis zu 50% der Patienten angewendet werden. Ihre Anwendung setzt die Möglichkeit der sofortigen Bypassoperation voraus. Die Komplikationsrate ist niedrig und die Mortalität unter 1%. Die Letalität der primären Bypassoperationen liegt im Bereich von 1–3%, abhängig davon, um wieweit fortgeschrittene Erkrankungsstadien es sich handelt.

Thromboseverhütende Medikamente sind von großer Bedeutung in der Therapie nach Operation oder Dilatation, weil im Verlauf der koronaren Herzkrankheit randständige, subintimale oder verschließende arterielle Thrombosen das klinische Bild entscheidend beeinflussen. Medikamente mit Beeinflussung der Plättchenadhäsion und -aggregation, insbesondere Salizylate (0,1–0,5 g/die) haben sich bewährt. Antikoagulantien werden besonders bei Unverträglichkeit von Acetylsalizylsäure eingesetzt.

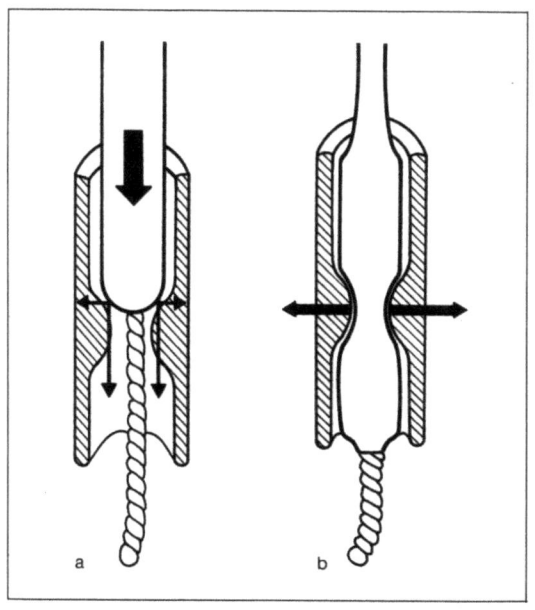

Abb. 46. a) Bei der Bougierung erfolgt die Erweiterung von Verengungen durch Längs- und Querkräfte, b) bei der – schonenderen – Ballondilatation nur durch Querkräfte.

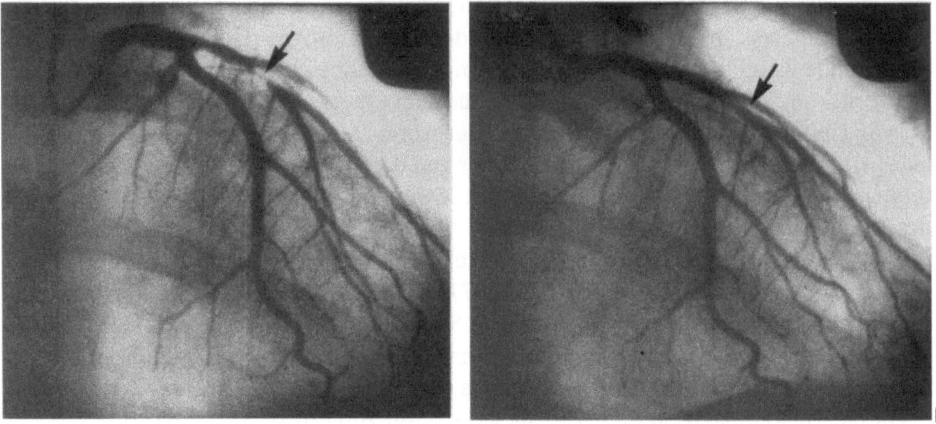

Abb. 47. a) Isolierte Stenose des R. interventricularis anterior b) durch Ballondilatation Erweiterung der Stenose. Bei der Nachangiographie ist keine Einengung mehr erkennbar. Angina pectoris und ST-Senkung im Belastungs-EKG traten nicht mehr auf

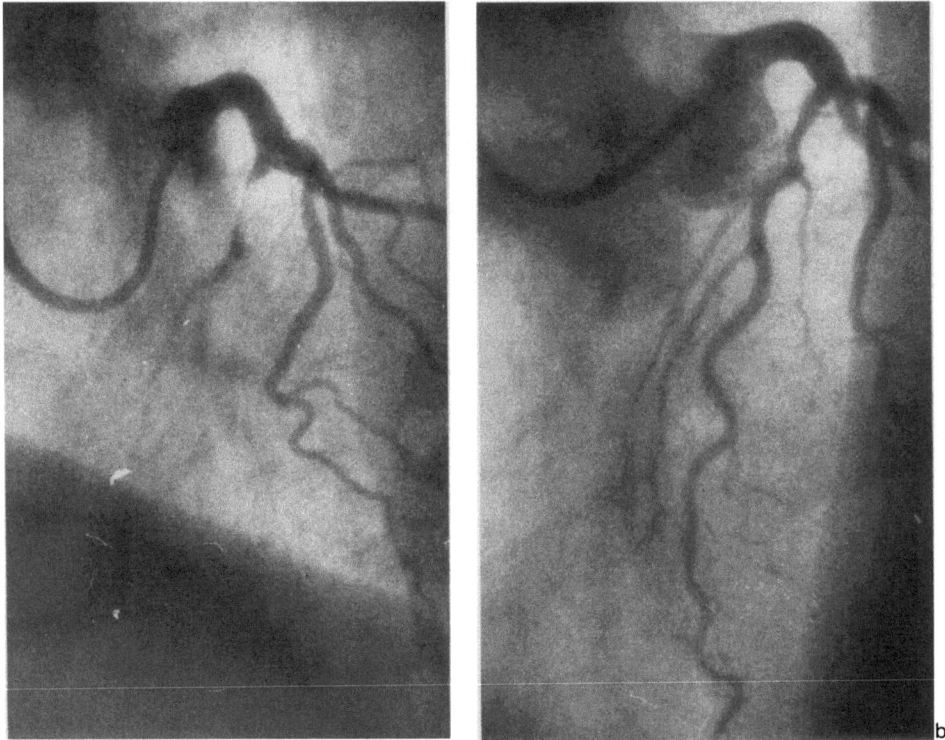

Abb. 48. a) Subtotale „99%ige" Stenose des R. interventricularis anterior mit verzögerter, schwacher Kontrastanfärbung des distalen Gefäßes bei einem Patienten mit schwerer Angina pectoris und Ischämiereaktion im Belastungs-EKG b) Nach Ballondilatation ist die Stenosierung in der Kontrollangiographie kaum noch erkennbar, das distale Gefäß kräftig kontrastiert. Das übrige Koronarsystem war frei von pathologischen Veränderungen, der Patient wurde beschwerdefrei. Nach drei Jahren erneut Angina pectoris infolge Befall der rechten Kranzarterie, s. Abb. 49.

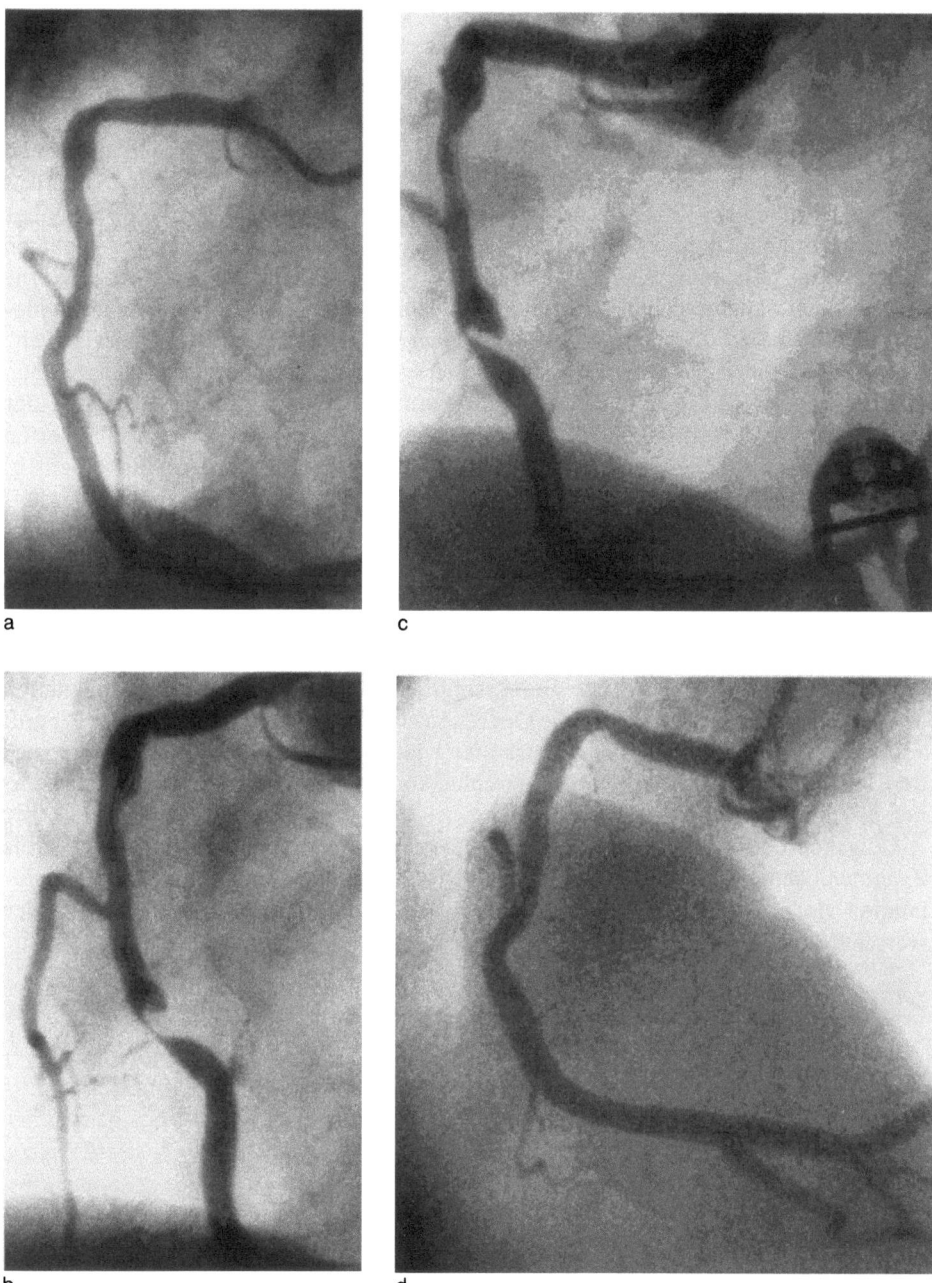

Abb. 49. a) Die rechte Kranzarterie desselben Patienten (s. Abb. 46) war angiographisch normal b) nach drei Jahren Beschwerdefreiheit Wiederauftreten von Angina und Ischämiereaktion infolge Stenose der rechten Kranzarterie c) nach Ballondilatation dieser Stenose Beschwerdefreiheit für 2 Monate, danach klinisch und angiographisch Rezidiv d) die erneute Dilatation führte zum anhaltenden Erfolg.

Langzeitergebnisse

Bei der Ballondilatation beträgt die primäre Erfolgsrate 90%. Nach erfolgreicher Dilatation kommt es bei 15-30% der Patienten zu einem Rezidiv, das aber in der Regel einer Behandlung durch eine 2. Dilatation gut zugänglich ist (Abb. 49). Die mittelfristige Erfolgsrate nach Ballondilatation beträgt etwa 80%. 80 von 100 Patienten können damit rechnen, daß eine Kranzgefäßstenose erfolgreich dilatiert werden kann und daß nicht mehr mit einem Rezidiv zu rechnen ist. Angiographische Langzeitkontrollen über bis zu 8 Jahre haben gezeigt, daß Rezidive in aller Regel nur in den ersten 4 Monaten auftreten. Nach dieser Zeit hat sich das Atherom in eine bindegewebige Narbe umgewandelt. Angina-pectoris-Rezidive entstehen danach meist nur durch neue Stenosierungen an anderen Stellen. Oft sind diese einer weiteren Ballondilatation zugänglich.

Operativ können Verschlüsse und Stenosen in großen und mittleren Kranzgefäßen überbrückt werden. Ein Jahr nach aortokoronarer Bypassoperation sind etwa 80% der angelegten Bypassverbindungen offen. Infolge Degeneration der transplantierten Venen muß pro Jahr mit einer weiteren Verschlußrate von 2% gerechnet werden, 10 Jahre nach der Operation ist nur noch etwa die Hälfte der angelegten Bypassverbindungen offen. Eine 2. Operation ist grundsätzlich möglich, jedoch gegenüber der Erstoperation erschwert. Wenn anstelle körpereigener Venen für den Bypass die A. thoracica interna verwendet wird, scheinen die Langzeitergebnisse günstiger zu sein (Abb. 50).

Ballondilatation und Koronaroperation sind sich ergänzende Verfahren der Revaskularisation. Wenn anatomisch möglich, wird die Ballondilatation angewendet, sie erfordert jedoch die herzchirurgische Bereitschaft. Bei 10% der für die Ballondilatation geeigneten Patienten ist dennoch die Operation erforderlich, weil entweder der Eingriff – meist wegen anatomischer Schwierigkeiten – nicht gelingt oder weil es beim Versuch der Ballondilatation zu einem Gefäßverschluß kommt, der eine Notoperation erforderlich macht.

Umgekehrt kann bei ca. 10% der primär operierten Patienten die Ballondilatation als Zweitmaßnahme eingesetzt werden, um eine Reoperation zu vermeiden. Die Ballondilatation als Zweiteingriff wird beispielsweise bei Patienten mit Bypassstenosen oder -verschlüssen eingesetzt (Abb. 51, 52).

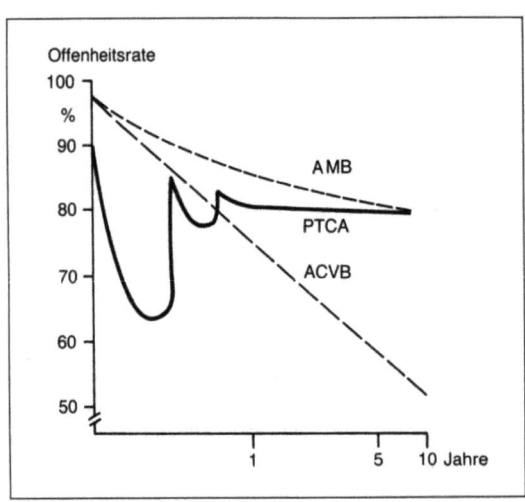

Abb. 50. Offenheitsrate von Koronargefäßen nach Revaskularisation durch A.-mammaria-Bypass (AMB), aortokoronaren Venenbypass (ACVB) und Ballondilatation (PTCA). Bei der Ballondilatation zeigt die Kurve in den ersten Monaten Schwankungen durch Auftreten von Rezidiven und die Notwendigkeit einer eventuellen Zweit- und Drittdilatation.

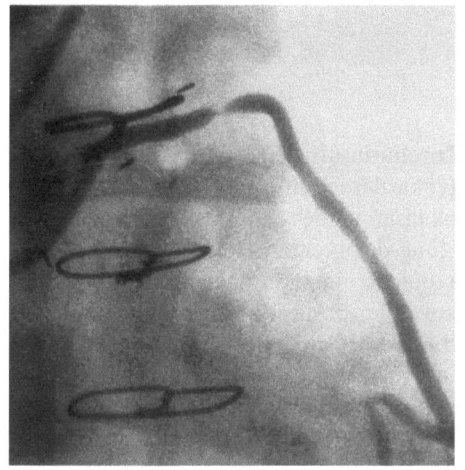 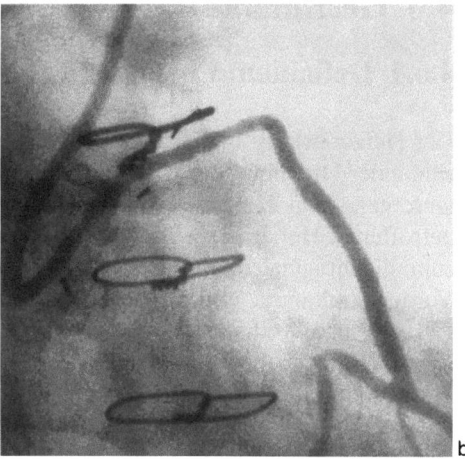

Abb. 51. Bypassoperation und Ballondilatation als sich ergänzende Verfahren. Rcx-Bypass vor und nach Dilatation einer proximalen Stenose, s. a. Abb. 52

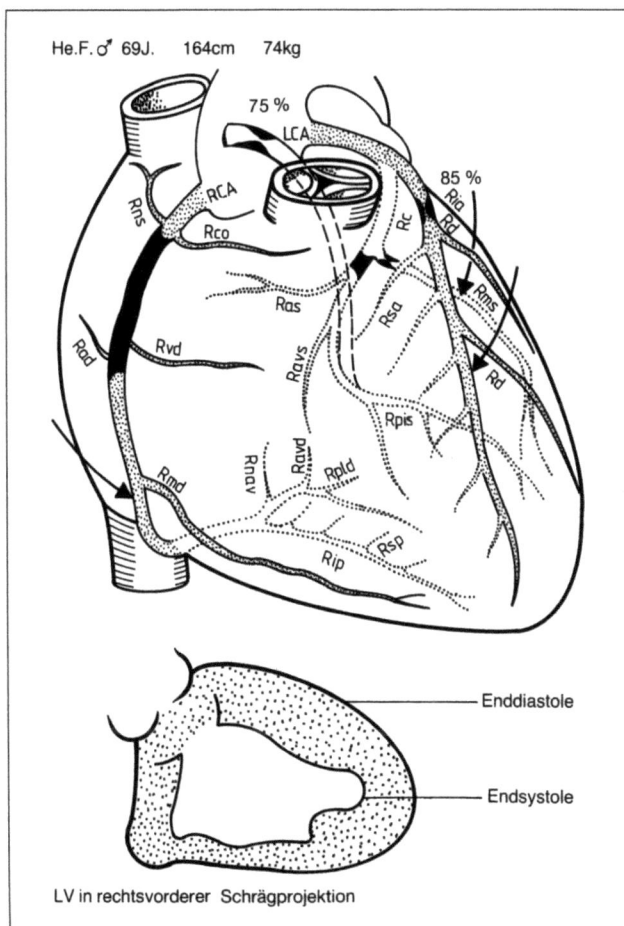

Abb. 52. Derselbe Patient wie Abb. 51. Wegen koronarer Dreigefäßerkrankung mit Verschluß der rechten Kranzarterie und des R. circumflexus sowie Stenose des R. interventricularis anterior wurde eine 4fach-Bypassoperation durchgeführt. Ein halbes Jahr nach der Operation Wiederauftreten von Angina. Angiographisch Verschluß von 3 Bypasses (Pfeile), hochgradige Stenose des einzigen offenen Rcx-Bypass. Diese Stenosierung sowie die Ria-Stenose wurden erfolgreich dilatiert und der Patient dadurch so weit beschwerdefrei, daß eine Zweitoperation vermieden werden konnte.

4.6 Herzinfarkt

4.6.1 Definition, Einteilung

Der Herzinfarkt ist die schwerste Form der Koronarinsuffizienz. Durch die Unterbrechung der Durchblutung kommt es in dem Myokardareal distal des Verschlusses zum Untergang von Herzmuskelgewebe. Die Lokalisation des Infarkts hängt von dem betroffenen Herzkranzgefäß ab. Die Verstopfung der rechten Herzkranzarterie führt zum diaphragmalen Hinterwandinfarkt, die des R. interventicularis anterior zum Vorderwandinfarkt und die des R. circumflexus zum posterioren Hinterwandinfarkt. Der Septuminfarkt wird im vorderen Anteil durch Verlegung des R. interventricularis anterior und im hinteren Anteil des R. interventricularis posterior verursacht. Die Ausdehnung des Infarkts richtet sich nach der Lokalisation des Koronarverschlusses, aber auch danach, ob zu dem verschlossenen Gebiet präformierte Kollateralverbindungen hinführen oder nicht. Neben dem die gesamte Schicht des Herzmuskels umfassenden transmuralen Infarkt gibt es auch den Innenschichtinfarkt. Er kann entstehen, wenn eine Durchblutungsstörung bei hochgradiger Stenose nur vorübergehend bestand oder wenn die Kollateralisierung ausreichte, um die weniger gefährdeten Außenschichten des Herzmuskels zu erhalten. Es gibt auch Infarkte, die im zentralen Bereich die gesamte Wand umfassen, während in den Randbereichen nur die Innenschichten betroffen sind.

4.6.2 Infarktentstehung

Die Infarktentstehung hängt weitgehend davon ab, an welcher Stelle und in welcher Geschwindigkeit der Koronarverschluß zustandekommt. Der transmurale Infarkt ist in der Regel die Folge eines intraarteriellen Thrombus, der sich im Bereich eines Atheroms bildet. Ursache für die Plättchenabscheidung ist eine Intimaläsion. Dabei handelt es sich um einen Einriß des Endothels der durch den atheromatösen Prozeß schwer geschädigten Intima. Das dramatische Krankheitsbild des Herzinfarkts entsteht also dann, wenn der in der Regel langjährige atheromatöse Prozeß dazu geführt hat, daß aus dem „unkomplizierten" ein „kompliziertes" Atherom geworden ist. Der Intimaeinriß führt zur subintimalen Blutung und zur Thrombose. Kommt es zu einem völligen Koronarverschluß, entsteht ein Infarkt, kommt es nur zu einer Querschnittsverminderung, so kann das Bild der Krescendoangina entstehen. Der Übergang vom unkomplizierten in das komplizierte Atherom kann unabhängig von der vorbestehenden Querschnittseinengung auftreten. Hat es sich um ein nicht stenosierendes Atherom gehandelt, so tritt der Infarkt ohne Vorboten, also ohne vorausgehende Angina pectoris auf. War die Stenosierung dagegen schon hochgradig, so bestand häufig eine Angina pectoris bis zu dem Zeitpunkt des Infarkts. Der immer wieder beobachtete schubweise Verlauf der koronaren Herzerkrankung ist dadurch bedingt, daß nicht selten mehrfach Einrisse mit subintimaler Blutung und/oder Thrombose beim selben Patienten auftreten können. Die Abb. 53 zeigt das angiographische Bild eines chronischen atheromatösen Geschwürs, das hinter einer Koronarstenose, die durch Ballondilatation erweitert werden konnte, sichtbar ist.

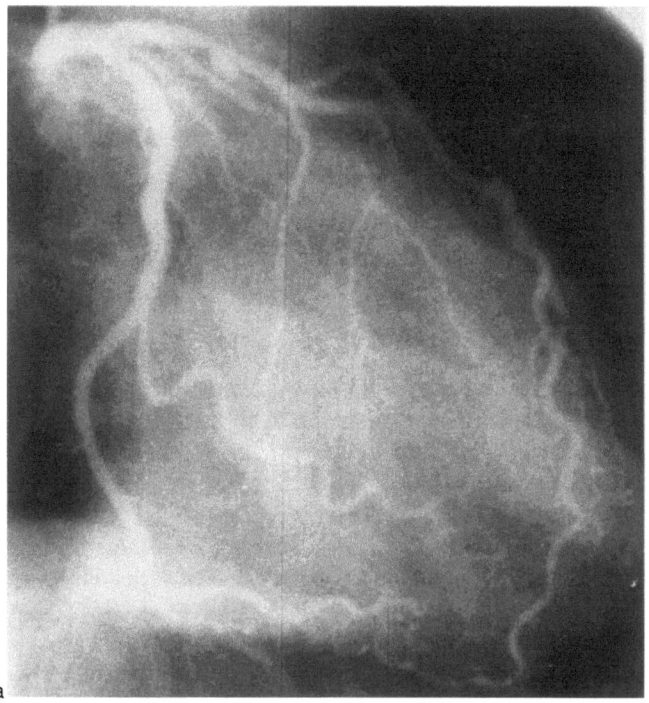

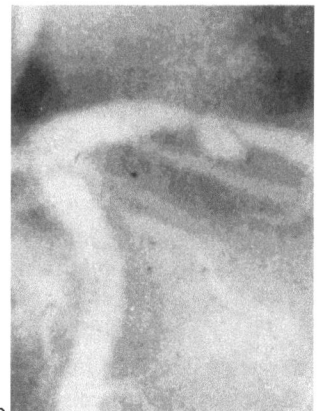
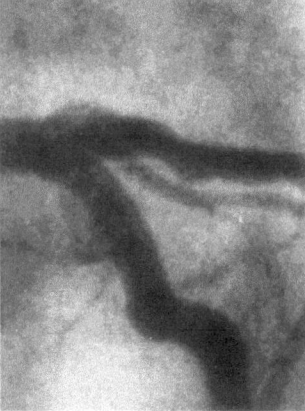

Abb. 53a, b Hochgradige Stenose und sackförmiges Aneurysma als Ausdruck eines atheromatösen Geschwürs mit Intimadissektion bei einem 45jährigen Mann mit Angina pectoris. Durch Ballondilatation konnte die hochgradige Stenose im R. interventricularis anterior beseitigt werden. c) Das Geschwür heilte nach dem Eingriff ab, der Patient wurde beschwerdefrei.

4.6.3 Pathologisch-anatomische, angiographische und angioskopische Befunde

In dem nicht durchbluteten Myokardbezirk findet sich eine Nekrose der Herzmuskelzellen. Frühzeitig kommt es zur Leukozyteninfiltration und im Verlauf einiger Wochen zur bindegewebigen Vernarbung. Im Bereich der Kranzarterien finden sich bei einem Teil der Verstorbenen Thromben, beim anderen nicht. Lange Zeit bestand daher Unklarheit, ob der Koronarthrombose eine wichtige Bedeutung zukommt, zumal auch sekundäre Thrombosen auftreten können.

Durch die koronarangiographischen Befunde im Stadium der akuten Infarktentstehung wurde geklärt, daß beim transmuralen Infarkt praktisch immer eine Koronarthrombose vorliegt. Durch medikamentöse oder körpereigene Thrombolyse kommt es häufig zu einer Wiederauflösung des verschließenden Gerinnsels. Der Infarkt kann dadurch verkleinert jedoch nur selten verhütet werden, da schon nach einem ½ bis 2 h dauernden Gefäßverschluß eine Herzmuskelnekrose eintritt.

4.6.4 Klinisches Bild

Der typische Herzinfarkt führt zu einem dramatischen, bedrohlichen Krankheitsbild. Der Patient empfindet Schmerzen und ein Engegefühl hinter dem Brustbein, das häufig mit dem Empfinden einer unmittelbaren Lebensbedrohung einhergeht. Er wird blaß und kaltschweißig, es kommt zu Übelkeit, Kollaps und zur Bewußtseinsverminderung. Bei etwa 50% der Kranken tritt innerhalb weniger Minuten bis Stunden der Tod ein. Die unmittelbare Todesursache des plötzlichen Herztods ist dabei ein Kreislaufstillstand infolge Kammerflimmerns oder Asystolie, die des kardiogenen Schocks ein sehr schweres Pumpversagen.

Der Blutdruck kann zunächst erhöht sein oder sofort stark abfallen. Bei der Auskultation sind die Herztöne leise, es kann eventuell ein 3. Herzton oder eine Mitralinsuffizienz auskultiert werden. Fast immer treten Extrasystolen auf, eine Lungenstauung kann sich frühzeitig entwickeln.

Bei anderen Patienten ist das klinische Bild weniger dramatisch. Atypische Beschwerden können dazu führen, daß ein frischer Infarkt z.B. als Ausdruck rheumatischer Beschwerden verkannt und behandelt wird. Durch die mögliche Ausstrahlung in den Unterkiefer kann es auch vorkommen, daß der Patient mit einem frischen Infarkt den Zahnarzt aufsucht. Besonders beim diaphragmalen Hinterwandinfarkt kann die Schmerzsymptomatik im Oberbauch konzentriert sein und zu entsprechender Fehldeutung Anlaß geben. In etwa 30% aller Infarkte werden überhaupt keine wesentlichen Schmerzen empfunden (stummer Infarkt). Es handelt sich, ähnlich wie bei den Patienten mit „stummer Angina pectoris", häufig um Kranke, die auch im allgemeinen Leben wenig schmerzempfindlich sind.

Die hämodynamischen Auswirkungen des Infarkts sind weitgehend mit der Infarktausdehnung korreliert. Der Innenschichtinfarkt hat die geringsten hämodynamischen Folgen. Der begrenzte diaphragmale Hinterwandinfarkt führt, außer in Fällen mit Bradykardie oder Herzstillstand, in der Regel nicht zu einem Pumpversagen. Dagegen kann der ausgedehnte Vorderwandinfarkt mit Beteiligung des Septums unter Umständen nur schwer durch die übrigen Myokardanteile kompensiert werden.

Der Patient ist am meisten bedroht beim Infarkteintritt. Der infarzierte Herzmuskelbereich ist zunächst weich und wölbt sich systolisch aneurysmatisch vor. Die verstärkte Pumpaktion der erhaltenen übrigen Wandabschnitte kann daher den Ausfall nicht kompensieren. Sobald der betroffene Herzmuskelbereich leukozyteninfiltriert ist, nimmt er an Festigkeit und Steifheit zu. Es kommt zu einem Anstieg des Füllungsdrucks und zu einer Verbesserung der Pumpleistung, obwohl die diastolische Koronardurchblutung durch den Füllungsdruckanstieg verschlechtert wird.

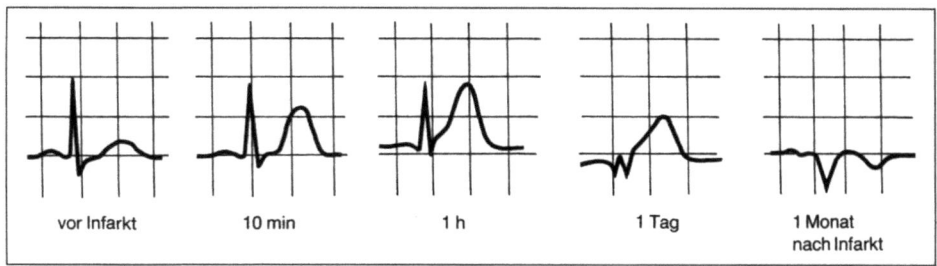

Abb. 54. Ablauf von Infarktstadien im EKG. Im Einzelfall kann der zeitliche Ablauf stark vom Durchschnitt abweichen.

In bestimmten Situationen kann auch ein kleiner Infarkt lebensbedrohlich werden. Das trifft zu, wenn ein Papillarmuskel ischämisch oder nekrotisch wird, und eine schwere Mitralinsuffizienz resultiert, oder wenn beim Septuminfarkt eine Perforation mit Links-Rechts-Shunt entsteht. Die Ruptur der freien Ventrikelwand tritt in der Regel nur bei großen Infarkten auf. Lebensbedrohliche Rhythmusstörungen sind um so häufiger, je größer der Infarkt. Es kann aber Kammerflimmern „infolge elektrischer Instabilität" auch bei kleinen Infarkten auftreten. Für den Arzt gilt zunächst immer der Satz: „Das flimmernde Herz ist zu gut zum Sterben".

4.6.5 Diagnose

In typischen Fällen ist die Diagnose einfach und wird schon vom Patienten selbst oder den Angehörigen gestellt. Das EKG zeigt ein Erstickungs-T und eine ST-Hebung. Die EKG-Veränderungen zeigen 4 Stadien, die in verschiedener Geschwindigkeit von Stunden bis zu Tagen durchlaufen werden (Abb. 54). Zunächst werden nur die EKG-Endstrecken verändert. Es kommt zu einer T-Wellen-Erhöhung („Erstickungs-T"). Dann tritt eine ST-Hebung auf. Diese Veränderungen sind grundsätzlich reversibel. Veränderungen am Kammerkomplex des EKGs in Form von R-Zackenverlust oder Q-Zacken weisen dagegen schon auf eine irreversible Nekrose hin. Im weiteren Verlauf kommt es zu spitznegativen T-Wellen (koronares T). Nach abgelaufenem Infarkt bleiben in der Regel nur Q-Zacken als Infarktresiduen bestehen. Je nach Infarktlokalisation sind die charakteristischen EKG-Veränderungen in verschiedenen Ableitungen erkennbar (Abb. 55): beim diaphragmalen Infarkt in den nach unten weisenden Ableitungen II, III, aVF, beim Vorderwandinfarkt in den Brustwandableitungen V_2-V_6 und beim posterioren Hinterwandinfarkt in den anterioren Brustwandableitungen V_1-V_3, wobei die Veränderungen hier spiegelbildlich in Erscheinung treten, das heißt, anstelle der typischen ST-Hebung kommt es zu einer ST-Senkung und anstelle des R-Verlustes zu einem S-Verlust und einer R-Überhöhung.

Durch die Herzmuskelnekrose kommt es zu charakteristischen Fermentanstiegen im peripheren Blut, die ca. 6 h nach Infarkteintritt beginnen und über mehrere Tage anhalten können (Abb. 56). In der Regel zeigt aber das EKG schon vor dem Fermentanstieg Veränderungen. Während eine Erhöhung der Kreatinkinase (CK) durch Nekrose verschiedener Zellen zustandekommen kann, und auch als Folge von i.m.-Injektionen, ist eine Erhöhung des aus dem Herzmuskel stammenden Isoenzyms CKMB weitgehend

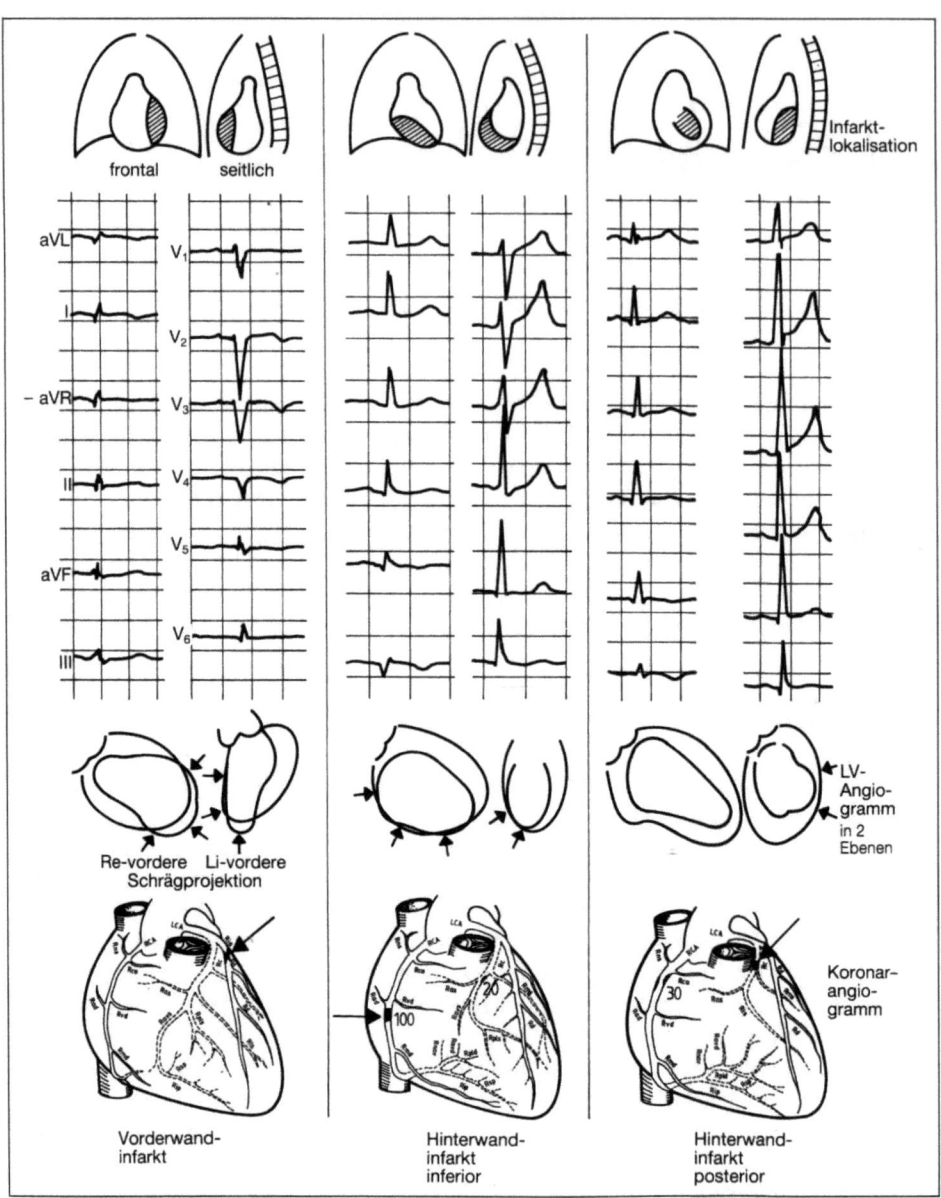

Abb. 55. Synopsis von Infarktlokalisation, EKG, Ventrikulogramm und Koronarangiogramm bei Vorderwandinfarkt, inferiorem (diaphragmalem) und posteriorem Hinterwandinfarkt. Oben ist das Herz im Thorax dargestellt, darunter das EKG, dann das Angiogramm des linken Ventrikels in rechtsvorderer und linksvorderer Schrägprojektion; die systolische und diastolische Ventrikelkontur sind übereinander gezeichnet, um die mit Pfeilen angezeigte Kontraktionsstörung erkennbar zu machen. Ganz unten ist der im Koronarangiogramm zu erwartende Verschluß mit einem Pfeil bezeichnet.

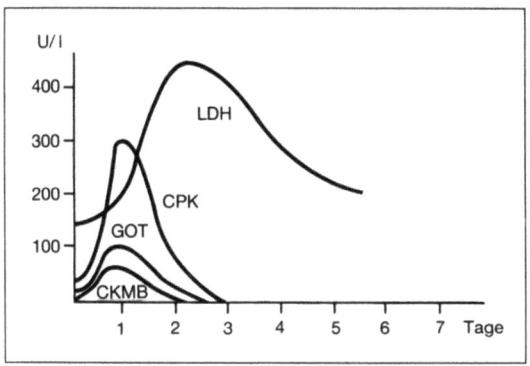

Abb. 56. Enzymverlauf nach frischem Herzinfarkt

für eine Herzmuskelnekrose spezifisch. Ein Anteil von >10% CKMB an der gesamten CK gilt als sicheres Zeichen des Herzinfarkts. An unspezifischer Reaktion auf den Myokardinfarkt tritt mehr oder weniger regelhaft Fieber, Leukozytose und ein Blutzuckeranstieg auf. Die Höhe des CK- und CKMB-Anstiegs spiegelt die Ausdehnung des Infarkts wider.

4.6.6 Therapeutische Maßnahmen und diagnostische Schritte beim frischen Herzinfarkt

In der Regel entscheidet sich das Schicksal des Infarktkranken innerhalb der ersten Minuten bis Stunden. Fast die Hälfte der Patienten sterben schon vor Eintreffen des Arztes bzw. des Krankenwagens. Da der plötzliche Herztod beim frischen Myokardinfarkt meist die Folge von Rhythmusstörungen ist, die per se nicht tödlich sind, hat es immer wieder Bemühungen gegeben, die hohe Primärletalität dadurch zu senken, daß die Durchführung von Reanimationsmaßnahmen durch Laien erfolgt. Es erscheint wünschenswert, daß möglichst weite Bevölkerungskreise mit kardiopulmonalen Reanimationsmaßnahmen vertraut werden. Die Erfolgswahrscheinlichkeit ist um so höher, je früher und gezielter diese Maßnahmen eingesetzt werden.

Während für die Reanimation des bewußtlos Aufgefundenen die ABCD-Regel gilt:
A = Atemwege freimachen und freihalten (bei Bewußtlosigkeit)
B = Beatmung (bei Atemstillstand)
C = Kompression des Herzens (bei Kreislaufstillstand)
D = Defibrillation, Diagnostik und Dosierung von Medikamenten
ist die sinnvolle Reihenfolge bei Kreislaufstillstand z.B. infolge Herzinfarkt anders. Der plötzlich eintretende Kreislaufstillstand ist meist die Folge einer Herzrhythmusstörung (Kammerflimmern oder Herzstillstand). Die Behandlung beginnt mit einem präkordialen Handkantenschlag. Bei der Asystolie führt dieser häufig zur Spontanaktion, spürbar an einem wiederauftretenden Puls. Kammerflimmern kann u.U. durch den mechanischen Reiz allein unterbrochen werden. Wenn diese Maßnahme erfolglos ist, wird der Patient auf eine harte Unterlage gelegt und die Herzmassage durchgeführt. Es kommt bei korrekter Durchführung dadurch in der Regel ohne sonstige Maßnahmen wieder zur Spontanatmung und Wiedererlangung des Bewußtseins; Ausnahmen sind meist Kranke, bei denen der Kreislaufstillstand schon mehrere Minuten bestand.

Tabelle 3. Notfallmedikamente beim akuten Herzinfarkt

Klinische Symptomatik	Medikament	Dosis	Applikationsform
Angina pectoris	Nitroglyzerin	0,4–0,8 mg	sublingual (s. l.)
		1,5–3–6 mg/h	intravenös (i. v.)
Schwere Schmerzen	Morphin	5–10 mg	intravenös (i. v.)
Lungenödem	Nitroglyzerin	0,4–0,8 mg evtl. mehrfach	s. l.
	Furosemid	20–40 mg	i. v.
Pumpversagen	Dobutamin	10–20 (–40) mg/h	i. v. Perfusion
	Dopamin	10–20 (–40) mg/h	i. v. Perfusion
	Adrenalin	0,4–0,8 mg/h	i. v. Perfusion
	Dopamin bzw. Dobutamin + Nitroglyzerin	10–20 (–40) mg/h +1,5–6 mg/h	i. v. Perfusion
Bradykardie	Atropin	0,5 mg	i. v.
	Ipratropium	0,5–1,0 mg	i. v.
	Orziprenalin	0,5 mg	i. v.
Antikoagulation	Heparin	800–1200 E/h	i. v.

Im Fall einer gelungenen Reanimation, aber auch beim unkomplizierten, sicheren oder vermuteten Herzinfarkt wird der Patient in ein Krankenhaus gebracht. Die wichtigste Maßnahme während des Transportes ist die Anwesenheit des Arztes, weil die erforderlichen therapeutischen Schritte dem individuellen Verlauf angepaßt sein müssen. Stehen die Schmerzen im Vordergrund, wird intravenös ein Analgetikum, in schweren Fällen Morphin, injiziert. Bei Rhythmusstörungen ist die intravenöse Gabe von Xylocain meist erfolgreich, wenn es sich um ventrikuläre Extrasystolien bzw. extrasystolische Salven handelt. Bei Bradykardie ist Atropin i. v. das Mittel der ersten Wahl. Nitroglyzerin galt früher als kontraindiziert, es kann aber auch beim frischen Infarkt mit gutem Erfolg eingesetzt werden, besonders wenn der Füllungsdruck erhöht ist. Klinisch macht sich dies frühzeitig an Dyspnoe infolge Lungenstauung mit basalen Rasselgeräuschen bemerkbar. In jedem Fall empfiehlt sich zunächst nur eine kleine Dosis Nitroglyzerin (etwa 0,4 mg, d. h. die Hälfte einer angestochenen Kapsel Nitrolingual unter die Zunge geträufelt) zu geben und die Wirkung abzuwarten. Tritt nach 5 Minuten eine Besserung und keine unerwünschte Nebenwirkung auf, wird die Dosis wiederholt und dann erhöht. Besonders dramatisch wirkt Nitroglyzerin als Erstmaßnahme beim Lungenödem.

Beim kardiogenen Schock infolge schweren Pumpversagens sind die therapeutischen Möglichkeiten gering. In der Klinik kann neben medikamentösen Maßnahmen, z. B. in Form der Dobutamin-Nitroglyzerinperfusion der Einsatz anderer Methoden erwogen werden. Am aussichtsreichsten ist die sofortige Linksherzkatheterisierung mit Einsatz der intraaortalen Ballonpumpe und Wiederherstellung des Blutflusses durch Passage des Koronarthrombus mit einem Führungsdraht und anschließender Ballondilatation.

Patienten, die ohne kardiogenen Schock die Klinik erreichen, haben eine relativ günstige Prognose. Unter den Bedingungen der Intensivpflege beträgt die Krankenhausletalität etwa 15 %. Die wichtigste Maßnahme ist die EKG-Überwachung. Lebensbedrohliche Rhythmusstörungen können unter Intensivpflegebedingungen in aller Regel folgenlos beherrscht werden. Andere Maßnahmen zielen auf eine Verkleinerung des Infarktes hin. Ist der Füllungsdruck erhöht, was durch Einschwemmkatheterismus objektiviert werden kann, aber auch aus klinischen Symptomen wie basalen Rasselgeräuschen oder einer im Röntgenbild sichtbaren Lungenstauung ablesbar ist, bringt die Nitratbehandlung rasche Erfolge. Nitroglyzerin kann sublingual oder als intravenöse Infusion gegeben werden. Günstige Beeinflussungen der Ventrikelfunktion und Sterblichkeit werden auch mit oraler Gabe von 5-Isosorbiddinitrat oder Isosorbidmononitrat erzielt. Zur Thromboseprophylaxe wird Azetylsalizylsäure und evtl. Heparin als Infusion (1000 E/h) gegeben.

Die medikamentöse Thrombolyse wurde vor vielen Jahren propagiert, dann wieder verlassen und heute erneut vielfach angewendet. Die hauptsächliche Limitierung dieser Behandlungsmaßnahme besteht darin, daß häufig beim Eintreffen im Krankenhaus schon die endgültige Infarktausdehnung eingetreten ist. Ausnahmen machen Patienten, bei denen der Infarktbeginn weniger als 6 h zurückliegt oder solche, bei denen sich der Infarkt infolge guter Kollateralisierung nur langsam entwickelt. Die systemische Lyse kann mit Streptokinase oder Urokinase (1,5–2,5 Mill. E) erfolgen. Die Anwendung von Gewebsplasminogenaktivatoren hat keine gesicherten Vorteile. Bei eindeutiger Diagnose ist die intravenöse Fibrinolyse auch schon außerhalb des Krankenhauses zu rechtfertigen.

Die intrakoronare Thrombolyse hat den Vorteil, daß eine höhere lokale Konzentration erreicht werden kann und niedrigere Dosen ausreichen. Sie kann mit mechanischer Rekanalisation kombiniert werden. Am schnellsten wird im Rahmen einer Herzkatheterisierung die Rekanalisation durch Ballondilatation erreicht. Eine solche invasive Behandlungsmaßnahme setzt jedoch ein gut ausgerüstetes Herzkatheterlabor mit einer 24-Stunden-Bereitschaft voraus. Der therapeutische Gewinn rechtfertigt den großen Aufwand nur in Ausnahmesituationen wie beim Schock.

Thromboembolische Komplikationen treten in aller Regel im subakuten Stadium, also erst mehrere Tage nach dem Infarkt auf. Die Prophylaxe besteht in Antiaggregation oder eventuell Antikoagulation. Periphere Embolien können insbesondere im Bereich der Gliedmaßenarterien mit guten Erfolgsaussichten operativ behandelt werden.

4.6.7 Der komplizierte Myokardinfarkt, Herzwandaneurysma

Beim kardiogenen Schock infolge Pumpversagens ist heute die sofortige Wiederherstellung des Blutstroms durch Katheterintervention (Ballondilatation) am aussichtsreichsten. In manchen Fällen kann ein operativer Eingriff das Leben des Patienten retten. Das ist insbesondere bei der Septumruptur der Fall. Sowohl beim Vorderwandinfarkt als auch beim Hinterwandinfarkt kann eine Septumbeteiligung mit Perforation entstehen. Klinisch wird die Komplikation am plötzlichen Auftreten eines lauten systolischen Geräusches über dem 3. Interkostalraum links erkennbar. Durch periphere Indikatorinjektion kann der Links-Rechts-Shunt objektiviert werden. Durch notfallmäßige Koronarangiographie und anschließende Operation ist diese Komplikation nicht selten beherrschbar.

Wenn der Infarkt den vorderen oder hinteren Papillarmuskel miterfaßt, kann eine schwere Mitralinsuffizienz resultieren. Es kommt zu einem Pumpversagen durch Volumenüberlastung des Ventrikels. Die medikamentöse Behandlung mit Nitroglyzerin

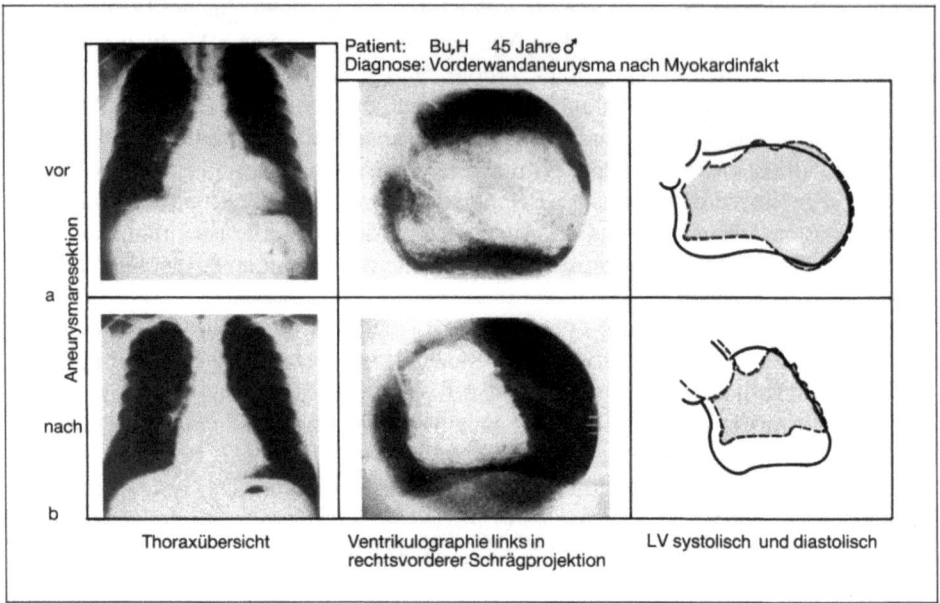

Abb. 57. Bei einem Patienten mit schwerer Linksherzinsuffizienz infolge Ventrikelaneurysma konnte durch operative Resektion eine Ventrikelverkleinerung mit anhaltender klinischer Besserung erzielt werden.

führt häufig zu einer hämodynamischen Besserung. Wenn keine Stabilisierung der Hämodynamik erreichbar ist, kann die Notoperation mit Klappenersatz zum Erfolg führen. Um die Zeit bis zur Angiographie zu überbrücken, ist unter Umständen die Anwendung der intraaortalen Ballonpumpe hilfreich. Dabei wird die Arbeit des Herzens durch EKG-getriggerte, diastolische Erweiterung eines mit Katheterhilfe in die Aorta gelegten Ballons erleichtert und ein kritischer Perfusionsdruckabfall verhindert.

Herzwandaneurysmen, das heißt Wandbezirke mit systolischer Auswärtsbewegung sind bei mäßiger Ausdehnung meist hämodynamisch bedeutungslos. Große Aneurysmen verursachen dagegen eine Herzinsuffizienz. Bei gut enthaltener Funktion des nichtinfarzierten Herzmuskels kann die Aneurysmektomie durch Verkleinerung des Ventrikelkavums mit Verminderung der Wandspannung und Beseitigung des Pendelblutes zu sehr guten Erfolgen führen (Abb. 57). Bei ausgedehnten Akinesien ohne abgrenzbares Aneurysma ist die Operation dagegen nicht indiziert.

Rhythmusstörungen sind beim frischen Infarkt fast immer vorhanden und häufig lebensbedrohlich. Im chronischen Verlauf sind sie weit seltener, stellen jedoch die Hauptursache für den plötzlichen Herztod dar. Sie treten um so häufiger auf, je schwerer der Ventrikel geschädigt ist, das heißt, je größer das enddiastolische Volumen und je kleiner die Auswurffraktion sind. Im Einzelfall kann aber auch ein kleinerer Narbenbezirk infolge veränderter Erregungsleitung oder -bildung Anlaß für rezidivierende Kammertachykardien oder rezidivierendes Kammerflimmern sein. Die chirurgische Exzision oder Zirkumzision des Narbenbezirks kann zur Beseitigung der Rhythmusstörung führen, falls es gelingt, das verantwortliche Areal genau zu lokalisieren, beispielsweise durch intraoperative EKG-Ableitungen. Unter Umständen ist die Implantation eines automatischen Defibrillators erforderlich.

4.6.8 Mobilisierung, diagnostische Maßnahmen nach Infarkt

Die Mobilisierung des Infarktkranken soll so früh wie möglich erfolgen (Abb. 58). Handelt es sich um einen unkomplizierten Infarkt ohne wesentliche hämodynamische Auswirkungen, so wird der Patient schon am Tag nach dem Infarkt teilmobilisiert. Er wird auf den Nachtstuhl gesetzt. Hämodynamische Messungen haben gezeigt, daß die Stuhlentleerung im Sitzen gerade für den Infarktkranken weit weniger belastend ist als im Liegen. Die Lehnstuhlbehandlung setzt in den ersten Tagen ein. Etwa in der

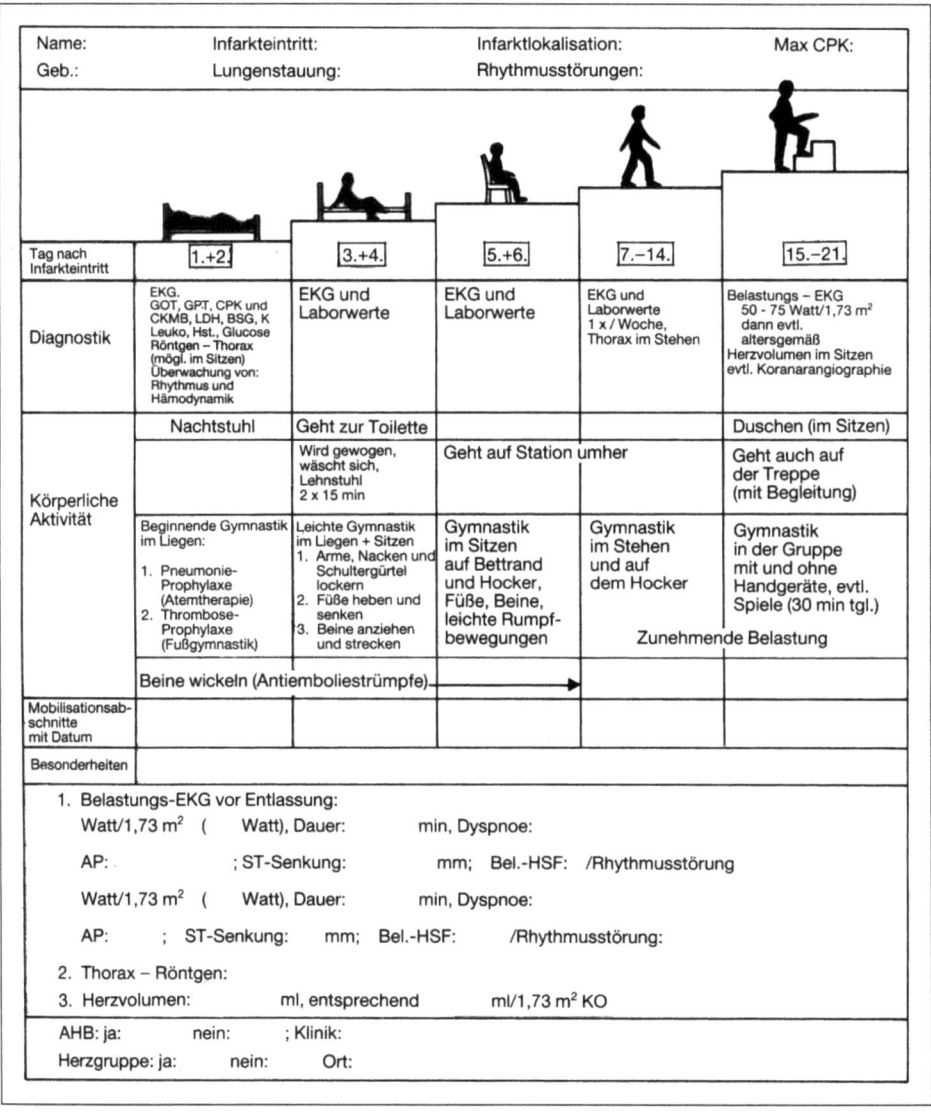

Abb. 58. Mobilisierungsschema nach frischem Myokardinfarkt. Der zeitliche Ablauf der einzelnen Mobilisierungsschritte wird dem individuellen Befund und dem Verlauf angepaßt.

2. Woche ist der Patient voll mobilisiert, er kann wieder Treppen steigen und vor der Entlassung wird ein Belastungs-EKG durchgeführt. Zeigt dieses bei ausreichender Belastbarkeit keine pathologische Veränderungen, so kann der Patient entlassen werden. Zeigt sich dagegen eine Ischämiereaktion oder treten bei der Belastung Angina pectoris-Beschwerden auf, so ist eine Koronarangiographie erforderlich.

Um die myokardialen Reserven abzuschätzen, ist es zweckmäßig, sich eine Vorstellung von der Größe des durchgemachten Infarkts zu verschaffen. Einen guten Anhalt liefert die Herzvolumenbestimmung durch Röntgen oder Echo. Echokardiographisch kann man besonders im 2D-Bild Lokalisation und Ausdehnung des Infarkts beurteilen, außer bei Patienten, bei denen infolge Lungenemphysem keine gute Echoqualität erzielbar ist. Die Radionuklidventrikulographie (EKG-getriggerte Herzbinnenraumszintigraphie) gestattet eine Abschätzung des enddiastolischen und endsystolischen Ventrikelvolumens mit Bestimmung der globalen und regionalen Auswurffraktion. Die Prognose des Patienten ist um so besser, je weniger das Herzvolumen vergrößert ist (die Volumenvergrößerung kommt sowohl durch eine Vergrößerung des linken Ventrikels als auch des linken Vorhofs zustande), je weniger ausgedehnt die echokardiographische Narbe erscheint und je weniger die Auswurfrate reduziert ist.

Beim Vorliegen eines großen, abgrenzbaren Ventrikelaneurysmas bringt die chirurgische Aneurysmektomie gute Erfolge. Am ungünstigsten ist die Situation, wenn eine schwere diffuse Herzmuskelschädigung vorliegt. Diese Patienten entwickeln dann meist eine langsam progrediente, nicht mehr behandelbare Herzinsuffizienz, die gleich verläuft wie bei Kranken mit primär myokardial bedingter dilativer Myokardiopathie. Die medikamentöse Behandlung erfolgt mit Digitalis, Diuretika und Vasodilatantien, besonders ACE-Hemmern. Bei konservativ nicht beherrschbarer Herzinsuffizienz kommt für Patienten unter 60 Jahren bei entsprechenden physischen und psychischen Voraussetzungen die Herztransplantation in Betracht.

Neben dem Funktionszustand des Herzmuskels ist für die Prognose der Zustand der Herzkranzarterien ausschlaggebend. Wenn keine Angina pectoris vorliegt und das Belastungs-EKG mit ausreichender Leistung keine Zeichen der Ischämie erkennen läßt und keine pektanginösen Beschwerden oder vermehrte Dyspnoe hervorruft, kann man von einer ausreichenden Koronarreserve ausgehen. In der Regel liegt dann nur eine koronare Eingefäßkrankheit vor. Im anderen Fall ist eine koronarangiographische Untersuchung indiziert. Wenn außerhalb des Infarktgefäßes kritische Herzkranzgefäßstenosen oder Verschlüsse vorliegen, kann durch Bypassoperation oder Ballondilatation eine Revaskularisation angestrebt werden.

4.6.9 Nichttransmuraler Infarkt

Der nichttransmurale Infarkt ist dadurch gekennzeichnet, daß trotz eines klinischen Infarktereignisses mit Fermentanstieg im EKG keine persistierenden Nekrosezeichen auftreten. Die Kammerendteilveränderungen im Sinne der spitznegativen T-Wellen können persistieren oder sich langsam zurückbilden. Die Patienten können beschwerdefrei sein oder an einer Angina pectoris leiden. Das Belastungs-EKG läßt in der Regel entscheiden, ob eine Myokardischämie unter Belastung auftritt. Ist dies nicht der Fall, so kann man annehmen, daß die durchblutungsgestörten Innenschichten des Herzmuskels vernarbt sind und daß die verbleibende Durchblutung für die Außenschichten ausreicht.

Da Patienten mit nichttransmuralem Infarkt in einem hohen Prozentsatz innerhalb weniger Jahre einen großen transmuralen Infarkt erleiden, ist die koronarangiographische Untersuchung in aller Regel indiziert. Häufig findet sich kein Koronarverschluß, sondern nur eine hochgradige proximale Kranzgefäßstenose, die einer Behandlung durch Ballondilatation gut zugänglich ist.

4.6.10 Rehabilitation

Die Rehabilitation des Koronarkranken soll auf der Intensivstation beginnen. Die Eindrücke, die der Patient im Stadium des frischen Herzinfarkts erhält, können für sein weiteres Schicksal wegweisend sein. Die ärztliche und pflegerische Zuwendung und die Motivation für eine gesunde Lebensführung sind nicht selten in den ersten Tagen am ehesten zu vermitteln. Die Frühmobilisation, gemeint ist damit eine Mobilisierung des Patienten so früh als möglich und so umfassend als möglich, hat sich heute allgemein durchgesetzt. Die Befürchtungen, daß dadurch eine Infarktausdehnung, ein Aneurysma oder Ventrikelrupturen entstehen können, haben sich nicht bestätigt. Vielmehr ist die Frühmobilisierung die wirksamste Maßnahme gegen thromboembolische Komplikationen. Sie trägt entscheidend zu der seelischen und körperlichen Wiederherstellung des Kranken bei. Wird die Mobilisierung rechtzeitig begonnen, ist es in der Regel möglich, in der 1.–3. Woche nach Infarkt ein Belastungs-EKG mit ausreichender Leistung durchzuführen (je nach Lebensalter und Geschlecht zwischen 75 und 150 Watt über 6 min). Damit läßt sich entscheiden, ob eine invasive Diagnostik erforderlich ist oder nicht.

Nach dem Krankenhausaufenthalt wird insbesondere bei Männern häufig ein Anschlußheilverfahren in einem Rehabilitationszentrum durchgeführt. Es dient der Wiederherstellung der allgemeinen und kardialen Leistungsfähigkeit innerhalb der individuellen Möglichkeiten. Es soll die Motivation für eine gesunde Lebensführung verstärken. Wenn die diagnostische Abklärung im Akutkrankenhaus nicht durchgeführt wurde, erfolgt sie heute nicht selten im Rehabilitationszentrum. Für die Indikation zur invasiven Diagnostik gelten die gleichen Grundsätze.

Ambulante Gruppen für Bewegungstherapie haben sich für Infarktkranke wie auch für Patienten nach einer Herzoperation oder Koronardilatation sehr bewährt. In der Bundesrepublik gab es 1989 über 2000 Gruppen, in denen in der Regel neben Bewegungstherapie mit Gymnastik und Spielen auch eine psychosomatische Behandlung erfolgt. Dabei kann eine sinnvolle gruppendynamische Beeinflussung hilfreich sein. Der beteiligte Arzt muß zwischen Entängstigung, Ermutigung und Bremsen von Übereifer den richtigen Ausgleich suchen, der sich auf die Mitglieder der Gruppe überträgt.

Reine Selbsthilfegruppen sind nicht zweckmäßig, weil manche Kranke von der Furcht vor dem Reinfarkt nicht loskommen, andere durch übertriebenen Ehrgeiz hervortreten und damit weitere Gruppenmitglieder unter Druck setzen.

4.6.11 Psychosomatische Behandlung des Infarktpatienten

Die Verursachung des Herzinfarkts durch Einflüsse des modernen Lebens wurde vielfach diskutiert. Man hat den Infarkt als Managerkrankheit bezeichnet, auch wurde vermutet, daß er bei bestimmten Streßsituationen oder inadäquater Streßverarbeitung vermehrt auftritt. Alle diese Vermutungen sind nicht unwidersprochen geblieben. Auch können epidemiologische Daten ganz verschieden interpretiert werden. So ist es schwer vorstellbar, daß die psychosoziale Belastung in Finnland so groß ist, daß dort die Infarkthäufigkeit mehr als doppelt so hoch ist wie in der Bundesrepublik. Auch kann man heute nicht mehr von „Managerkrankheit" sprechen; seitdem in diesen Kreisen das Zigarettenrauchen verpönt ist, befällt der Infarkt vorwiegend Arbeiter und Angestellte.

Andererseits gibt es eine Reihe von Untersuchungen, die darauf hinweisen, daß Menschen mit charakteristischen Verhaltensweisen bevorzugt vom Herzinfarkt betroffen werden. Die Therapie des Infarktkranken muß daher auch psychosoziale Aspekte umfassen. Im Einzelfall darf aber nicht übersehen werden, daß ein Kausalzusammenhang zwischen bestimmten Verhaltensmerkmalen und dem Auftreten des Herzinfarkts nicht erwiesen ist. Rehabilitationsmaßnahmen unter Einschluß psychosozialer Aspekte müssen stets behutsam erfolgen und die Individualität des Betroffenen respektieren.

Die vorzeitige Invalidisierung fördert die Überlebenschancen nicht, sie kann eher zu Depressionen oder neurotischen Störungen („Herzpascha") führen und die Lebenserwartung verkürzen („Pensionierungstod").

4.6.12 Allgemeine Lebensweise, medikamentöse Dauerbehandlung

Ausreichende körperliche Bewegung und die Erhaltung eines normalen Körpergewichts sind bedeutsam. Das konsequente Nichtrauchen muß von jedem Infarktkranken und jedem Koronarkranken genauso wie von einem Kranken mit sonstigen arteriellen Durchblutungsstörungen verlangt werden. Nur der nichtrauchende Arzt hat dabei Aussichten, daß sein Rat befolgt wird. Diätetisch ist eine fettarme Kost empfehlenswert. Als Kochfett sind Pflanzenfette mit hohem Anteil an ungesättigten Fettsäuren zu bevorzugen. Die Behandlung mit lipidsenkenden Medikamenten muß Patienten mit schwerer Fettstoffwechselstörung vorbehalten bleiben.

Nach abgelaufenem Infarkt ist die Verhütung einer erneuten Koronarthrombose wichtig. Das trifft besonders für Patienten mit Mehrgefäßbefall zu, bei denen mit dem Aufbrechen weiterer Atherome zu rechnen ist. Als antithrombotische Maßnahme ist die Dauerbehandlung mit Azetylsalizylsäure (ASS) am besten gesichert und sollte immer dann erfolgen, wenn keine Kontraindikation (rezidivierende Ulzera, Gastritis, ASS-Allergie) vorliegt. Die Dosis liegt zwischen 0,1 und 0,5 g täglich. Von hohen und niedrigen Dosen sind günstige Ergebnisse gesichert. Offenbar reicht die tägliche Einnahme von nur 0,1 g.

Betarezeptorenblocker haben in einigen Studien eine günstige Wirkung in bezug auf einen tödlichen Reinfarkt gezeigt. Andere Studien konnten eine solche Wirkung nicht nachweisen oder wurden wegen unerwünschter Nebenwirkungen sogar vorzeitig abgebrochen. Die Mehrzahl der negativen Studien erfolgte mit Betablockern, die eine gleichzeitige leichte betarezeptorenstimulierende Wirkung besitzen. Ob diese Eigenschaft für das Nichtansprechen verantwortlich ist, kann nicht als gesichert gelten. Die Behandlung mit Kalziumantagonisten ist besonders bei Patienten mit instabiler Angina indiziert. Ihr Wert wurde aber auch bei Zustand nach nichttransmuralem Infarkt in einer großen Doppelblindstudie dokumentiert. Kalziumantagonisten wirken zuverlässig antianginös, auch scheint durch diese Substanzen der Verlauf der Koronarsklerose selbst günstig beeinflußt werden zu können.

5. Entzündliche Herzerkrankungen

5.1 Endokarditis

Man unterscheidet die bakterielle von der rheumatischen Endokarditis. Die bakterielle Endokarditis umschließt dabei sowohl die akute septische als auch die subakute Verlaufsform (Endocarditis lenta). Dieser schweren Erkrankung des Erwachsenenalters mit Bevorzugung des männlichen Geschlechts steht die rheumatische Endokarditis gegenüber, die vorwiegend bei Kindern beziehungsweise Jugendlichen auftritt. Zwar ist auch das rheumatische Fieber die Folge einer bakteriellen Infektion. Im Gegensatz zur bakteriellen Endokarditis entsteht die Erkrankung jedoch nicht durch direkte Bakterienwirkung am Herzen, sondern durch eine allergisch-entzündliche Fernreaktion des Endokards auf Bakterientoxine bei einer Streptokokkeninfektion im Nasen-Rachenraum.

5.1.1 Bakterielle Endokarditis

Die bakterielle oder infektiöse Endokarditis ist eine ernste Erkrankung, die vor der Antibiotikatherapie bei 90 % der Patienten tödlich verlief. Heute sind die Behandlungserfolge bei der Mehrzahl der Patienten günstig, die septische Verlaufsform hat jedoch noch immer eine ernste Prognose. Das Endokard der Herzklappen stellt ein bradytrophes, wenig durchblutetes Gewebe dar, obwohl die Herzklappen „im Blut schwimmen". Das Endokard der Herzklappen ist für Infektionen daher besonders anfällig, besonders gefährdet sind die Mitral- und die Aortenklappe. Nur bei der Endokarditis der Drogensüchtigen werden auch Klappen des rechten Herzens betroffen. Auch das Endokard im Bereich vorgeschädigter Klappen oder kongenitaler Vitien ist besonders anfällig, zum Beispiel bei vorausgegangener rheumatischer Klappenschädigung, angeborener Aortenstenose, Mitralklappenprolaps, Ductus Botalli oder Ventrikelseptumdefekt.

Die akute septische Endokarditis tritt meist im Gefolge einer bakteriellen Sepsis auf. Erreger sind vor allem Staphylokokken, Streptokokken und Kolibakterien, wobei die Staphylokokkensepsis in den letzten Jahren häufiger anzutreffen ist. Die septische Herzerkrankung entsteht häufig im Rahmen einer bakteriell-infektiösen Erkrankung wie eines Abszesses, einer Gallenwegserkrankung, einer Peritonitis, einer Pneumonie oder Urosepsis. Zur Infektion kommt es auch nicht selten durch medizinische Eingriffe wie Injektionen, Infusionen und Operationen.

Die Erkrankung der Herzklappen besteht in Geschwüren, bakteriellen Vegetationen und Thrombosen. Von hier können septische Embolien in die Arterien des Gehirns, der Nieren, der Milz und der Gliedmaßen ausgehen.

Klinisch besteht Fieber mit „septischen" – stark wechselnden – Temperaturen mit Werten bis über 40° und anfallsweisem Schüttelfrost. Die Milz ist häufig vergrößert, im Bereich der Finger und Zehen sind kleine rote Flecken erkennbar, die Blutungen nach Mikroembolien darstellen. Über dem Herzen ist meist ein Geräusch zu auskultieren. Dieses kann im Verlauf der Erkrankung wechseln oder neu auftreten. Die Geräuschänderung deutet dabei häufig auf einen fortschreitenden Befall der Herzklappen hin. Typische Folge der Klappenendokarditis ist die Mitralinsuffizienz, besonders dramatisch auftretend, wenn es zu einem Sehnenfadenabriß kommt. Die Erkrankung kann eine Perforation der Aortenklappe erzeugen und dadurch zu einer akuten Aorteninsuffizienz mit schwersten hämodynamischen Rückwirkungen führen.

Die Endocarditis lenta oder subakute Endokarditis ist dagegen durch eine stille, schleichende Verlaufsform gekennzeichnet. Die bakterielle Besiedlung der Herzklappen kommt durch eine Bakteriämie, wie sie bei Nasenracheninfekten oder Zahneingriffen häufig ist, zustande, ohne daß eine allgemeine septische Erkrankung vorliegt. Die bakteriellen Vegatationen betreffen die Mitral- und Aortenklappe in gleicher Häufigkeit, bei 15–20% der Patienten sind beide Klappen befallen. Häufigste Erreger sind Streptokokken (Streptococcus viridans 75%) und Enterokokken (15%). Bei etwa 10% der Patienten lassen sich keine Erreger im Blut nachweisen, besonders häufig, wenn Blutkulturen erst nach vorausgegangener Antibiotika-Behandlung angelegt werden.

Klinisch bestehen über Wochen bis Monate anhaltende uncharakteristische Symptome wie Müdigkeit und Schwäche, die den Patienten häufig erst nach langer Zeit zum Arzt führen. Es fällt dann eine „schmutzige" Blässe der Haut auf. Der Patient hat zeitweise Fieber. Die Milz ist vergrößert, im Bereich der Finger und Zehen sind punktförmige petechiale Blutungen erkennbar. Ein Herzgeräusch, eine Anämie sowie eine stark erhöhte Blutkörperchensenkungsgeschwindigkeit sind weitere Symptome. Nicht selten besteht eine begleitende Herdnephritis.

Die Diagnose ist nicht schwer zu stellen, sobald der Arzt an diese Krankheit denkt. Sie läßt sich durch eine Blutkultur oft rasch sichern. Blutkulturen sind aber – wie erwähnt – nur sensitiv, wenn sie vor Einleitung der ersten antibiotischen Therapie angelegt werden.

Therapie
Die antibiotische Therapie ist am aussichtsreichsten und mit den geringsten Nebenwirkungen belastet, wenn sie gezielt nach Keimnachweis in der Blutkultur erfolgen kann. Die Streptokokkenendokarditis wird in der Regel mit hochdosierten intravenösen Kurzinfusionen von Penizillin (z. B. 3 × 10 Mill. E Penizillin G täglich) über 4–6 Wochen behandelt. Eine Heilung gelingt bei über 80% der Patienten.

Die Staphylokokkenendokarditis im Rahmen einer Sepsis stellt auch heute ein schweres Krankheitsbild mit einer Letalität von 50% dar. Der Behandlungserfolg hängt in 1. Linie davon ab, ob die Diagnose rechtzeitig gestellt wird. In 2. Linie spielt die Virulenz des Erregers und die Abwehrlage des Organismus eine bedeutende Rolle. Hospitalismusinfektionen können besonders schwer behandelbar sein, ebenso wie auf der anderen Seite Fälle mit geschwächter Abwehr bei Drogensüchtigen oder Kranken mit chronischen Grundkrankheiten. Neben Penizillin spielen Antibiotika gegen penizillaseresistente Keime (beispielsweise Oxazillin) sowie Zephalosporine und Vankomyzin eine besondere Rolle.

Infizierte Thromben oder septische Klappenbesiedlungen können häufig im Echokardiogramm direkt sichtbar gemacht werden. Auf Antibiotika nicht ansprechende Sepsisherde oder Abszesse müssen unter Umständen chirurgisch angegangen werden. Auch wenn es durch Klappenzerstörung, Sehnenfadenabriß oder Klappenperforation zu einer nicht beherrschbaren Herzinsuffizienz kommt, muß nicht selten im fieberhaften Stadium die Operation mit Klappenersatz erwogen werden. Die Erfolge sind bei der Mehrzahl der Patienten selbst in schwersten Krankheitsstadien erstaunlich gut und lebensrettend.

Prophylaxe und Nachbehandlung
Bei bekannter Eintrittspforte etwa durch die Haut sind entsprechende hygienische Maßnahmen von Bedeutung. Da intramuskuläre oder subkutane Injektionen nicht selten die Eintrittspforten darstellen, müssen diese auf ein Minimum beschränkt oder vermieden werden. Besondere Vorsicht ist bei intravenösen Dauerinfusionen geboten. Wenn Infusionsbestecke über mehrere Tage liegen, kommt es häufig zu bakteriellen Besiedelungen.

Patienten mit durchgemachter Endokarditis und solche mit besonderer Gefährdung sollen bei Nasenracheninfekten und ärztlichen Eingriffen eine antibiotische Prophylaxe durchführen. Als gefährdet gelten Kranke mit kongenitalen oder erworbenen Vitien sowie Träger künstlicher Herzklappen. Die Prophylaxe mit oralen Antibiotika erfolgt über 3 Tage bei Nasenracheninfekten oder Zahneingriffen mit Penizillin 2×1 Mill. E täglich, beginnend eine Stunde vor dem Eingriff, bei enteralen oder urogenitalen Eingriffen mit Amoxizillin 2 g täglich.

5.1.2 Rheumatische Endokarditis

Die Endokarditis im Rahmen des rheumatischen Fiebers ist eine Entzündung, die bevorzugt das Endokard der Mitralklappe, der Aortenklappe und des linken Vorhofs befällt. Es entstehen warzenförmige Auflagerungen, an die sich Thromben anlagern können. Die Entzündung führt häufig zu einer Verschmelzung der Mitralkommissuren und der Sehnenfäden. Dabei ist auffallend, daß die hämodynamischen Folgen im akuten Stadium denen einer Mitralinsuffizienz entsprechen, während die postrheumatische Mitralstenose sich erst ca. 20 Jahre nach der akuten Endokarditis manifestiert. Das Myokard ist in die Entzündung in Form von perivaskulären Herden einbezogen. Wahrscheinlich ist ein Teil der Spätfolgen nach rheumatischem Fieber durch die entzündliche Myokardschädigung bedingt.

Die rheumatische Perikarditis führt dagegen zu keinen Spätfolgen, obwohl gelegentlich Perikardverkalkungen auftreten.

Das rheumatische Fieber tritt bei Kindern und Jugendlichen vorwiegend zwischen dem 5. und 15. Lebensjahr, selten noch nach dem 21. Lebensjahr auf. Voraus geht eine Streptokokkeninfektion mit betahämolysierenden Streptokokken der Gruppe A. Bei manchen Kranken – bevorzugt bei einer genetisch determinierten Empfänglichkeit und bei niedrigem Sozialstatus – entwickelt sich über einen Immunvorgang die Entzündung, die neben dem Herzen auch vorwiegend die großen Gelenke sowie gelegentlich die Haut und das Unterhautgewebe betrifft. Bei Befall des Gehirns entsteht das Krankheitsbild der Chorea minor (Veitstanz).

Zwischen Streptokokkeninfekt, meist in Form einer eitrigen Tonsillitis, und Auftreten des rheumatischen Fiebers besteht ein Intervall von 2–3 Wochen. Eine Endokarditis tritt meist nach diesem Intervall auf, während eine Chorea minor sich erst nach mehreren Monaten manifestiert. Die Polyarthritis pflegt zusammen mit der Endokarditis aufzutreten.

Neben Fieber und allgemeinem Krankheitsgefühl stehen die Gelenksymptome im Vordergrund. Ein Befall der Herzklappen wird durch ein Geräusch erkennbar, der typische Klappenfehler ist dabei die Mitralinsuffizienz. Eine Mitralstenose tritt in aller Regel – wie erwähnt – erst viele Jahre später in Erscheinung.

Die Diagnose ist bei entsprechender Vorgeschichte nicht schwer. Eine hohe Blutsenkungsgeschwindigkeit und ein erhöhter Antistreptolysintiter sind regelhafte Begleiterscheinungen. Die Therapie der akuten Erkrankung erfolgt mit Antirheumatika, besonders Azetylsalizylsäure in hoher Dosis. Die Langzeitbehandlung hat die Prophylaxe des rheumatischen Fiebers zum Ziel. Sie erfolgt mit Penizillin meist in Form einer intramuskulären Injektion alle 4 Wochen (Benzathin Penizillin 1,2 Mill. E). oder 2 x täglich ca. 250000 E Penizillin oral.

Um das Auftreten eines rheumatischen Fiebers primär zu vermeiden, wird die Penizillinbehandlung von Streptokokken-Racheninfektionen empfohlen. Falls durch Abstrich eine Streptokokkeninfektion gesichert ist, ist die Penizillinbehandlung indiziert.

5.1.3 Seltene Endokarditisformen

Unter den seltenen Endokarditisformen stellt die Löffler-Endokarditis eine charakteristische Erkrankung dar. Sie geht mit einer extremen Vermehrung der eosinophilen Leukozyten einher und führt zu einer Verdickung des Endokards häufig mit thrombotischen Auflagerungen.

Bei der Bechterew-Erkrankung mit dem Hauptsymptom der ankylosierenden Spondylitis findet sich gelegentlich eine valvuläre Endokarditis aortae, die zur Aorteninsuffizienz führt. Die Endokarditis beim Lupus erythematodes ist häufig für den Verlauf dieser Erkrankung entscheidend.

5.2 Myokarditis, Perikarditis

Unter Myokarditis versteht man eine entzündliche Erkrankung des Herzmuskels, die durch lymphozytäre oder leukozytäre Infiltration gekennzeichnet ist. Früher wurde die Diagnose relativ häufig gestellt, wobei klinische Erscheinungen wie Tachykardie, Hypotonie und Rhythmusstörungen als Leitsyndrom dienten. Mit Einführung der Myokardbiopsie stellte sich heraus, daß die Diagnose in Verdachtsfällen häufig nicht bestätigt werden konnte. In vielen Fällen ist allerdings selbst das histologische Bild vieldeutig. So wurde aus dem gleichen Biopsiematerial, wenn dieses verschiedenen Pathologen vorgelegt wurde, die Diagnose Myokarditis in sehr verschiedener Häufigkeit gestellt. Pathologisch-anatomische Untersuchungen zeigen, daß entzündliche Infiltrationen des Herzmuskels als Begleiterscheinung konsumierender und entzündlicher Erkrankungen nicht selten sind. Die Myokarditis als Begleiterkrankung von Typhus, Malaria, Diphterie wurde oft beschrieben. Bei der erworbenen Immunschwäche AIDS besteht eine kardiale Beteiligung bei 30–50% der Patienten. Auch Systemkrankheiten

a) Autoptische Häufigkeit der Myokarditis

	n	%
Ausgewertete Erwachsenenobduktionen	2507	100
Myokarditis, gesamt	84	3,35
Mononukleäre Infiltrate, gesamt	63	2,5
bei schwerer Grunderkrankung	61	2,4
ohne Grundkrankheit	2	0,08
septische Myokarditis	20	0,79
spezielle Morphologie	1	0,04

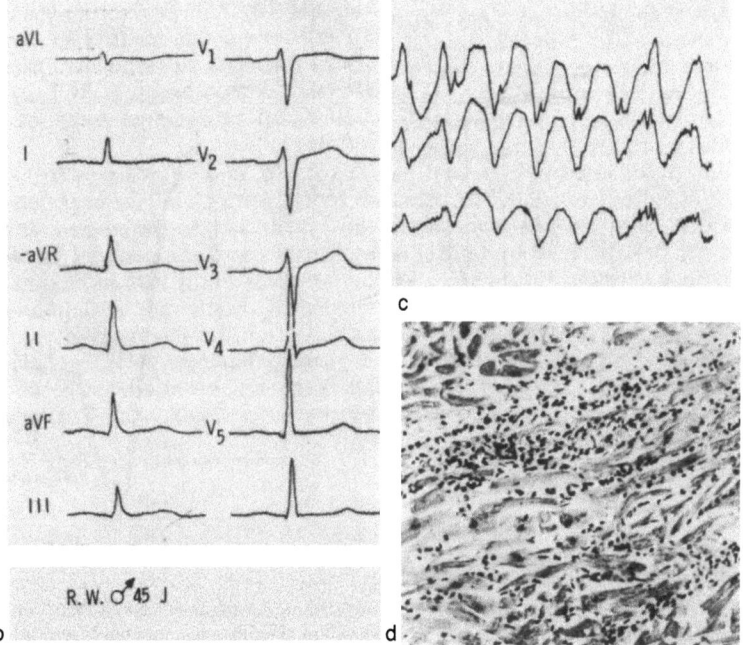

Abb. 59a. Nur in 2 von 2507 Autopsien fand sich eine Myokarditis als eigenständige, den Krankheitsverlauf bestimmende Erkrankung ohne vorliegende Grundkrankheit
b–d. Floride Myokarditis bei einem 45jährigen Mann, der wegen synkopaler Zustände zur Aufnahme kam. b) normales EKG, c) bei der Ergometrie Kammerflimmern, das durch Defibrillation beseitigt wurde; danach Beschwerdefreiheit. Zwei Wochen später spontanes Kammerflimmern, das nicht beherrscht werden konnte. Bei der Autopsie (d) diffuse entzündliche Infiltration des Myokards.

wie Lupus erythematodes, Lymphogranulomatose und Sarkoidose sowie Tumorleiden führen zu entzündlichen Beteiligungen des Herzens.

Die Myokarditis als eigenständige Erkrankung, die den individuellen Krankheitsverlauf entscheidend beeinflußt, wurde aber nur bei etwa einer von 1.000 Autopsien nachgewiesen (Abb. 59a).

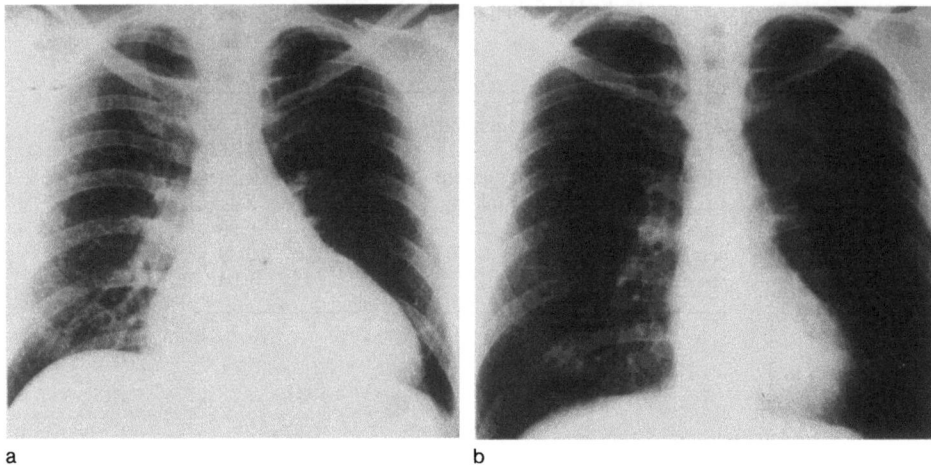

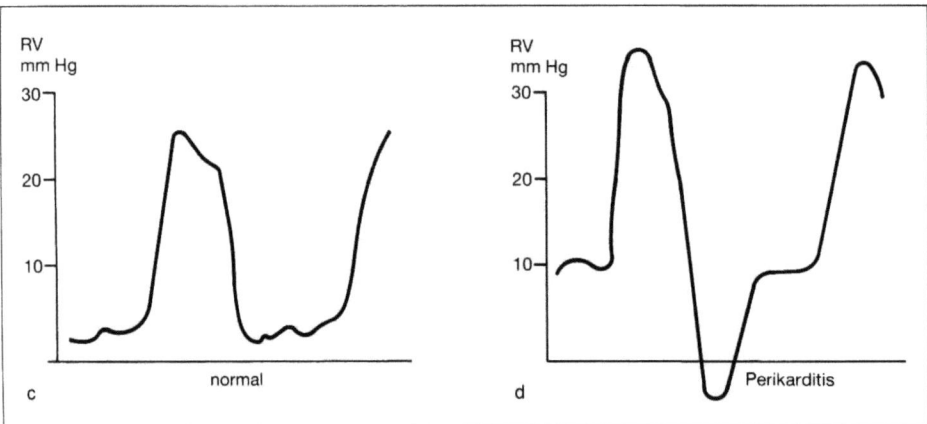

Abb. 60a. Im Röntgenbild „Bocksbeutelform" des Herzens infolge Perikarderguß, **b** nach Punktion von 1200 ml Exsudat Normalisierung des Herzschattens

c, d. Bei der Perikarditis constrictiva kommt es infolge Behinderung der diastolischen Ventrikelentfaltung zu einem plateauartigen Anstieg des diastolischen Druckes, der sich in allen Herzhöhlen angleicht.

Es gibt keine diagnostisch sicher verwertbare klinische Befundkonstellation. Allgemeine Entzündungszeichen wie Fieber, Leukozytose, Tachykardie, können fehlen. Herzrhythmusstörungen und EKG-Veränderungen sind häufig, jedoch unspezifisch (Abb. 59b–d). Möglicherweise wird in Zukunft mit der Anwendung von markierten monoklonalen Herzmuskelantikörpern die nichtinvasive Diagnose besser gelingen. Bei dringendem Verdacht und zu erwartenden therapeutischen Konsequenzen ist die Herzmuskelbiopsie aus dem rechten oder linken Ventrikel indiziert.

Die Perikarditis kann als trockene fibrinöse Form oder als Pericarditis exsudativa mit Ergußbildung verlaufen. Wenn das epikardiale Perikard mit beteiligt ist, kann die Entzündung auch die Außenschichten des Herzmuskels im Sinne einer Perimyokarditis erfassen.

Für die fibrinöse Perikarditis ist ein auskultatorisch zu erfassendes Reibegeräusch mit systolischem und diastolischem Reiben charakteristisch. Die Pericarditis exsudativa führt zu einer Verbreiterung der absoluten Herzdämpfung, zu einer Vergrößerung und Ausrundung des Herzschattens (Abb. 60a, b) sowie zu einer im Echokardiogramm erkennbaren echofreien Zone außerhalb des Myokards. Bei der intrakardialen Druckmessung ist der enddiastolische Druck erhöht und in ausgeprägten Fällen in beiden Ventrikeln gleich hoch, die Druckkurve zeigt ein „dip-Plateau"-Phänomen (Abb. 60c, d).

Schwere hämodynamische Rückwirkungen können von entzündlichen, aber auch von nichtentzündlichen und blutigen Perikardergüssen ausgehen. Diese sind um so schwerwiegender, je schneller die Ergußbildung auftritt, es kann zur Herzbeutelamponade kommen. An die Möglichkeit einer Tamponade muß man auch nach Thoraxtraumen oder nach ärztlichen Eingriffen wie Herzkatheterismus, transseptale Punktion, Vena cava-Katheterismus für Dauerinfusionen denken, wenn ein plötzlicher Blutdruckabfall, Abschwächung der Herztöne und Schocksymptome auftreten. Die sofortige Perikardpunktion kann lebensrettend sein. Sie erfolgt am einfachsten am halbsitzenden Patienten von unten mit Einstich links neben dem Schwertfortsatz.

Die Perikarditis ist eine nicht seltene Erkrankung, die eigenständig vorkommen kann, in der Regel jedoch als Begleiterkrankung von infektiösen, systemischen oder tumorösen Erkrankungen auftritt. Am häufigsten tritt eine Perikarditis im Gefolge einer Infektion mit Coxsackie-Viren der Gruppe B auf.

Als Spätfolge der Pericarditis exsudativa kann ein Panzerherz mit Perikardkonstriktion auftreten. Diese Verlaufsform ist typisch für die tuberkulöse Perikarditis, sie kann sich aber in seltenen Fällen u. a. auch nach Coxsackie-Perikarditis entwickeln, Kalkeinlagerungen im Perikard sind typisch, aber nicht obligat. Die chirurgische Abtragung der epikardialen und perikardialen Schwielen ist die Behandlung der Wahl.

6. Aortenerkrankungen

6.1 Entzündliche Erkrankungen der Aorta, luetische und Takayasu-Aortitis

Die luetische Aortitis war früher keine seltene Erkrankung, seit Einführung der Penizillinbehandlung wird sie kaum noch gesehen. Eine andere Form der Aortitis stellt die Takayasu-Krankheit dar. Das Syndrom wird besonders bei Frauen im Alter zwischen 16 und 30 Jahren angetroffen. Im Vordergrund steht eine arterielle Verschlußkrankheit mit Befall von proximalen Gefäßen des Aortenbogens, wie Truncus brachiocephalicus, Carotis communis, A. subclavia. Im Gegensatz zur Arteriosklerose werden vorwiegend junge Menschen betroffen, und es finden sich allgemeine Krankheitszeichen sowie humorale Entzündungshinweise, besonders in Form einer stark erhöhten Blutsenkungsgeschwindigkeit. Die Erkrankung besitzt eine Tendenz zur Progression. Behandlungsversuche mit entzündungshemmenden Stoffen einschließlich Steroiden werden empfohlen, ein gesicherter Wirkungsnachweis steht jedoch aus.

6.2 Aortenaneurysmen

Aneurysmatische Erweiterungen der Aorta kommen eigenständig oder in Verbindung mit anderen Erkrankungen vor. Bekannt ist das Aortenaneurysma beim Marfan-Syndrom und bei Lues. Am häufigsten kommt es zur druckpassiven Erweiterung der Aortenwand infolge Hochdruck und arteriosklerotischer Schädigung von kollagenen und elastischen Faserelementen. Eine leichte Aortenektasie ist im höheren Alter häufig und in der Regel ohne Krankheitswert. Auch im Bereich peripherer Arterien und der Kranzgefäße finden sich aneurysmatische Erweiterungen, die auch als „dilative Arteriosklerose" bezeichnet werden, ohne daß Komplikationen wie zunehmende Erweiterung oder Perforation zu befürchten sind; gelegentlich entstehen dort infolge der relativen Blutstase intraarterielle Thrombosen. Im Bereich der Aorta besteht die Gefahr der Perforation, wenn die Ektasie einen Durchmesser von ca. 6 cm überschreitet. Eine operative Behandlung ist dann indiziert, insbesondere wenn ein Fortschreiten der Dilatation nachgewiesen wurde.

Eine andere gefährliche Komplikation des Aortenaneurysmas ist der Intimaeinriß mit subintimaler Blutung. Es kommt zur Trennung der Wandschichten, wobei die Dissektion von der Aortenklappe bis zur Bifurkation reichen kann. Wird die Intima weit abgedrängt, so kann es zur vollständigen Lumenverlegung kommen. In anderen Fällen entsteht ein zweiter Einriß, und die abgelöste Innenwand kann sich wieder anlegen.

Die akute Aortendissektion ist differentialdiagnostisch vom frischen Herzinfarkt abzugrenzen. Sie geht mit ähnlichen heftigen Schmerzen einher. Fehlende EKG-Veränderungen und der fehlende Fermentanstieg im Blut können auf eine Aortendissektion hinweisen. Bei der klappennahen Dissektion wird der Schmerz eher nach vorne, bei der Dissektion der Aorta descendens eher im Rücken lokalisiert.

Die Diagnose wird durch Echographie und Angiographie gestellt. Bevorzugt kommt bei den meist lebensbedrohlich kranken Patienten die intravenöse digitale Subtraktionsangiographie zur Anwendung. Die operativen Möglichkeiten hängen von der Lokalisation des Einrisses und der Ausdehnung der Dissektion ab. Manchmal kann die Situation durch eine Übernähung des proximalen Intimaeinrisses beherrscht werden, in anderen Fällen ist ein Aortenersatz durch Gefäßprothese erforderlich (Abb. 61, 62).

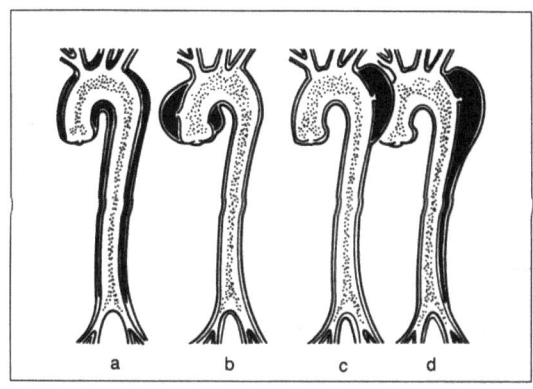

Abb. 61. Aneurysma dissecans a) Typ 1 b) Typ 2 c) und d) Typ 3 nach De Bakey (nach 2)

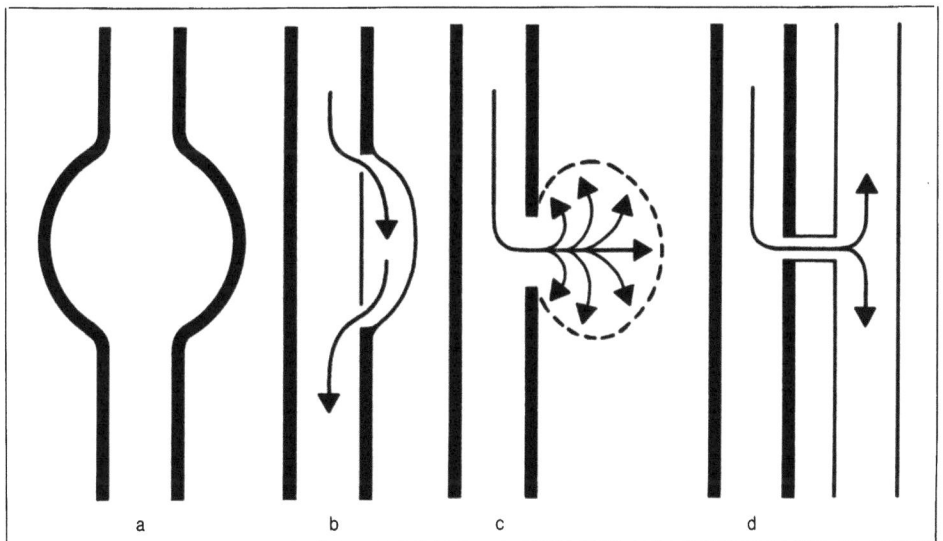

Abb. 62. a) Echtes Aneurysma, b) Aneurysma dissecans mit Trennung der Wandschichten. Im gezeichneten Beispiel distaler Wiedereintritt des Blutes in das Gefäßlumen, c) Aneurysma „spurium". Es handelt sich um ein pulsierendes Hämatom ohne Gefäßwand, das z. B. nach Arterienpunktion in der Leistenbeuge entstehen kann, d) Arteriovenöses „Aneurysma" in Form einer arteriovenösen Fistel oder arteriovenösen Fensterung, wie sie nach Traumen und Gefäßpunktionen entstehen kann.

7. Herzklappenfehler

7.1 Bedeutung, Einteilung, Entstehung

Die Bedeutung und Einteilung von Herzklappenfehlern resultiert aus
1. Art und Schwere des Fehlers
2. dem Ausmaß der begleitenden Myokardschädigung und
3. der Grunderkrankung, die den Fehler hervorgerufen hat.

Man unterscheidet 8 Herzklappenfehler, entsprechend einer Stenose oder Insuffizienz jeder der 4 Herzklappen. Darüber hinaus gibt es eine Reihe typischer Kombinationen.

Die häufigste Ursache ist das rheumatische Fieber, daneben gibt es andere entzündliche Ursachen wie bakterielle und luetische Endokarditis. Nicht selten ist trotz offensichtlich rheumatischem Klappenfehler die Anamnese leer.

Eine angeborene Mißbildung der Klappen kommt besonders bei der Aortenstenose in Betracht, gefolgt von der angeborenen Mitralinsuffizienz im Rahmen eines Mitralklappenprolaps. Selten ist die angeborene Trikuspidalinsuffizienz beim Ebstein-Syndrom. Die Aorteninsuffizienz beim Marfan-Syndrom entsteht meist erst im Jugendlichen- oder Erwachsenenalter, obwohl die Bindegewebsschwäche angeboren ist.

Eine Erweiterung des Herzklappenrings – etwa im Gefolge einer Ventrikeldilatation – kann zur relativen Mitralinsuffizienz oder Trikuspidalinsuffizienz führen. Eine relative Aorteninsuffizienz kann die Folge einer aneurysmatischen Erweiterung der Aortenwurzel sein.

Im höheren Lebensalter kommt es nicht selten zu sklerotischen Klappenveränderungen mit oder ohne Kalkeinlagerung. Auf dieser Grundlage kann im 6., 7. oder 8. Lebensjahrzehnt eine Aortenstenose, seltener eine Mitralinsuffizienz entstehen. Auch diese Form der Aortenstenose führt bisweilen zu schweren hämodynamischen Folgen.

In Tabelle 4 ist die häufigste Entstehung der einzelnen Herzfehler zusammengefaßt:

Tabelle 4. Häufige Herzfehler und deren mögliche Ursachen

	Rheumatische Endokarditis	Bakterielle Endokarditis	Angeboren	Mißbildung	Sonstige Ursachen
Mitralstenose	+				Vorhofmyxom
Mitral-insuffizienz	+	+	+	Mitral-prolaps	Papillarmuskelsyndrom nach Myokardinfarkt. Ventrikeldilatation mit relativer Mitral-insuffizienz
Aortenstenose	+		+		Sklerotische bzw. senile Klappenverengung
Aorten-insuffizienz	+	+	+	Marfan-Syndrom	Morbus Bechterew, Lues, Aorten-aneurysma
Pulmonal-stenose			+		
Pulmonal-insuffizienz					Iatrogen nach Klappensprengung
Trikuspidal-stenose	+				
Trikuspidal-insuffizienz			+	Ebstein-Syndrom	Endokarditis bei Drogensüchtigen

7.2 Mitralstenose

Die reine oder überwiegende Mitralstenose ist der häufigste Herzklappenfehler. Er kommt bei Frauen viermal häufiger als bei Männern vor. Ursache ist meist eine rheumatische Endokarditis. Nicht selten besteht eine hämodynamisch unbedeutende begleitende Mitralinsuffizienz.

7.2.1 Entstehung

Die in der Regel im Alter zwischen 5 und 15 Jahren auftretende rheumatische Endokarditis führt häufig zu einer Mitralinsuffizienz, die hämodynamisch wenig bedeutsam ist. Eine Mitralstenose macht sich im Kindesalter so gut wie nie bemerkbar, sondern tritt erst viel später nach einer Latenzzeit von ca. 20 Jahren auf. Es ist nicht bekannt, ob dafür eine narbige Schrumpfung verantwortlich ist oder ob der erkrankte Klappenapparat mit der Größenzunahme des Herzens nicht genügend mitwächst. Im fortgeschrittenen Stadium zeigen die Klappen oft groteske Veränderungen mit fibrösen Narben,

Kalkeinlagerungen, Verschmelzung der Kommissuren, Verwachsung der Sehnenfäden und Papillarmuskeln. Das Klappengewebe kann bis auf einen kleinen Rand geschrumpft sein. Bei weniger fortgeschrittener Deformation ist das Klappengewebe erhalten und noch beweglich, die Stenose ist dann vorwiegend Folge der verschmolzenen Kommissuren.

7.2.2 Pathophysiologie

Das Ausmaß der hämodynamischen Folgen einer Mitralstenose wird durch die Reduktion der diastolischen Klappenöffnungsfläche bedingt. Diese beträgt normalerweise 4–6 cm^2 und ist bei einer schweren Mitralstenose auf bis unter 1 cm^2 reduziert. Durch Behinderung des diastolischen Bluteinstroms in den linken Ventrikel kommt es als Kompensationsmechanismus zu einem Druckanstieg im linken Vorhof. Die Vorhofmuskulatur hypertrophiert, der Druck kann von dem normalen Wert um 10 mm Hg auf bis über 40 mm Hg ansteigen, wobei die Druckerhöhung anfangs nur unter körperlicher Belastung auftritt. Im Verlauf kommt es auch in Ruhe zum links atrialen und pulmonalen Hochdruck, der sich so weit verselbständigen kann, daß schließlich das Hindernis für den Blutstrom in gleichem Ausmaß in der verengten Lungenstrombahn wie in der verengten Mitralklappe besteht. Das rechte Herz erfährt eine zunehmende Druckbelastung, die häufig zur Rechtsherzdekompensation führt. Hierbei handelt es sich um eine echte kardiale Insuffizienz, während die Symptome der Linksherzinsuffizienz bei der Mitralstenose nicht Ausdruck eines Versagens des linken Ventrikels darstellen, sondern die Folge der diastolischen Einstrombehinderung in den linken Ventrikel und der daraus resultierenden Kompensationsmechanismen sind.

7.2.3 Klinik und Verlauf

Im Vordergrund der Beschwerden steht die Atemnot, vor allem bei körperlicher Belastung. Die Lungenstauung kann so schwer sein, daß es zum Lungenödem kommt. Es entsteht ein blutig tingiertes Sputum mit Herzfehlerzellen.

Bei der Inspektion fällt das „Mitralgesicht" mit bläulichroter Färbung der Wangen auf, verursacht durch eine Erweiterung kleiner Blutgefäße (Teleangiektasien). Je nach Schweregrad besteht zusätzlich eine Lippenzyanose durch vermehrte periphere Blutausschöpfung.

Bei der Auskultation sind in Abhängigkeit davon, ob ein Sinusrhythmus oder eine absolute Arrhythmie vorliegen, 5 beziehungsweise 4 klassische Symptome zu beobachten (Abb. 63):
1. Lauter, paukender 1. Herzton. Sein Vorhandensein ist an einen gut funktionsfähigen linken Ventrikel gebunden.
2. Betonter 2. Herzton über der Pulmonalis im Vergleich zur Aorta oder betontes Pulmonalsegment des 2.Herztons. Es handelt sich um die Folge des pulmonalen Hochdrucks. Dementsprechend kann das Symptom verschieden stark ausgeprägt sein.
3. Mitralöffnungston. Dieser frühdiastolische Extraton entsteht durch das Umspringen der Mitralsegel zum Zeitpunkt des Druckausgleichs zwischen linkem Vorhof und

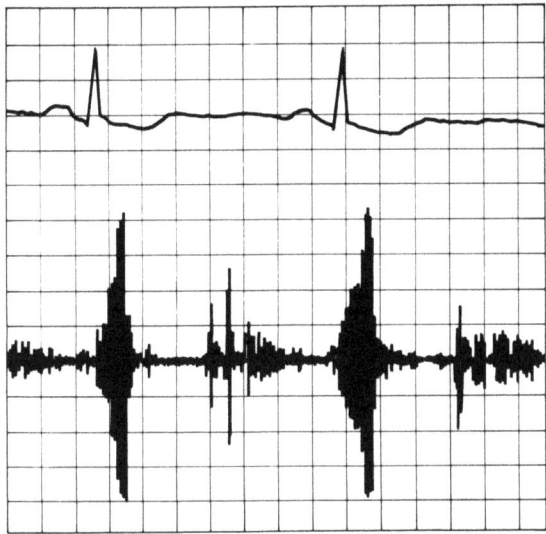

Abb. 63. EKG (oben) und Phonogramm in gehörsähnlicher Frequenzabstimmung (unten) bei Mitralstenose. Bei erhaltenem Sinusrhythmus erkennt man im Phonogramm ein präsystolisches Geräusch, einen lauten 1. Herzton, einen Mitralöffnungston 0,06 s nach dem 2. Herzton und ein diastolisches Geräusch.

linkem Ventrikel in der frühen Diastole. Sein Auftreten ist an eine noch vorhandene Beweglichkeit der Mitralsegel gebunden, die Entstehung wird mit dem Knall verglichen, den ein Segel beim Einfall des Windes verursacht. Je höher der Druck im linken Vorhof, je schwerer also die Mitralstenose ist, desto früher tritt der Mitralöffnungston auf; im Phonogramm variiert sein Abstand zum aortalen Anteil des 2. Herztons zwischen 0,04 und 0,11 sec.

4. Diastolisches Geräusch. Das Geräusch ist über der Mitralregion hörbar, bisweilen am deutlichsten in Linksseitenlage. Es kann durch körperliche Belastung wie durch mehrmaliges Aufsitzen verstärkt oder sogar erst hervorgerufen werden. Die Lautstärke ist variabel, im Extremfall kann ein diastolisches Schwirren getastet werden. Das niederfrequente Geräusch ist die Folge des erschwerten diastolischen Einstroms durch die verengte und pathologisch veränderte Mitralklappe.
5. Präsystolisches Geräusch. Das Geräusch entsteht infolge des vermehrten spätdiastolischen Bluteinstroms durch verstärkte Vorhofkontraktion. Es ist an einen Sinusrhythmus gebunden (Abb. 63).

Keines der Symptome ist obligat. Besonders bei schwer veränderten Klappen kann der Auskultationsbefund weitgehend stumm sein.

Im Röntgenbild erkennt man die „Mitralisierung" des Herzens an verstrichener Herztaille infolge Erweiterung des Pulmonalsegments und des linken Herzohrs sowie an einer Vergrößerung des linken Vorhofs (Abb. 64). Diese macht sich im PA-Bild als Kernschatten mit einer Doppelkontur im Bereich des rechten Herzrands sowie einer Einengung des Retrokardialraums im Seitenbild bemerkbar. Häufig ist eine Lungenstauung erkennbar. Das Herzvolumen ist regelhaft über die Grenze des oberen Normwerts (bei Frauen 700, bei Männern 800 ml/1,73 m^2) erhöht.

Im EKG besteht bei Sinusrhythmus häufig ein p-mitrale mit Doppelgipfligkeit in Ableitung II und Verbreiterung des negativen Anteils der p-Welle in V_1. Nicht selten bestehen Vorhofextrasystolen als Vorboten der absoluten Arrhythmie oder Vorhofflimmern.

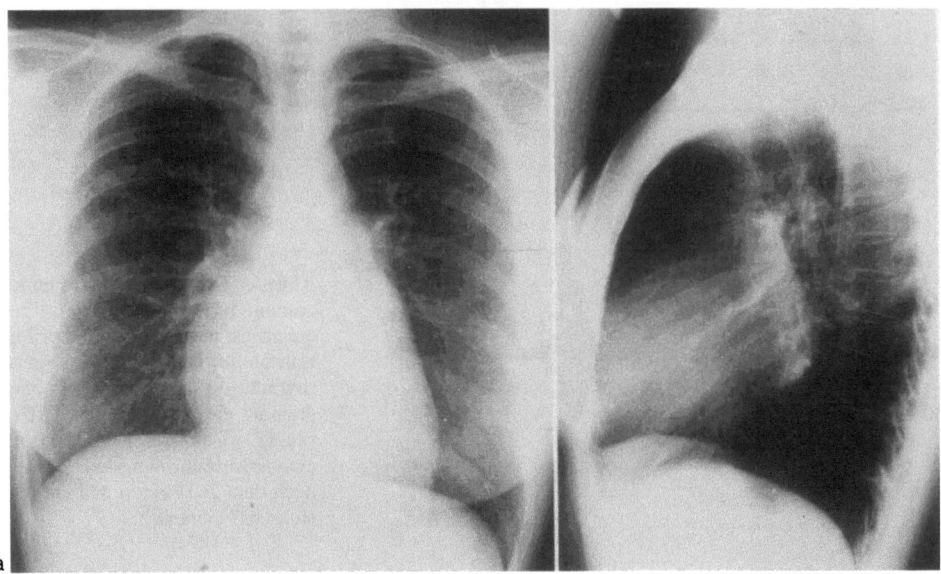

Abb. 64. a) Röntgenbild und b) intrakardiale Drucke bei mittelschwerer Mitralstenose

Das Echokardiogramm ist für die nicht invasive Diagnose der Mitralstenose von hervorragender Bedeutung. Das Bewegungsbild des vorderen Mitralsegels ist im Echokardiogramm besonders auffallend, weil es sich vom echoarmen blutgefüllten linken Ventrikel deutlich abhebt. Es wurde als erste Echostruktur des Herzens entdeckt, was zur Anwendung dieser Methode in der Kardiologie geführt hat. Man kann die Behinderung der Mitralöffnung u. a. aus der Abnahme der Geschwindigkeit der diastolischen Klappenbewegung semiquantitativ ablesen. Die Reduktion der Gesamtamplitude des Klappenechos zeigt die Einschränkung der Klappenbeweglichkeit an. Auch die Dicke der Segel und eventuelle Verkalkungen sowie die Auflagerung von Thromben lassen sich erkennen. Die Vergrößerung des linken Vorhofs ist aus dem Echokardiogramm quantitativ zu entnehmen, ebenso die Größe und Kontraktionsfähigkeit des linken Ventrikels. Intraatriale Thromben entgehen nicht selten der Darstellung,

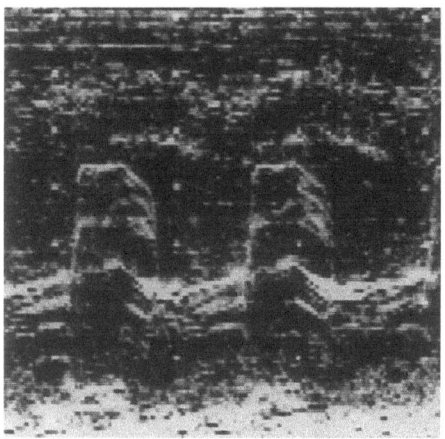 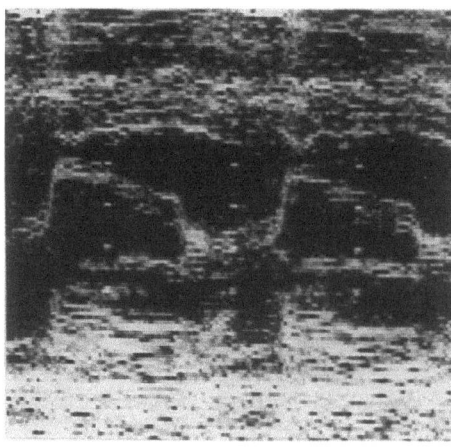

Abb. 65. Echokardiogramm bei hochgradiger Mitralstenose links vor rechts nach Klappensprengung durch Ballonkatheter. Die Stenose ließ sich deutlich erweitern, aber nicht beseitigen.

während ein Vorhofmyxom als Ursache einer Mitralstenose meist gut erkennbar ist (Abb. 65).

Bei der intrakardialen Druckmessung ist der Druckgradient, die diastolische Druckdifferenz zwischen linkem Vorhof und linkem Ventrikel für die Diagnose ausschlaggebend (Abb. 64, 66, 67). Aus der Höhe des Druckgradienten und dem Herzzeitvolumen läßt sich die Klappenöffnungsfläche abschätzen. Besonders durch die Echokardiographie ist die Herzkatheteruntersuchung für die Beurteilung des Klappenfehlers jedoch nur noch von untergeordneter Bedeutung. Sie erfolgt hauptsächlich, um eine begleitende Erkrankung der Herzkranzgefäße bei älteren Patienten auszuschließen bezie-

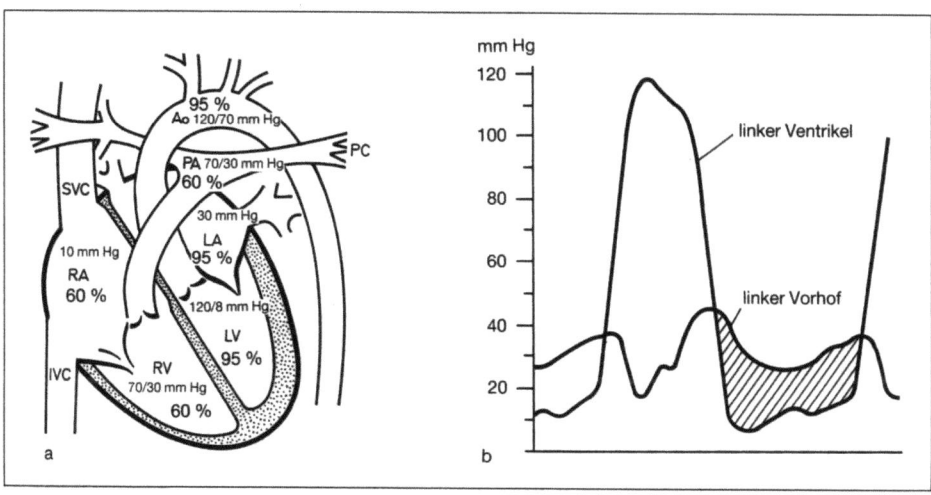

Abb. 66. a) Herzkatheterdaten (Drucke in mmHg und O_2-Sättigung in %) und b) simultane Druckkurven aus linkem Ventrikel und linkem Vorhof bei Mitralstenose. Die schraffierte Fläche entspricht dem diastolischen Druckgradienten infolge Klappenstenose

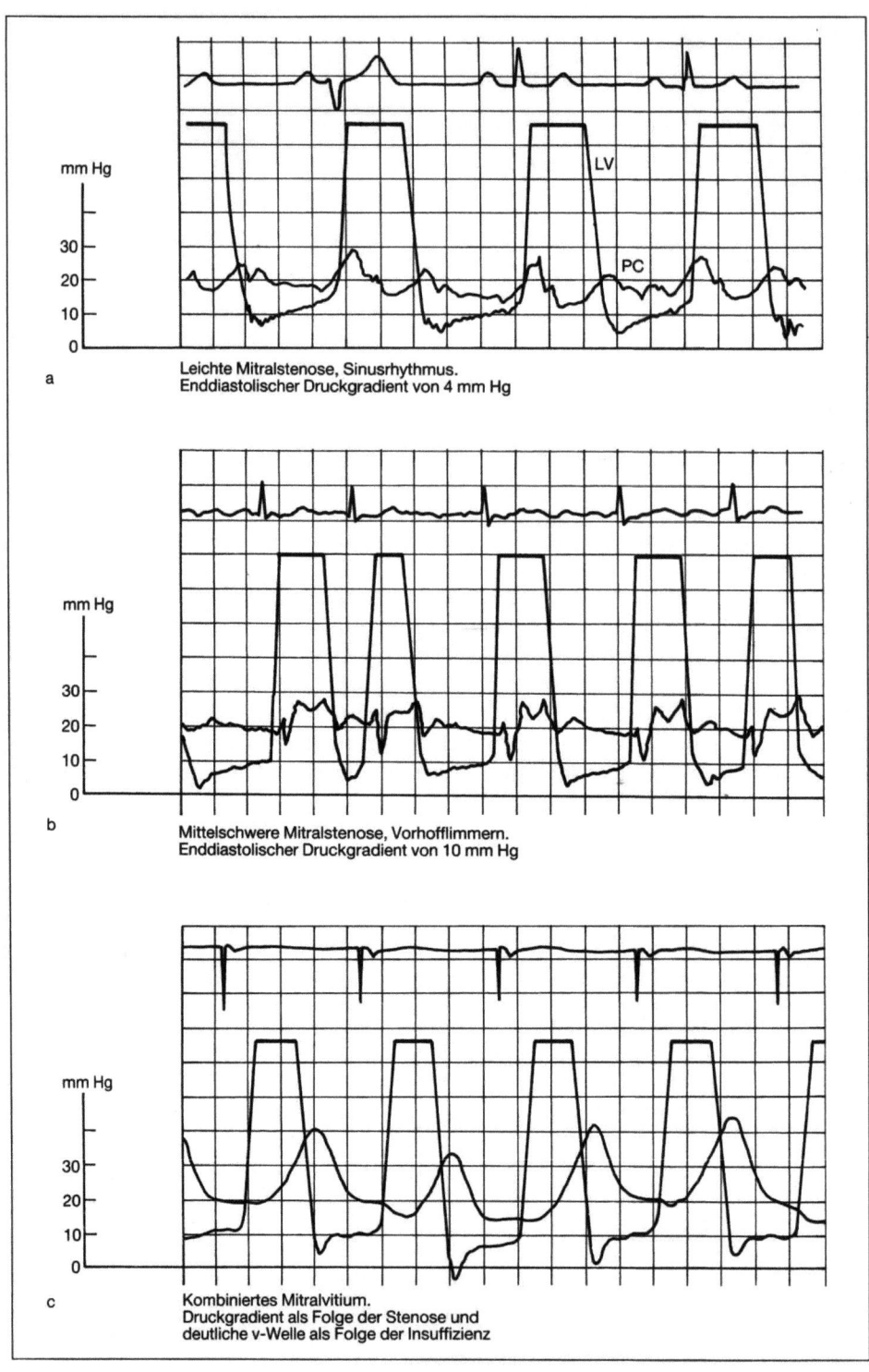

Abb. 67. Simultane Druckkurven aus linkem Ventrikel (LV) und Pulmonalkapillare (PC) bei verschiedenen Mitralvitien

hungsweise zu erkennen. Angiokardiographisch läßt sich aber auch die Klappenbeweglichkeit und damit die Sprengbarkeit sowie das Vorhandensein einer begleitenden Mitralinsuffizienz oder Aorteninsuffizienz gut beurteilen. Eine pulmonale Hypertonie liegt fast immer vor. Nach Beseitigung der Stenose kommt es in der Regel auch bei exzessiv erhöhten Werten, die den arteriellen Druck übersteigen können, zum Druckabfall; in seltenen Fällen bleibt auch nach erfolgreicher Operation eine fixierte pulmonale Hypertonie bestehen.

7.2.4 Therapie

Leichtgradige Mitralstenosen können über lange Zeit relativ gut toleriert werden, besonders solange keine Rhythmusstörungen auftreten. Die medikamentöse Behandlung erfolgt mit Digitalis und – falls erforderlich – mit Diuretika.

Bei mittelschwerer und schwerer Mitralstenose ist meist eine operative Behandlung erforderlich. Die Indikation zur Operation hängt auch davon ab, ob ein herzklappenerhaltender Eingriff möglich ist oder ein Herzklappenersatz erforderlich wird. Diese Entscheidung muß unter Berücksichtigung aller diagnostischen Kriterien getroffen werden. In einzelnen Fällen ist sie nur intraoperativ möglich. Während die Indikation zur Klappensprengung relativ früh zu stellen ist, wird ein Klappenersatz nur bei erheblichen Beschwerden oder deutlichem pulmonalen Hochdruck durchgeführt. Bei noch erweiterbaren Mitralstenosen kann die Klappensprengung u. U. auch ohne Operation durch Ballondilatation durchgeführt werden.

7.3 Mitralinsuffizienz

7.3.1 Entstehung

Als Spätfolge der rheumatischen Endokarditis tritt in der Regel eine Mitralstenose oder ein kombiniertes Mitralvitium auf, in einem Teil der Fälle kommt es jedoch zur isolierten Mitralinsuffizienz. Es besteht im Gegensatz zur Mitralstenose keine Häufung bei Frauen. Kombinierte Mitralvitien mit vergleichbar schwerem Stenose- und Insuffizienzanteil sind selten, in der Regel steht die eine oder andere Komponente im Vordergrund. Im Rahmen der bakteriellen Endokarditis kann eine Mitralinsuffizienz durch Klappenperforation oder durch Sehnenfadenabriß auftreten und stellt dann häufig eine lebensbedrohliche Komplikation dar. Beim Papillarmuskelsyndrom entsteht die Klappeninsuffizienz durch Infarzierung und Funktionsverlust eines Papillarmuskels, beim Vorderwandinfarkt ist der vordere, beim Hinterwandinfarkt der hintere Papillarmuskel betroffen.

Die Mitralinsuffizienz bei Mitralklappenprolaps beruht auf der myxomatösen Degeneration des Klappengewebes. Sie tritt jedoch nur bei einem kleinen Prozentsatz der Patienten mit diesem relativ häufigen Syndrom auf. In der Regel bewirkt der Mitralklappenprolaps keine oder nur eine hämodynamisch unbedeutende Mitralinsuffizienz, sie kann aber im Verlauf der Erkrankung, besonders im höheren Lebensalter, eintreten beziehungsweise hämodynamisch bedeutsam werden. Nicht selten ist der Mitralklappenprolaps mit einem Vorhofseptumdefekt verbunden, auch die Kombination mit Leitungsstörungen und Reizbildungsstörungen ist häufig.

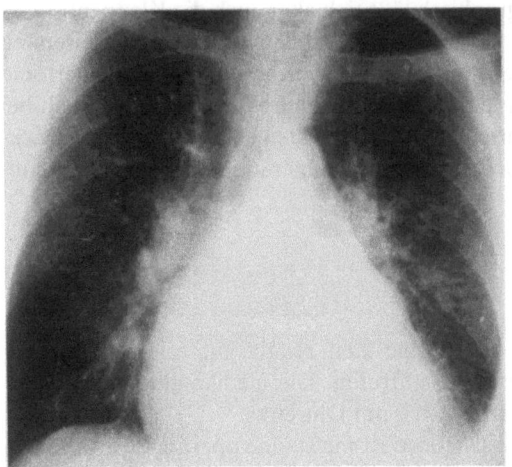
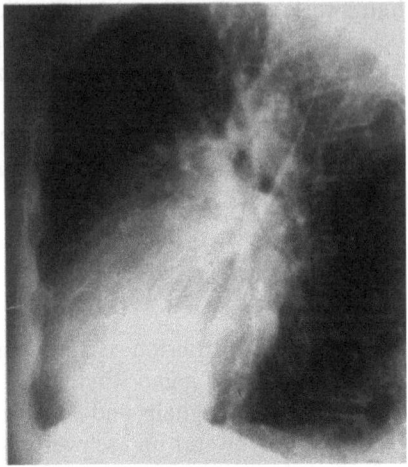

Abb. 68. Röntgenbild bei kombiniertem Mitralvitium. Verstrichene Herztaille, Vergrößerung von linkem Vorhof und linkem Ventrikel, Zeichen der Lungenstauung

7.3.2 Klinik

Der typische Auskultationsbefund der Mitralinsuffizienz ist ein systolisches Geräusch, das zur Axilla hin ausstrahlt beziehungsweise sich verstärkt. Das Geräusch kann holosystolisch, früh- oder spätsystolisch sein. Für die Klappeninsuffizienz bei Mitralklappenprolaps ist ein spätsystolisches Geräusch charakteristisch, zusätzlich kann ein systolischer Klick auftreten. Weiteres häufiges Auskultationsphänomen der Mitralinsuffizienz ist ein verstärkter 3. Herzton durch vermehrten frühdiastolischen Bluteinstrom in den linken Ventrikel: er tritt 0,12–0,14 sec nach dem 2. Herzton auf.

Im Röntgenbild kommt es zu einer allgemeinen Herzvergrößerung mit besonderer Beteiligung des linken Ventrikels und des linken Vorhofs (Abb. 68). Im EKG ist eine Linkshypertrophie typisch. Im Gegensatz zur Klappenstenosierung ist die Insuffizienz im Echokardiogramm nicht direkt sichtbar. Nur die als Folge des Vitiums entstehende Vergrößerung des linken Ventrikels und des linken Vorhofs sind erkennbar. Die Doppler-Echokardiographie läßt dagegen den Blutrückstrom in den linken Vorhof direkt erkennen und kann damit die nichtinvasive Diagnose wesentlich erleichtern.

Die intrakardiale Druckmessung zeigt im linken Vorhof einen systolischen Druckanstieg durch den Rückstrom des Blutes (s. Abb. 67c; v-Welle). Wichtiger ist die Angiokardiographie mit Kontrastmittelinjektion in den linken Ventrikel; bei schwerer Mitralinsuffizienz zeigt sich häufig ein Rückstrom bis in die Lungenvenen. Die Darstellung der Kranzarterien ist von besonderer Bedeutung, da die Mitralinsuffizienz Folge eines Koronarverschlusses mit Papillarmuskelsyndrom sein kann, wobei trotz schwerster Klappenschlußunfähigkeit der Infarkt so klein sein kann, daß er im EKG nicht erkennbar ist.

7.3.3 Verlauf, Therapie

Wie bei anderen Herzfehlern mit vorwiegender Volumenbelastung ist der Verlauf der Mitralinsuffizienz häufig über lange Zeit weitgehend stabil. Eine plötzliche, unerwartete Dekompensation ist nicht häufig. Die medikamentöse Behandlung erfolgt mit Digitalis und Saluretika. Vasodilatantien sind meist gut wirksam. Die Operation ist bei Dekompensation oder nachweisbarer Verschlechterung bzw. zunehmendem pulmonalem Hochdruck notwendig und erfordert meistens einen Klappenersatz, in einem Teil der Fälle ist jedoch auch die operative Rekonstruktion der Mitralklappe möglich. Bei begleitender oder ursächlicher Koronarerkrankung ist unter Umständen eine gleichzeitige Bypassoperation erforderlich.

7.3.4 Antikoagulation bei Mitralklappenfehlern

Bei Vorhofflimmern auf dem Boden einer Mitralstenose oder eines kombinierten Mitralvitiums ist in der Regel eine Thromboseprophylaxe sinnvoll. Bei der Mitralinsuffizienz ist die Thromboembolieneigung geringer, solange die Funktionsfähigkeit des linken Ventrikels nicht hochgradig eingeschränkt ist. Nach Klappenersatz durch Kunstklappe ist stets eine Antikoagulation erforderlich. Bei Bioprothesen ist dies nicht der Fall. Wegen der altersabhängigen Neigung zur Klappendegeneration werden Bioprothesen bei Jugendlichen gar nicht mehr, bei 20- bis 40jährigen nur bei besonderer Indikation wie Kinderwunsch bei Frauen, sonst aber meist nur bei über 60jährigen implantiert.

7.4 Aortenstenose

7.4.1 Vorkommen, Entstehung

Die Aortenstenose kommt bei Männern häufiger vor als bei Frauen. Es ist der häufigste Herzklappenfehler bei Männern und der zweithäufigste Klappenfehler überhaupt. Ursache ist einerseits die rheumatische Endokarditis, andererseits handelt es sich bei etwa einem Drittel um einen angeborenen Fehler. Dabei ist die Klappe häufig bikuspid angelegt. Im mittleren und höheren Lebensalter kann sich eine Aortenstenose als Folge sklerotischer Prozesse mit vermehrter Bindegewebseinlagerung und Verkalkung im Bereich der Taschen und des Klappenrings entwickeln. Die angeborene Aortenstenose ist häufig mit einem koronaren Linksversorgungstyp verbunden.

7.4.2 Klinik

Klassische Symptome sind Belastungsdyspnoe und Angina pectoris. Die Belastungsdyspnoe ist Folge des diastolischen Druckanstiegs im linken Ventrikel und im linken Vorhof. Die Angina pectoris entsteht infolge einer relativen Koronarinsuffizienz: Die Linkshypertrophie mit starker Wanddickenzunahme erfordert eine vermehrte

Koronardurchblutung, diese wird aber erschwert durch den relativ niedrigen Aortendruck bei gleichzeitig stark erhöhtem diastolischen Ventrikeldruck und intramyokardialem Wanddruck. Als Folge der Auswurfstörung des linken Ventrikels kommt es zum Vorwärtsversagen mit einer Neigung zu Schwindel und synkopalen Anfällen bei körperlicher Anstrengung. Das EKG weist meist eine ausgeprägte Linkshypertrophie auf. In seltenen Fällen kann es aber trotz schwerer Aortenstenose normal sein.

Die Karotispulskurve zeigt einen verlangsamten Druckanstieg, die halbe Gipfelzeit beträgt mehr als 0,05 sec (Abb. 69). Es kann eine Hahnenkammform auftreten. Ähnlich wie beim EKG können Normalbefunde trotz schwerer Stenose vorkommen.

Echokardiographisch besteht eine Hypertrophie des linken Ventrikels und häufig eine Erweiterung des linken Vorhofs. Die Verdickung der Herzklappensegel und die mangelhafte Öffnungsfähigkeit ist qualitativ erkennbar. Einen guten Anhalt für den Schweregrad liefert die Doppler-Echokardiographie. Mit dieser Methode läßt sich auch meist eine begleitende Insuffizienz erkennen oder ausschließen.

Im Röntgenbild kommt es zu einer Schuhform des Herzens durch Vergrößerung des linken Ventrikels. Die Herzvergrößerung kann jedoch im Übersichtsbild fehlen, solange

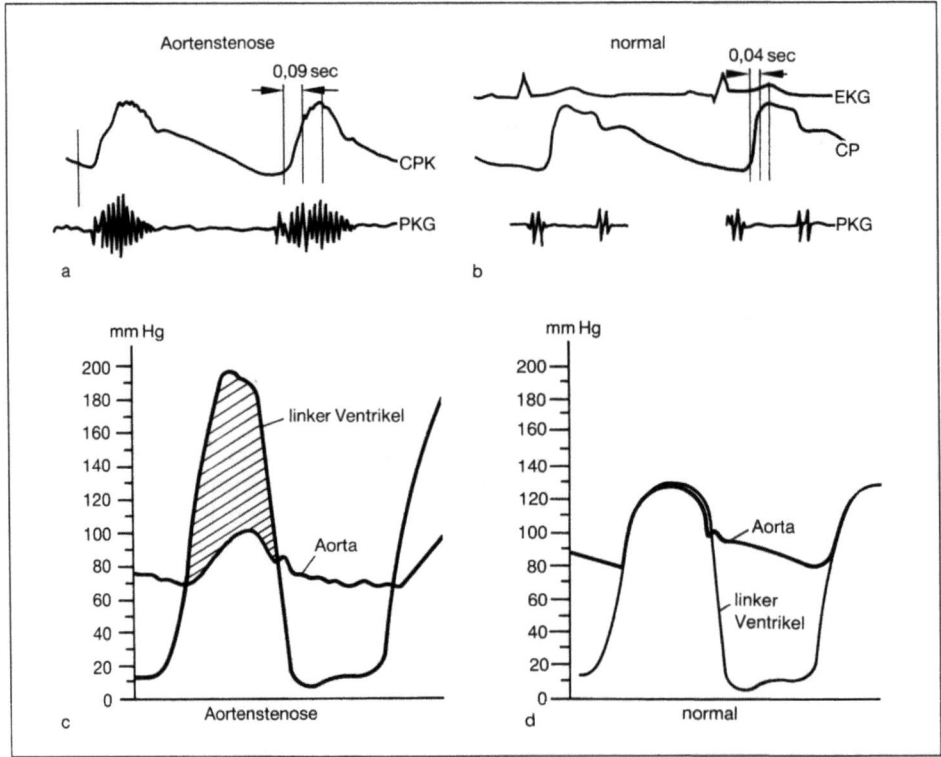

Abb. 69. a) Pulskurve und Phonogramm bei Aortenstenose b) im Vergleich zum Normalen. Bei Aortenstenose ist der Steilanstieg der Pulskurve verzögert, die halbe Gipfelzeit mit 0,09 s deutlich verlängert, eine Hahnenkammform in Form einer feinen Zähnelung erkennbar. Im Phonogramm spindelförmiges Geräusch mit spätsystolischem Maximum c) Bei der Linksherzkatheteruntersuchung ausgeprägter systolischer Druckgradient zwischen linkem Ventrikel und Aorta von 100 mm Hg, d) im Vergleich mit normalen Druckkurven.

die Druckbelastung nur zu einer konzentrischen Hypertrophie geführt hat. Das Herzvolumen ist auch in diesem Stadium in aller Regel schon vergrößert, weil die Vergrößerung des linken Vorhofs, die infolge diastolischer Füllungserschwerung schon vor der Ventrikeldilatation entsteht, mit in das Gesamtvolumen eingeht.

Die Linksherzkatheteruntersuchung bzw. Dopplerechokardiographie gibt entscheidende Hinweise auf den Schweregrad der Aortenstenose. Der systolische Druckgradient zwischen linkem Ventrikel und Aorta ist für die Operationsindikation ein wichtiger Parameter (Abb. 69). Ab 70 mm Hg ist die Operation indiziert, ab 100 mmHg sehr dringlich.

Das Symptom Angina pectoris tritt bei hohem Druckgradienten fast regelhaft auf. Eine begleitende Koronarerkrankung ist bei älteren Patienten nicht selten und kann durch Koronararteriographie erkannt beziehungsweise ausgeschlossen werden. Die Aortographie dient zur Erkennung eines Aorteninsuffizienzanteils, die Linksventrikulographie zur Beurteilung einer begleitenden Mitralinsuffizienz. Sie gestattet auch die Beurteilung der verbliebenen Kontraktionsreserve des linken Ventrikels.

7.4.3 Verlauf, Therapie

Leichte Aortenstenosen können über Jahre symptomlos verlaufen. Es kann aber gerade bei diesem Klappenfehler auch rasch, innerhalb von einem Jahr aus einer leichten, eine schwere Aortenstenose entstehen. Das gilt für kongenitale, post- endokarditische und senile Formen in gleicher Weise. Daher muß sorgfältig auf eventuelle Symptomveränderungen, besonders auf das Auftreten von Belastungsdyspnoe, Belastungsangina und Synkopen geachtet werden. Rhythmusstörungen können ebenfalls eine Progression anzeigen. Ihr Auftreten ist aber weit weniger eng mit dem hämodynamischen Verlauf verbunden als das der Belastungsdyspnoe und Belastungsangina. Der plötzliche Herztod im Verlauf der Erkrankung ist meist die Folge tachykarder Rhythmusstörungen. Er ist bei schweren Stenosen mit einem hohen Druckgradienten gehäuft.

7.4.4 Operationsindikation und -verfahren

Bei hochgradigen Aortenstenosen ist in aller Regel der operative Herzklappenersatz indiziert. Als Grenze gilt ein Druckgradient von 70 mm Hg. Im Grenzbereich müssen alle diagnostischen Kriterien wie Ausmaß der Linkshypertrophie im EKG, Röntgenbefund, Echokardiogramm sowie deren Veränderungen und der klinische Verlauf für die Indikationsstellung mit herangezogen werden. Weit mehr als bei anderen Herzfehlern ist aber bei der Aortenstenose die Operationsindikation von der Höhe des Druckgradienten abhängig. Bei einem Gradienten von ≥ 100 mm Hg ist die Operation umgehend vorzunehmen, weil erfahrungsgemäß die Spontangefährdung dieser Patienten besonders hoch ist.

Die Herzklappensprengung kommt bei Kindern und unter Umständen bei der senilen Form in Betracht. Anstelle der operativen Sprengung kann bei nichtverkalkten Klappen u. U. die Ballondilatation angewendet werden. Der Klappenersatz kann durch Bioprothesen oder Kunststoffprothesen erfolgen. Vorteil der Bioprothese ist die weitgehende

Freiheit von thromboembolischen Komplikationen und damit die nicht notwendige Dauerantikoagulation. Andererseits zeigt ein Teil der Bioprothesen, die derzeit meist aus Schweineherzklappen gewonnen werden, innerhalb von einigen Jahren Degenerationserscheinungen, die eventuell zur Reoperation zwingen. Die Herzklappendegeneration ist die Folge immunologischer Abstoßungsvorgänge. Sie sind bei Kindern und Jugendlichen so ausgeprägt, daß Bioprothesen im jüngeren Lebensalter in der Regel nicht in Betracht kommen. Bei älteren Patienten ist die Degenerationsrate niedriger. Der biologische Herzklappenersatz ist daher in der Regel nur bei Patienten über 60 Jahren zu erwägen, während sonst eine Kunststoffprothese verwendet wird.

Die Entwicklung besserer Verfahren zur Konservierung und Denaturierung von Bioprothesen sowie die Entwicklung besserer Kunststoffklappen, die keine Dauerantikoagulation erfordern, ist noch im Gang. Die „ideale" Herzklappenprothese steht noch nicht zur Verfügung.

7.5 Aorteninsuffizienz

7.5.1 Entstehung

Die Aorteninsuffizienz entsteht meist als Folge einer rheumatischen oder bakteriellen Endokarditis. In beiden Fällen kann sich auch ein kombiniertes Aortenvitium entwickeln: Bei der rheumatischen Endokarditis entsteht unter Umständen zunächst eine Aortenstenose und später eine Aorteninsuffizienz infolge Schrumpfung und Substanzverlust der Herzklappen. Die bakterielle Endokarditis führt bei vorbestehender Aortenstenose oft infolge Herzklappenzerstörung oder Herzklappenperforation zum kombinierten Vitium.

Die Schlußunfähigkeit der Aortenklappe führt zum diastolischen Rückstrom von Blut aus der Aorta in den linken Ventrikel. Kompensatorisch wird das Schlagvolumen erhöht, es kommt zur Ventrikeldilatation infolge Volumenbelastung. Wenn das Ausmaß der Herzklappeninsuffizienz nicht zunimmt, kann das Vitium lange Zeit kompensiert und die körperliche Leistungsfähigkeit normal bleiben. Daher wird das Vitium nicht selten zufällig entdeckt.

7.5.2 Klinik

Bei der körperlichen Untersuchung steht neben dem Geräusch die große Blutdruckamplitude mit erhöhtem systolischen und besonders charakteristisch mit erniedrigtem diastolischen Wert im Vordergrund. Der Schweregrad des Vitiums steht in Relation zur Blutdruckamplitude. Allerdings kann eine Bradykardie diese vergrößern, ebenso wie eine Tachykardie diese vermindert. Auch die mit dem Lebensalter abnehmende Elastizität der Windkesselgefäße bewirkt eine Zunahme der Blutdruckamplitude, so daß jenseits des 50. Lebensjahrs die Erniedrigung des diastolischen Werts ein zuverlässigeres Symptom ist als die Zunahme der Amplitude.

Die Patienten verspüren häufig ein verstärktes Herzklopfen. Bei der Untersuchung tastet man einen schnellenden, besonders kräftigen Puls. Bei ausgeprägtem Vitium kann ein pulssynchrones Nicken des Kopfes auftreten. Beim leichten Druck auf den Fingernagel wird ein Kapillarpuls erkennbar. Über der Femoralarterie und bei schwerer Aorteninsuffizienz auch über der A. brachialis sind spontane pulssynchrone Korotkoff-Geräusche zu auskultieren.

Der Spitzenstoß ist hebend und nach links verbreitert. Man auskultiert ein diastolisches Geräusch über Aorta, Erb-Punkt und Herzspitze, bei geringer Aorteninsuffizienz meist am deutlichsten über dem Erb-Punkt. Das Geräusch ist hochfrequent und hat einen hauchenden Dekrescendocharakter. Bei stärkerer Aorteninsuffizienz ist ein systolisches Begleitgeräusch infolge relativer Aortenstenose regelhaft zu auskultieren (Abb. 70).

Im Röntgenbild kommt es frühzeitig zu einer Vergrößerung des Herzens, besonders im Bereich des linken Ventrikels (Abb. 71). Das Herzvolumen ist meist stark vergrößert.

Echokardiographisch gibt es keine direkten Zeichen der Aorteninsuffizienz. Als Folge des Vitiums ist der Ventrikeldurchmesser vergrößert und man kann ein diastolisches Flattern der Mitralsegel beobachten. Im Doppler-Sonogramm kann der Blutrückstrom in den linken Ventrikel direkt sichtbar gemacht werden.

Die Herzkatheteruntersuchung hat für die qualitative und quantitative Diagnose des Vitiums nur untergeordnete Bedeutung. Die Aortographie zeigt den diastolischen Kontrastmittelrückfluß. Nicht selten sind anatomische Besonderheiten nur angiographisch erkennbar wie die Aorteninsuffizienz infolge Erweiterung des Klappenrings oder

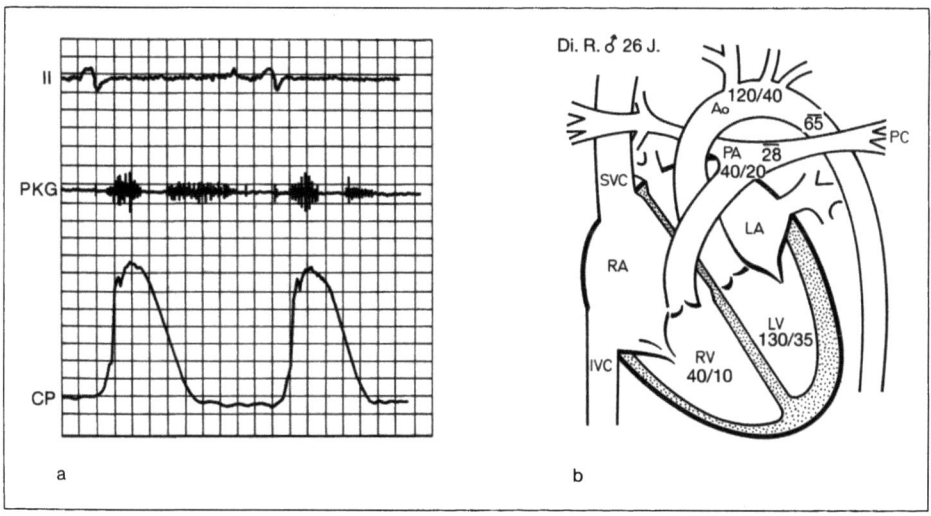

Abb. 70. EKG, Phonogramm und Karotispuls sowie b) Herzkatheterbefunde bei Aorteninsuffizienz. Im Phonogramm frühsystolisches Geräusch infolge relativer Aortenstenose bei vergrößertem Schlagvolumen und Wirbelbildung an der veränderten Aortenklappe sowie diastolisches Dekrescendogeräusch. Im Karotispuls fehlende Inzisur und rascher diastolischer Druckabfall.

Die Herzkatheteruntersuchung zeigt eine starke Erniedrigung des diastolischen Aortendruckes sowie eine Erhöhung des linksventrikulären Füllungsdruckes mit leichter passiver pulmonaler Hypertonie. Angiographisch bestand eine ausgeprägte Klappeninsuffizienz, der linke Ventrikel und linke Vorhof waren stark vergrößert. Bei dem 26jährigen, symptomatischen Patienten war ein operativer Klappenersatz erforderlich. Es wurde eine Kippklappenprothese implantiert.

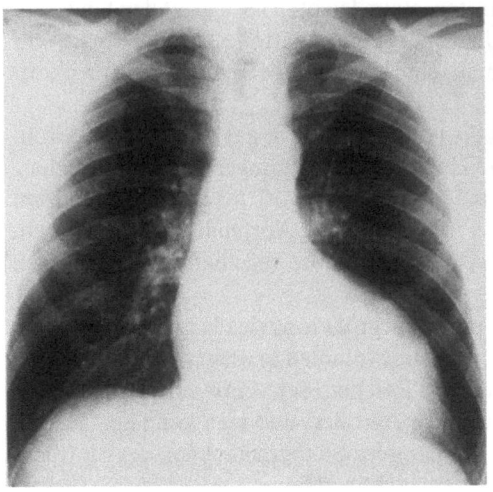 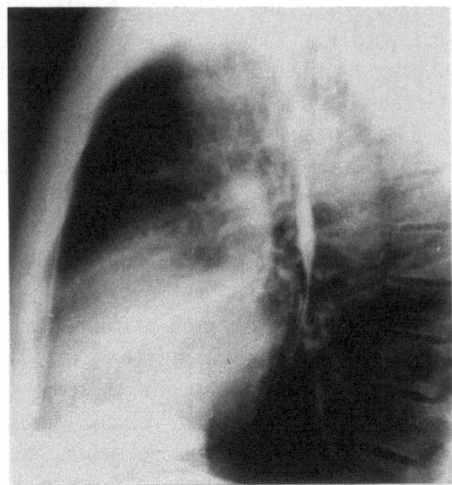

Abb. 71. Verstärkte Herztaille mit „Schuhform" des Herzschattens infolge vergrößerten linken Ventrikels bei Aorteninsuffizienz

infolge Perforation eines Sinus-valsalva-Aneurysmas. Für die Operation ist die genaue Kenntnis der anatomischen Situation von Bedeutung, besonders aber die über Verlauf und Durchgängigkeit der Koronararterien.

7.5.3 Verlauf, Therapie

Während die akute Aorteninsuffizienz bei bakterieller Endokarditis oder Kunstklappenausriß meist zu dramatischen Symptomen führt, macht die chronische Aorteninsuffizienz häufig keine Beschwerden. Das Vitium kann sogar bei körperlich überdurchschnittlich leistungsfähigen Sportlern zufällig entdeckt werden. Auch nach Stellung der Diagnose bleibt die hämodynamische Situation häufig über viele Jahre stabil. Eine Operationsindikation ist aufgrund einmaliger Messung hämodynamischer Parameter nur in besonders schweren Fällen zu stellen. Häufig kann nur die Verlaufsbeobachtung darüber Auskunft geben, ob das Leiden fortschreitet und damit die Operation erforderlich ist, oder ob weiter zugewartet werden kann. Die Zunahme der Linkshypertrophie im EKG kann Hinweise geben, deutlicher die Zunahme der Herzgröße im Röntgenbild (Herzvolumen) oder die Zunahme des Ventrikeldurchmessers im Echokardiogramm. Die Bestimmung der Regurgitations- und Auswurffraktion durch Radionuklidventrikulographie ist für die Verlaufsbeobachtung von zusätzlicher Bedeutung.

Bei der chronischen Aorteninsuffizienz muß der behandelnde Arzt sich selbst und dem Patienten klarmachen, daß häufig nur durch wiederholte, sorgfältige Kontrolluntersuchungen eine sichere Beurteilung und damit die richtige Festlegung für den Zeitpunkt der Operation möglich ist. Diese muß so spät wie möglich, und so früh wie nötig erfolgen, um einer irreversiblen Ventrikelschädigung zuvorzukommen.

7.6 Pulmonalklappenfehler

7.6.1 Vorkommen

Die schwere Pulmonalstenose führt meist in der Neugeborenenperiode zu Symptomen, weswegen sie in dieser Zeit diagnostiziert und gegebenenfalls therapiert wird. Die leichtergradige Pulmonalstenose wird zwar ebenfalls häufig schon im Kindesalter erkannt, eine Behandlung wird jedoch nur erforderlich, falls die Stenosierung fortschreitet. Besonders unter Gastarbeitern wird die Pulmonalstenose nicht selten auch erstmals im Erwachsenenalter erkannt. Die Pulmonalklappeninsuffizienz ist dagegen ein seltener, hämodynamisch in aller Regel unbedeutender Herzfehler, der praktisch nur im Gefolge einer operativen Herzklappensprengung auftritt.

7.6.2 Pathologie, Pathophysiologie

Die Verschmelzung der Pulmonalklappentaschen in ihren Kommissuren entsteht in der mittleren bis späten Schwangerschaft, während eine Stenosierung peripherer Pulmonalarterien in der Spätgravidität als Folge einer Rötelninfektion auftreten kann. Eine infundibuläre beziehungsweise muskuläre Pulmonalstenose tritt auch im Zusammenhang mit der Fallot-Tetralogie oder einer hypertrophischen Myokardiopathie auf.

Die Pulmonalstenose führt zu einer Druckbelastung des rechten Ventrikels mit zunächst konzentrischer Hypertrophie, später Ventrikeldilatation und Rechtsherzdekompensation. in der Regel führen Pulmonalstenosen mit einem Druckgradienten von ≥ 70 mm Hg zu fortschreitenden hämodynamischen Rückwirkungen, so daß eine invasive Behandlung erforderlich ist.

7.6.3 Klinik

Präkordial ist eine verstärkte Herzaktion zu palpieren als Folge der Vergrößerung des rechten Ventrikels. Auskultatorisch steht ein spindelförmiges systolisches Geräusch mit Punctum maximum über dem 2. ICR links im Vordergrund. Nicht selten ist das Geräusch so stark, daß es auch als Schwirren palpabel ist. Wie bei der Aortenstenose kann die Lautheit des Geräusches keinen sicheren Hinweis auf den Schweregrad des Vitiums geben. Einen besseren Anhaltspunkt liefert die Lage des Geräuschmaximums in der Systole. Dieses liegt bei leichter Pulmonalstenose in der frühen, bei schwerer Pulmonalstenose in der späten Systole.

Das EKG ist ein wichtiges diagnostisches Hilfsmittel. Die Rechtshypertrophie bei Druckbelastung führt zu einem Rechtslagetyp und Vergrößerung der R-Zacken in V_1–V_2 bei Reduktion der S-Zacken in den gleichen Ableitungen. Das Bild der Druckbelastung unterscheidet sich von dem der Volumenbelastung mit Verbreiterung des QRS-Komplexes und unvollständigem Rechtsschenkelblock (Abb. 72).

Echokardiographisch ist die Rechtshypertrophie und gegebenenfalls auch die Rechtsdilatation erkennbar, auch die mangelhafte Öffnungsfähigkeit der Pulmonalklappen kann in einem Teil der Fälle dargestellt werden. Dopplersonographisch läßt sich der Druckgradient gut abschätzen.

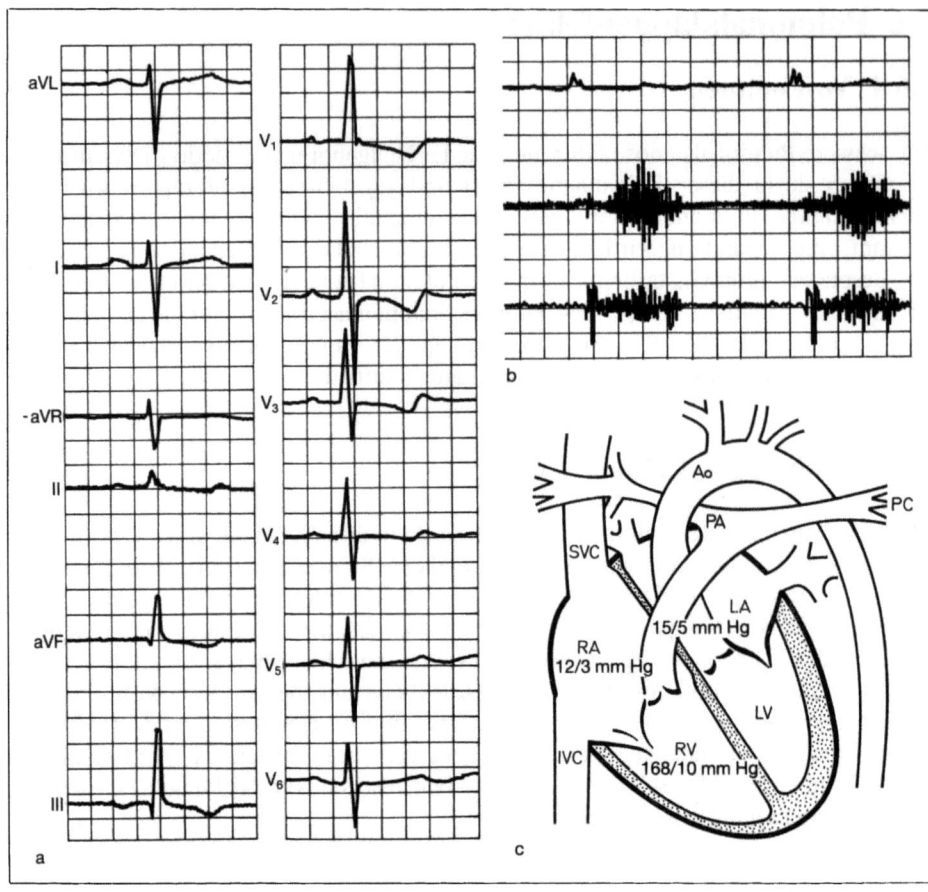

Abb. 72. Schwere Pulmonalstenose mit einem systolischen Druckgradienten von 153 mm Hg. a) Rechtshypertrophiezeichen im EKG b) spindelförmiges Austreibungsgeräusch im Phonogramm.
Bei der 36jährigen Patientin wurde die valvuläre Stenose mit Hilfe eines über die Vena femoralis eingeführten Ballonkatheters erweitert. Der Gradient betrug 3 Monate nach dem Eingriff nur noch 30 mm Hg.

Das Röntgenbild zeigt häufig eine poststenotische Erweiterung der Pulmonalarterie, bei Ventrikeldilatation eine Herzvergrößerung und unter Umständen eine Verminderung der peripheren pulmonalen Gefäßzeichnung (Abb. 73). Bei leichtergradiger Stenose kann das Röntgenbild normal sein.

Durch Rechtsherzkatheteruntersuchung läßt sich die Höhe des Druckgradienten bestimmen und durch eine Ausziehkurve feststellen, ob dieser im Bereich der Herzklappe und/oder unterhalb beziehungsweise oberhalb der Herzklappe entsteht. Wie bei der Aortenstenose liefert die Höhe des Druckgradienten einen wichtigen Anhalt für den Schweregrad und damit für das therapeutische Vorgehen.

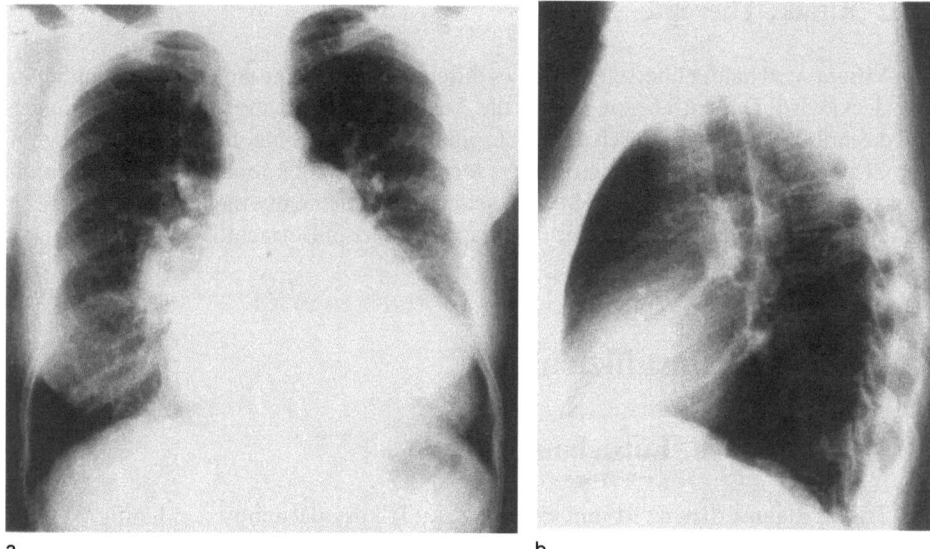

Abb. 73. Röntgenbild bei schwerer Pulmonalstenose. Dieselbe Patientin wie Abb. 72. Das Herz ist vergrößert, das Pulmonalsegment verstärkt, die zentralen Lungengefäße erweitert, die distalen vermindert.

7.6.4 Therapie

Bei einem Druckgradienten von weniger als 60 mm Hg ist in der Regel keine Behandlung erforderlich, bei höheren Gradienten ist eine Klappensprengung indiziert. Während diese bis 1985 nur operativ durchführbar war, hat sich seither gezeigt, daß die Erweiterung mit dem Ballonkatheter in der Regel gute Erfolge bringt. Pulmonalklappeninsuffizienzen als Folge der Klappensprengung werden bei diesem Verfahren nur selten beobachtet.

7.7 Trikuspidalstenose

7.7.1 Pathologie, Pathophysiologie, Vorkommen

Die Trikuspidalstenose entsteht in der Regel auf dem Boden einer rheumatischen Endokarditis. Während der Befall der Trikuspidalklappe durch die postrheumatische Endokarditis in westlichen Ländern selten ist, tritt dieser Herzklappenfehler aus unbekannten Gründen im Nahen Osten häufiger auf. Er ist in der Regel mit anderen Vitien, insbesondere einer Mitralstenose kombiniert. Es kommt zu einer Verengung der Trikuspidalöffnungsfläche, die bei einem Wert von $\leq 1,5$ cm^2 zu Symptomen führt. Im Vordergrund steht die diastolische Einflußbehinderung in den rechten Ventrikel mit konsekutivem Druckanstieg im rechten Vorhof und Ausbildung einer Leberstauung, peripheren Ödemen und eventuell Aszites.

7.7.2 Klinik, Therapie

Das Vitium wird häufig übersehen, weil es durch Symptome anderer Herzklappenfehler überdeckt wird. Das trifft besonders für die Auskultation zu. Das diastolische Geräusch und das präsystolische Geräusch der Trikuspidalstenose bei Sinusrhythmus ist linksparasternal zu auskultieren. Bei vergrößertem rechten Ventrikel können sich die Auskultationsareale von Trikuspidalis und Mitralis jedoch weitgehend überlagern. Therapeutisch kommt die Klappensprengung oder der Klappenersatz in Betracht.

7.8 Trikuspidalinsuffizienz

7.8.1 Vorkommen, Entstehung

Die Trikuspidalinsuffizienz ist im Gegensatz zur Trikuspidalstenose ein häufiger Herzfehler. Er tritt nur selten als organische Insuffizienz auf – etwa im Rahmen des Ebstein-Syndroms oder der Endokarditis der Drogensüchtigen –, in der Regel handelt es sich um eine relative Klappeninsuffizienz infolge Erweiterung des Klappenrings durch Dilatation des rechten Ventrikels. Am häufigsten entsteht eine relative Trikuspidalinsuffizienz durch myokardiales Versagen des rechten Ventrikels infolge Mitralvitium oder Rechtsherzinsuffizienz anderer Genese.

7.8.2 Klinik, Therapie

Präkordial kann man häufig die verstärkte Aktion des vergrößerten rechten Ventrikels tasten. Leitsymptom ist im übrigen der positive Venenpuls und die vergrößerte Leber mit einem systolisch nach kaudal gerichteten Leberpuls. Das systolische Geräusch kann leicht mit dem der Mitralinsuffizienz verwechselt werden, es unterscheidet sich jedoch von dieser durch die fehlende Ausstrahlung in die Axillarlinie und das weiter medial zwischen linkem Sternalrand und Medioklavikularlinie liegende Geräuschmaximum (Abb. 74).

Behandlung
Die Behandlung richtet sich nach dem Grundleiden. Durch medikamentöse Rekompensation einer Rechtsherzinsuffizienz verschwinden nicht selten alle Symptome der Trikuspidalinsuffizienz. Bei schwerer, irreversibler Schädigung des rechten Ventrikels z. B. im Rahmen einer Dekompensation bei ausgeprägtem Mitralvitium kann es jedoch erforderlich werden, die Trikuspidalinsuffizienz operativ zu behandeln. Meistens wird eine Wiederherstellung der Klappenschlußfähigkeit durch Plastik mit Verkleinerung des Klappenrings angestrebt.

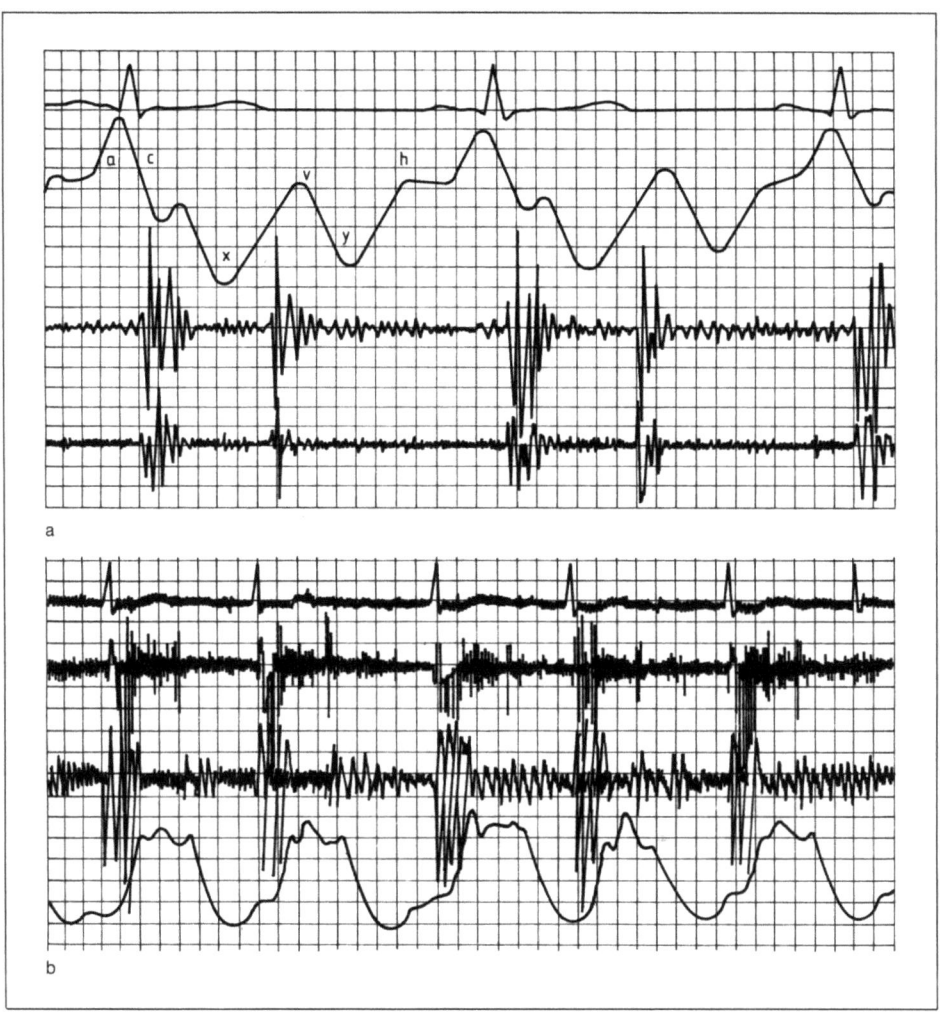

Abb. 74. a) Normaler Venenpuls b) „Ventrikularisierte" Venenpulskurve bei Trikuspidalinsuffizienz

8. Mißbildungen und Defekte des Herzens und der großen Gefäße

Die folgende Reihung berücksichtigt die Häufigkeit im Erwachsenenalter:
- Vorhofseptumdefekt (ASD)
- Ventrikelseptumdefekt (VSD)
- Aortenisthmusstenose
- persistierender Ductus Botalli
- Fallot-Tetralogie
- Transposition der großen Gefäße
- Ebstein-Syndrom

8.1 Vorhofseptumdefekt

8.1.1 Pathologie, Pathophysiologie, Vorkommen

Der Vorhofseptumdefekt ist die im Erwachsenenalter am häufigsten vorkommende Mißbildung des Herzens. Im Kindesalter kann das Vitium übersehen werden, weil kein auffallendes Geräusch besteht und die hämodynamischen Rückwirkungen gering sind. Am häufigsten ist der Ostium-secundum-Defekt, das heißt, eine im Bereich des Foramen ovale liegende Öffnung im Vorhofseptum, wobei zwischen offenem Foramen ovale und Ostium-secundum-Defekt fließende Übergänge bestehen. Der Ostium-primum-Defekt ist dagegen eine entwicklungsgeschichtlich grundlegend andere Mißbildung, bei der die Verbindung zwischen den Vorhöfen nahe der Vorhofkammergrenze liegt und häufig mit einer Spaltbildung des vorderen Mitralsegels verbunden ist. Es bestehen fließende Übergänge zum persistierenden atrioventrikulären Kanal.

Ein Vorhofseptumdefekt im Bereich der Einmündungen der rechten Lungenvenen wird als Sinus-venosus-Defekt bezeichnet, ein Defekt im Bereich des Koronarvenensinus als Koronarvenensinus-Defekt. Hierbei entsteht die Verbindung zwischen beiden Vorhöfen durch eine Vergrößerung des Koronarvenenostiums, das das Septum überschreitet.

Isolierte Lungenvenenfehleinmündungen in den rechten Vorhof führen zu gleichen hämodynamischen Rückwirkungen wie der Vorhofseptumdefekt. Es kommen isolierte Fehleinmündungen der rechten Lungenvenen vor, eine Fehleinmündung der oberen oder unteren Lungenvenen entsteht meist in Verbindung mit einer Mißbildung im Vena-cava-Bereich. Schließlich gibt es auch eine komplette Fehleinmündung sämtlicher Lungenvenen. Die Kombination von falsch einmündenden Lungenvenen und Vorhofseptumdefekt findet sich häufig beim Sinus-venosus-Defekt.

Infolge eines Vorhofseptumdefekts und/oder einer Fehlmündung von Lungenvenen in den rechten Vorhof kommt es zu einem Links-Rechts-Kurzschluß. Die hämodynamischen Auswirkungen werden von der Größe des Kurzschlusses bestimmt. Eine Shunt-Umkehr oder ein gekreuzter Shunt kommen nur bei sehr großem Vorhofseptumdefekt und bei pathologischem Druckanstieg im rechten Vorhof zustande.

Durch den Links-Rechts-Shunt zirkuliert im kleinen Kreislauf eine größere Blutmenge als im großen. Ein Teil des Blutes kehrt nach Oxygenierung in der Lunge auf Vorhofebene direkt in den kleinen Kreislauf zurück („Kurzschlußblut"). Der Lungendurchfluß kann auf diese Weise das mehrfache (bis ca. 5fache) des Körperdurchflusses betragen, das Verhältnis von Herzzeitvolumen im kleinen Kreislauf zu dem im großen Kreislauf beträgt dann 5:1. Das Kleinkreislaufzeitvolumen beträgt zum Beispiel 20 l, das Großkreislaufzeitvolumen 4 l, das Shuntvolumen 16 l, das heißt, 80% des Kleinkreislaufvolumens beziehungsweise 400% des Großkreislaufvolumens sind Kurzschlußblut. Eine hämodynamische Rückwirkung des Vitiums entsteht in der Regel, wenn das Verhältnis von Herzzeitvolumen im kleinen zum großen Kreislauf ≥1,5:1 ist, oder anders ausgedrückt, wenn ≥33% des Herzzeitvolumens im kleinen Kreislauf Kurzschlußblut sind. Geringere Shuntvolumina bleiben ohne Rückwirkungen und insbesondere ohne wesentliche Druckerhöhung im kleinen Kreislauf. Gefürchtete Komplikation des großen Vorhofseptumdefekts ist die pulmonale Hypertonie, die anfangs nur bei Belastung auftritt, später aber fixiert sein kann und dann zu einer Dekompensation des rechten Herzens führt. Im Spätstadium kann infolge sekundärer Lungengefäßveränderungen eine pulmonale Widerstandserhöhung mit Rechts-Links-Shunt resultieren (Eisenmenger-Reaktion).

8.1.2 Klinik, Verlauf, Therapie

Der Vorhofseptumdefekt wird nicht selten erst im Erwachsenenalter entdeckt, weil als auffälligstes Symptom im Röntgenbild die Zeichen der pulmonalen Hyperzirkulation und Herzvergrößerung zufällig gesehen werden.

Auskultatorisch läßt sich ein systolisches Geräusch über der A. pulmonalis, das Folge einer relativen Pulmonalstenose ist, feststellen. Regelhaft kommt es zu einer Spaltung des 2. Herztons, die atemunabhängig ist, also nicht wie im physiologischen Fall bei Inspiration verstärkt wird und bei Exspiration verschwindet, sondern in In- und Exspiration fixiert bestehen bleibt. Die Spaltung des 2. Herztons kommt durch eine Verspätung des Pulmonalklappenschlusses infolge verlängerter rechtsventrikulärer Auswurfzeit zustande. Bei großer Kurzschlußmenge, das heißt, einem Verhältnis des Herzzeitvolumens im kleinen zum großen Kreislauf von ≥2,5:1, ist meist auch ein diastolisches Geräusch am linken Sternalrand als Folge einer relativen Trikuspidalstenose zu auskultieren.

Im EKG bestehen die Zeichen der Volumenbelastung des rechten Ventrikels in Form eines unvollständigen Rechtsschenkelblocks mit rSr-Kammerkomplexen. Beim Ostium primum-Defekt besteht im EKG charakteristischerweise ein überdrehter Linkstyp.

Im Röntgenbild (Abb. 75) ist das Pulmonalsegment erweitert, die arterielle und venöse Lungengefäßzeichnung vermehrt. Bei der Durchleuchtung erkennt man ein pulssynchrones „Tanzen" der Hilusgefäße. Das Herzvolumen ist deutlich bis stark vergrößert.

Die Größe des Shuntvolumens läßt sich anhand peripherer Indikatorverdünnungskurven abschätzen (Abb. 76), auch echokardiographisch kann der Shunt durch Injektion

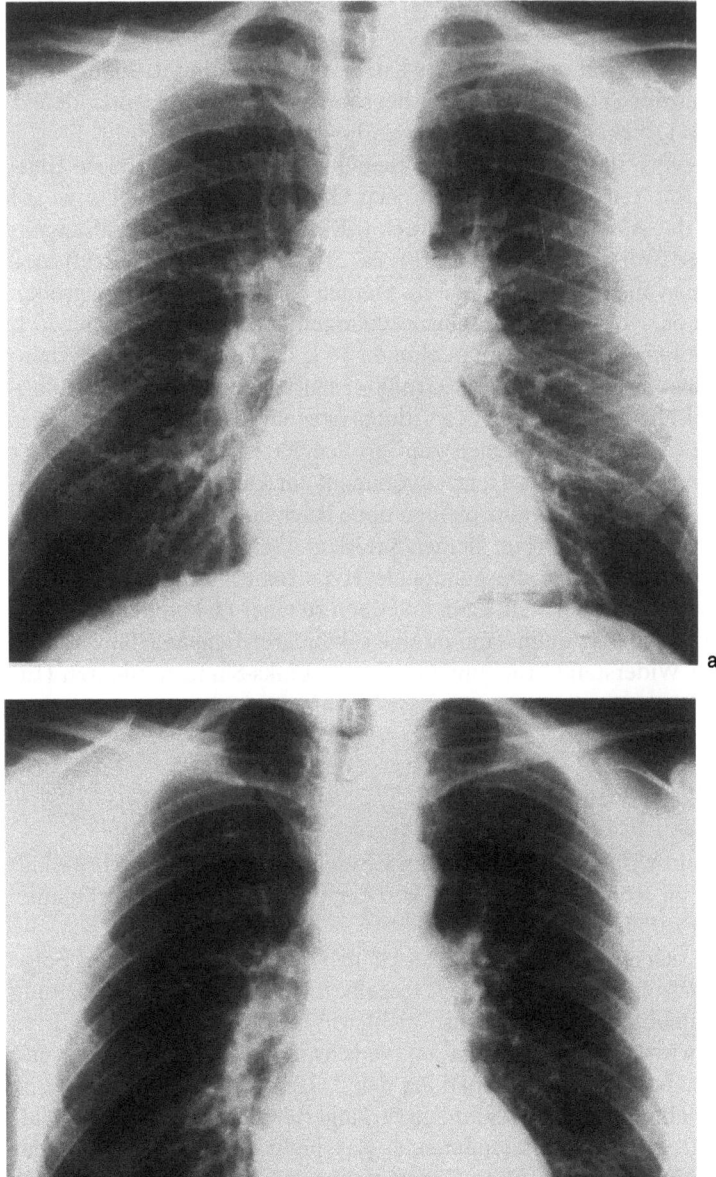

Abb. 75. a) Vorhofseptumdefekt mit Herzvergrößerung. Erweiterung der A. pulmonalis mit vermehrter arterieller und venöser Lungengefäßzeichnung b) nach operativem Verschluß Verkleinerung des Herzens und Rückgang der Gefäßzeichnung

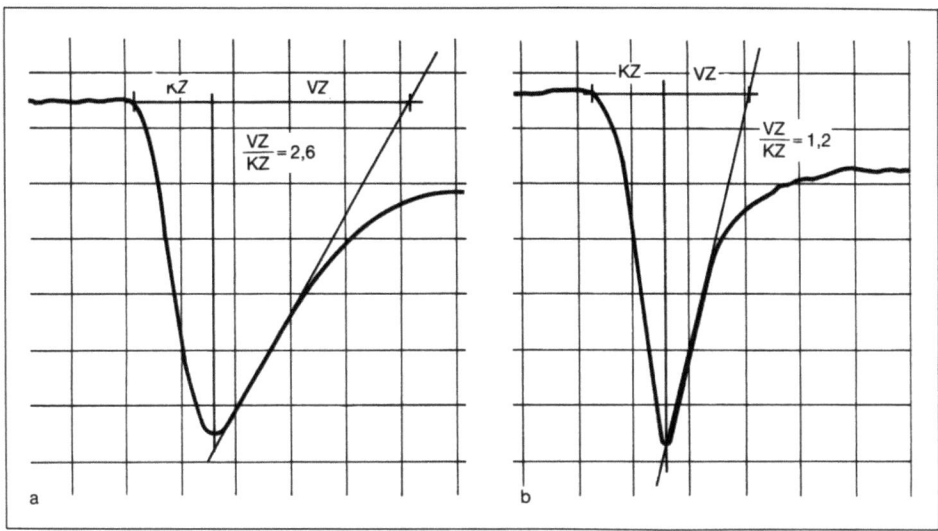

Abb. 76. a) Farbstoffverdünnungskurve vor und b) nach operativem Verschluß eines Vorhofseptumdefekts. Infolge Links-Rechts-Shunt ist präoperativ der Verdünnungsschenkel verlängert und der Quotient aus Verdünnungszeit (VZ) durch Konzentrationszeit (KZ) erhöht.

von Kontrastmittel in Form feinster echogebender Luftbläschen sichtbar gemacht werden. Als Sekundärzeichen des Vitiums ist die Vergrößerung des rechten Ventrikels erkennbar. Doppler-sonographisch kann der Links-Rechts-Shunt beurteilt werden. Mit der Ösophagusechokardiographie ist der Vorhofseptumdefekt in den meisten Fällen direkt erkennbar.

Durch Rechtsherzkatheteruntersuchung wird die nicht invasiv gestellte Diagnose bestätigt und das Ausmaß einer pulmonalen Druckerhöhung festgestellt (Abb. 77). Durch Angiographie sind eventuell vorliegende falsche Lungenveneneinmündungen darstellbar.

Wenn das Kurzschlußvolumen groß ist (Herzzeitvolumen im kleinen Kreislauf zum großen Kreislauf $\geq 1,5:1$ beziehungsweise Anteil des Kurzschlußblutes am Herzzeitvolumen des kleinen Kreislaufs $\geq 33\%$), ist die operative Behandlung indiziert. Der Vorhofseptumdefekt kann durch Naht allein, bei großem Defekt mit einem Dakronflikken geschlossen werden. Wenn fehleinmündende Lungenvenen vorliegen, sind plastische Korrekturen erforderlich. Beim Ostium-primum-Defekt muß häufig auch eine Mitralklappenplastik erfolgen.

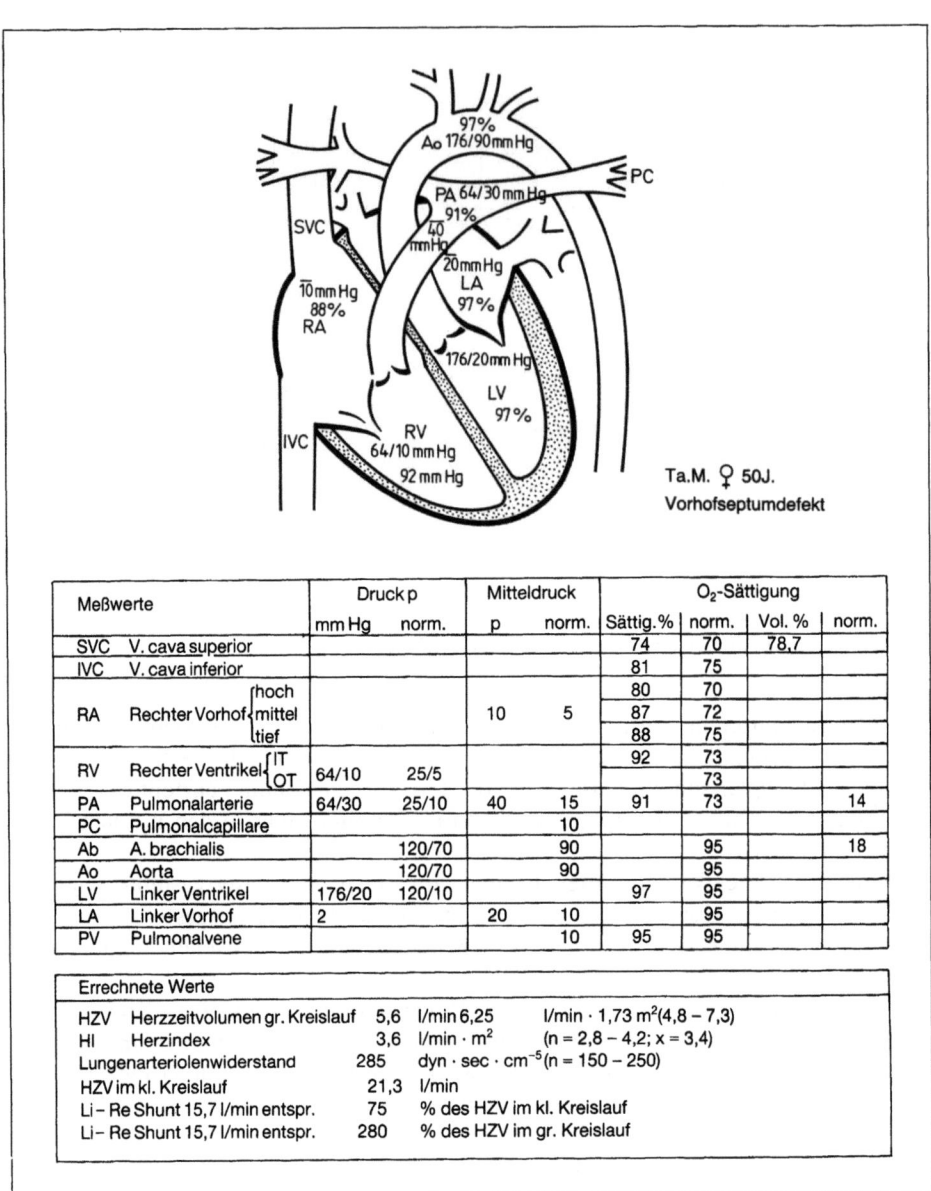

Meßwerte		Druck p		Mitteldruck		O₂-Sättigung			
		mm Hg	norm.	p	norm.	Sättig. %	norm.	Vol. %	norm.
SVC	V. cava superior					74	70	78,7	
IVC	V. cava inferior					81	75		
RA	Rechter Vorhof hoch			10	5	80	70		
	mittel					87	72		
	tief					88	75		
RV	Rechter Ventrikel IT	64/10	25/5			92	73		
	OT						73		
PA	Pulmonalarterie	64/30	25/10	40	15	91	73		14
PC	Pulmonalcapillare				10				
Ab	A. brachialis		120/70		90		95		18
Ao	Aorta		120/70		90		95		
LV	Linker Ventrikel	176/20	120/10			97	95		
LA	Linker Vorhof	2		20	10		95		
PV	Pulmonalvene				10	95	95		

Errechnete Werte			
HZV	Herzzeitvolumen gr. Kreislauf	5,6	l/min 6,25 l/min · 1,73 m²(4,8 – 7,3)
HI	Herzindex	3,6	l/min · m² (n = 2,8 – 4,2; x = 3,4)
	Lungenarteriolenwiderstand	285	dyn · sec · cm⁻⁵ (n = 150 – 250)
	HZV im kl. Kreislauf	21,3	l/min
	Li – Re Shunt 15,7 l/min entspr.	75	% des HZV im kl. Kreislauf
	Li – Re Shunt 15,7 l/min entspr.	280	% des HZV im gr. Kreislauf

Abb. 77. Großer Vorhofseptumdefekt mit pulmonaler Hypertonie. Herzzeitvolumen im kleinen Kreislauf viermal so groß wie im großen. Nebenbefund: arterielle Hypertonie

8.2 Ventrikelseptumdefekt

8.2.1 Pathologie, Pathophysiologie, Vorkommen

Obwohl der Ventrikelseptumdefekt die häufigste angeborene Mißbildung ist, kommt er im Erwachsenenalter nur selten vor. Die meisten Ventrikelseptumdefekte verschließen sich während der Kindheit spontan, große Defekte verursachen erhebliche Symptome, so daß sie frühzeitig erkannt und operiert werden. Im Gegensatz zum Vorhofseptumdefekt ist der Fehler wegen des lauten Geräusches kaum zu überhören.

Der angeborene Defekt liegt in der Regel im membranösen, kranialen Teil (Abb. 78). Im muskulären Teil des Ventrikelseptums liegen gelegentlich multiple Defekte, die selbst intraoperativ schwer vollständig auffindbar sind.

Ein erworbener Ventrikelseptumdefekt kann durch Septumperforation bei akutem Herzinfarkt eintreten. Die Perforation ist immer im muskulären Anteil lokalisiert. Durch Traumen wie Aufprall auf das Steuerrad bei Frontalzusammenprall kann ein Septumabriß mit gleichen Folgen und Symptomen wie ein großer Septumdefekt entstehen.

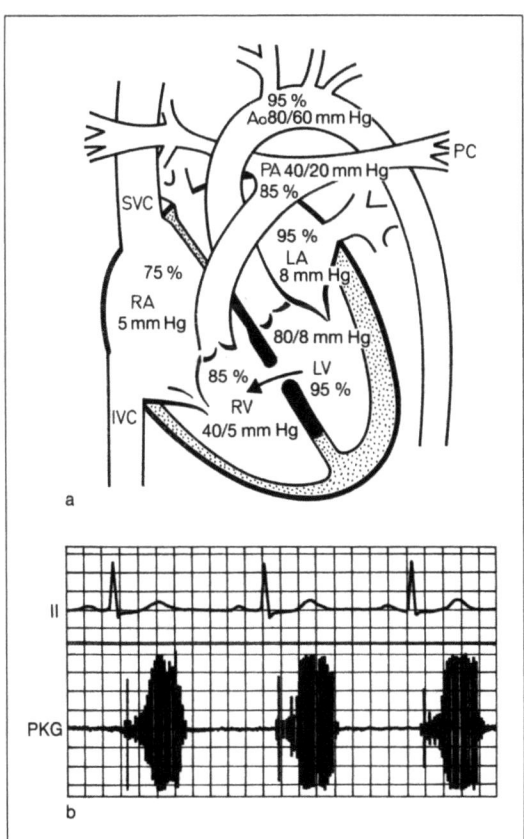

Abb. 78. a) Herzkatheterbefunde b) EKG und Phonogramm bei Ventrikelseptumdefekt. Die Sauerstoffsättigungswerte sprechen für einen reinen Linksrechts-Shunt, der Druck im kleinen Kreislauf ist leicht erhöht. Im Phonogramm lautes systolisches Geräusch. Es erfolgte ein operativer Verschluß des Defektes.

Während die Folgen der Kurzschlußverbindung auf Vorhofebene nur durch die Menge des Kurzschlußblutes bestimmt werden, stehen auf Ventrikelebene die Folgen der Druckübertragung auf den kleinen Kreislauf im Vordergrund. Erfahrungsgemäß ist aber auch im Bereich des Ventrikels mit hämodynamischen Konsequenzen erst zu rechnen, wenn der Anteil des Kurzschlußblutes am Herzzeitvolumen im kleinen Kreislauf 33 % übersteigt, also bei einem Verhältnis der Herzzeitvolumina im kleinen zum großen Kreislauf von $\geqslant 1,5:1$.

8.2.2 Verlauf, Klinik, Therapie

Der kleine Ventrikelseptumdefekt ohne Druckbelastung des rechten Herzens wird folgenlos toleriert. Es besteht zwar eine vermehrte Endokarditisgefährdung, diese ist jedoch so gering, daß sie eine Operation nicht rechtfertigt. Mit einer allmählichen Druckbelastung muß bei größerer Kurzschlußblutmenge gerechnet werden. Große Septumdefekte können zu schwerer, fixierter pulmonaler Hypertonie führen, unter Umständen wird im kleinen Kreislauf der Systemdruck infolge Umbau der kleinen pulmonalen Widerstandsgefäße übertroffen, es kommt zur Eisenmenger-Reaktion und zum Rechts-Links-Kurzschluß auf Ventrikelebene.

Klinisch steht das laute holosystolische Geräusch mit Punctum maximum im 3. ICR links parasternal (Erb-Punkt) im Vordergrund (Abb. 78). Die Größe des Shuntvolumens kann mit der Indikatorverdünnungsmethode, echographisch und dopplersonographisch nichtinvasiv abgeschätzt werden. Die Echokardiographie liefert auch Hinweise auf eventuell bestehende zusätzliche Anomalien.

Im Röntgenbild kommt es je nach Defektgröße und hämodynamischen Rückwirkungen zu Zeichen der pulmonalen Hyperzirkulation, Pulmonalektasie und Rechtsherzvergrößerung.

Im EKG sind Rechtshypertrophiezeichen je nach hämodynamischer Rückwirkung ausgeprägt.

Durch Rechtsherzkatheteruntersuchung sind die hämodynamischen Rückwirkungen leicht und sicher zu quantifizieren. Die Lokalisation des Defekts oder eventuell mehrerer Defekte erfolgt durch Linksherzkatheter mit Kontrastmittelinjektion in den linken Ventrikel und Angiokardiographie in linksvorderer Schrägprojektion, wobei das Ventrikelseptum parallel zur Strahlenrichtung liegen und die Projektionsrichtung durch zusätzliche kranio-kaudale Einstellung so gewählt werden muß, daß die ganze Länge des Septums unverkürzt dargestellt wird.

Behandlung der Wahl ist der operative Verschluß. Ausgenommen sind hämodynamisch unbedeutende Defekte und Defekte mit rechts-links Druckausgleich. Bei Druckausgleich hat man versucht, im Kleinkindesalter durch eine operative Einschnürung der Pulmonalarterie (banding) eine künstliche Pulmonalstenose zu erzeugen, um damit die Lungengefäße vom Systemdruck zu entlasten.

8.3 Aortenisthmusstenose

8.3.1 Pathologie

Es handelt sich um eine ringförmige oder längerstreckige Verengung der Aorta, die im Bereich der Einmündung des Ductus Botalli auftritt. Man unterscheidet eine mehr proximale (präduktale) von einer mehr distalen (postduktalen) Form, wobei im ersten Fall die A. subclavia links distal der Stenosierung abgeht, so daß zwischen beiden Armen eine Blutdruckdifferenz auftritt, während im zweiten Fall der Blutdruck an beiden Armen erhöht und nur in der unteren Körperhälfte erniedrigt ist. Zur Überbrückung der Stenose kommt es zur Erweiterung von Blutgefäßen (Kollateralkreislauf), insbesondere im Bereich von Interkostalarterien, der A. thoracica interna (A. mammaria) und von Subskapulararterien.

8.3.2 Verlauf

Schwere Formen führen schon im ersten Lebensjahr zu Komplikationen wie Herzinsuffizienz, Hirnblutung, Endokarditis. Ohne frühzeitige Operation sterben etwa die Hälfte der Kinder im ersten Lebensjahr. Spätere Folgen der Mißbildung werden durch das Ausmaß der arteriellen Hypertonie in der oberen Körperhälfte bestimmt.

8.3.3 Klinik

Im Erwachsenenalter ist die Aortenisthmusstenose nicht häufig, trotzdem muß man damit rechnen, daß ein arterieller Bluthochdruck die Folge einer Isthmusstenose sein kann. Wegen der therapeutischen Konsequenzen sollte man diese immer ausschließen beziehungsweise erkennen. Wichtig ist es, an die Möglichkeit zu denken:

Wird bei einem Kranken ein hoher Blutdruck festgestellt und lassen sich die Fußpulse nicht einwandfrei tasten, so liegt der Verdacht auf eine Isthmusstenose nahe. Die Druckdifferenz ist durch Blutdruckmessung an Armen und Beinen zu objektivieren. Hat man nur eine gewöhnliche Armblutdruckmanschette zur Verfügung, so genügt die systolische Blutdruckmessung am Unterschenkel mit der Kapillardruckmethode (s. Blutdruckmessung). Um vergleichbare Werte zu erhalten, muß die Messung an Oberarm und Unterschenkel im Liegen, also bei gleicher Lage von Arm und Bein im Verhältnis zur Höhe des Herzens erfolgen. Die Druckmessung ist auch mit der Doppler-Technik möglich.

Bei der im Erwachsenenalter selteneren Formen der präduktalen Isthmusstenose besteht die Blutdruckdifferenz auch an den Armen. Da nicht selten gleichzeitig eine Mißbildung der Aortenklappen vorliegt, muß auf entsprechende Symptome geachtet werden.

Auskultatorisch ist ein systolisches Geräusch im Bereich des 1. und 2. Interkostalraums sowie besonders charakteristisch am Rücken etwa in der Medioklavikularlinie im Bereich der oberen Rippen festzustellen. Das systolische Geräusch kann bis in die frühe Diastole reichen.

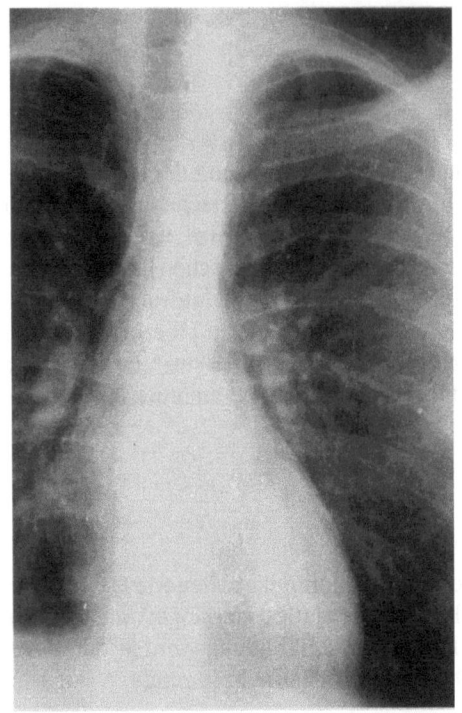

Abb. 79. Bei einem 29jährigen Mann mit Aortenisthmusstenose sind im Bereich der dorsalen Rippen links deutliche Usuren erkennbar.

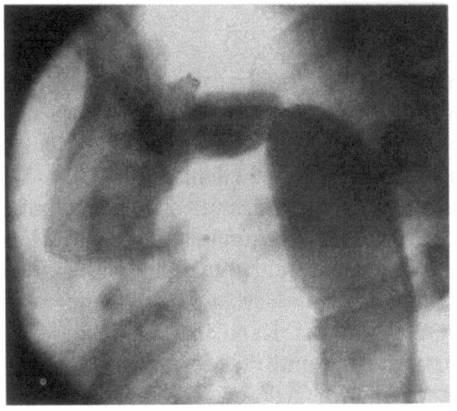

a

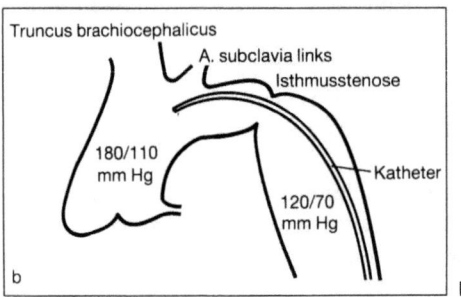

b

Abb. 80. a) Angiokardiogramm b) zugehöriges anatomisches Schema bei Aortenisthmusstenose mit systolischem Druckgradienten von 60 mm Hg. Die Einengung konnte mit Hilfe eines Ballonkatheters erweitert und der Gradient auf 10 mm Hg reduziert werden.

Im Thoraxübersichtsröntgenbild sind häufig Rippenusuren erkennbar (Abb. 79). Im Tomogramm mit einer Schichtebene parallel zum Aortenverlauf kann unter Umständen die Stenosierung direkt erkannt werden, ebenso im Computertomogramm.

Durch Herzkatheteruntersuchung läßt sich die Höhe des Druckgradienten im Bereich der Stenose direkt messen (Abb. 80). Ziel der Aortographie ist es, das Ausmaß und die Ausdehnung der Stenosierung sichtbar zu machen. In jedem Fall muß auf eine eventuelle begleitende Mißbildung im Bereich der Aortenklappe geachtet werden. Falls eine Mitbeteiligung der Aortenklappe und zusätzliche Gefäßanomalien weitgehend ausgeschlossen sind, genügt zur Darstellung der Aortenisthmusstenose eventuell auch die intravenöse Subtraktionsangiographie.

8.3.4 Therapie

Die Isthmusstenose läßt sich durch Operation in der Regel gut erweitern. Die Operation sollte möglichst zwischen dem 7. und 14. Lebensjahr erfolgen, um einen fixierten, später nicht mehr korrigierbaren Hochdruck zu vermeiden. Bei einem Teil der Fälle ist die Erweiterung durch einen Ballonkatheter möglich.

8.4 Persistierender Ductus Botalli

8.4.1 Vorkommen, Pathologie

Der Ductus Botalli ist eine nicht seltene Mißbildung, die in einem Offenbleiben der für den Fetalkreislauf erforderlichen Verbindung besteht. Physiologischerweise kommt es innerhalb der ersten Lebenswoche nach der Geburt zu einem Duktusverschluß. Bei Frühgeburten ist der persistierende offene Ductus Botalli besonders häufig.

Während ein persistierender Ductus mit großem Durchmesser frühzeitig zu Symptomen im Sinne der Herzinsuffizienz führt, bleibt ein kleiner Ductus ohne wesentliche Rückwirkungen. Im Erwachsenenalter kommen vorwiegend kleine und mittelgroße, gelegentlich aber auch größere mit einem Durchmesser von > 10 mm vor. Hämodynamisch führt der persistierende Ductus zu einem Links-Rechts-Shunt mit den Folgen der Hyperzirkulation und pulmonalen Hypertonie. Die Neigung zur Endokarditis im Ductusbereich ist zwar vorhanden, ihr Auftreten aber so selten, daß daraus allein keine Operationsindikation abzuleiten ist.

8.4.2 Klinik

Charakteristisch ist ein im 1.–3. ICR links hörbares systolisch-diastolisches Geräusch im Sinne des „Maschinen"- oder „Lokomotiv"geräusches (Abb. 81). Es entsteht durch das unter hohem Druck von der Aorta in die Pulmonalis strömende Blut, wobei wegen der anhaltenden Druckdifferenz der Shunt sowohl in der Systole als auch in der Diastole stattfindet. Bei manchen Patienten, insbesondere mit kleinem Ductus, hört man nur ein systolisches Geräusch, bisweilen ist der Auskultationsbefund auch uncharakteristisch.

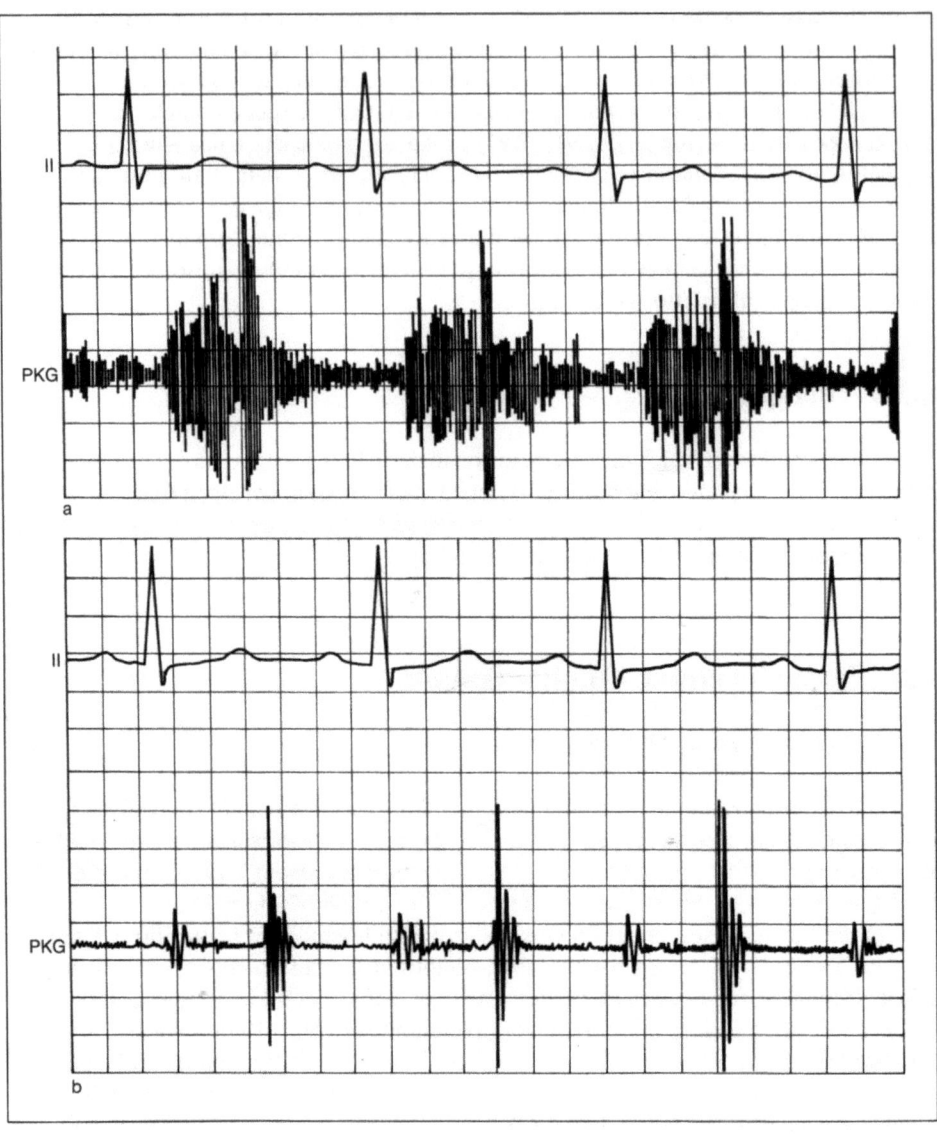

Abb. 81. a) Systolisch-diastolisches „Maschinengeräusch" bei einem 11jährigen Mädchen mit offenem Ductus. b) Nach nichtoperativem Verschluß mit Kunststoffstöpsel, der mit Kathetertechnik in den Ductus geschoben wurde, Verschwinden des Geräusches.

Die Symptome werden von der Weite des Ductus (ca. 2–11 mm) und der resultierenden Links-Rechts-Shuntgröße bestimmt. Bei großem Ductus kann es zur fixierten pulmonalen Hypertonie und zum Rechts-Links-Kurzschluß kommen.

EKG und Röntgenbild können bei kleinem Ductus normal sein. Bei großem Ductus ergeben sich die Zeichen der Rechtsherzbelastung im EKG sowie eine Herzvergrößerung und vermehrte Lungengefäßzeichnung im Röntgenbild.

Die Größe des Kurzschlusses kann u. a. aus peripheren Indikatorverdünnungskurven geschätzt werden. Die Sicherung der Diagnose erfolgt durch Rechts- und Linksherzkatheterisierung (Abb. 82). Dabei ist das Ausmaß der pulmonalen Hypertonie sowie die Größe des Links-Rechts-Shunts von Bedeutung. Wichtig für die Therapie ist die direkte angiographische Darstellung des Ductus durch Kontrastmittelinjektion in die Aorta oder direkt in den Ductus.

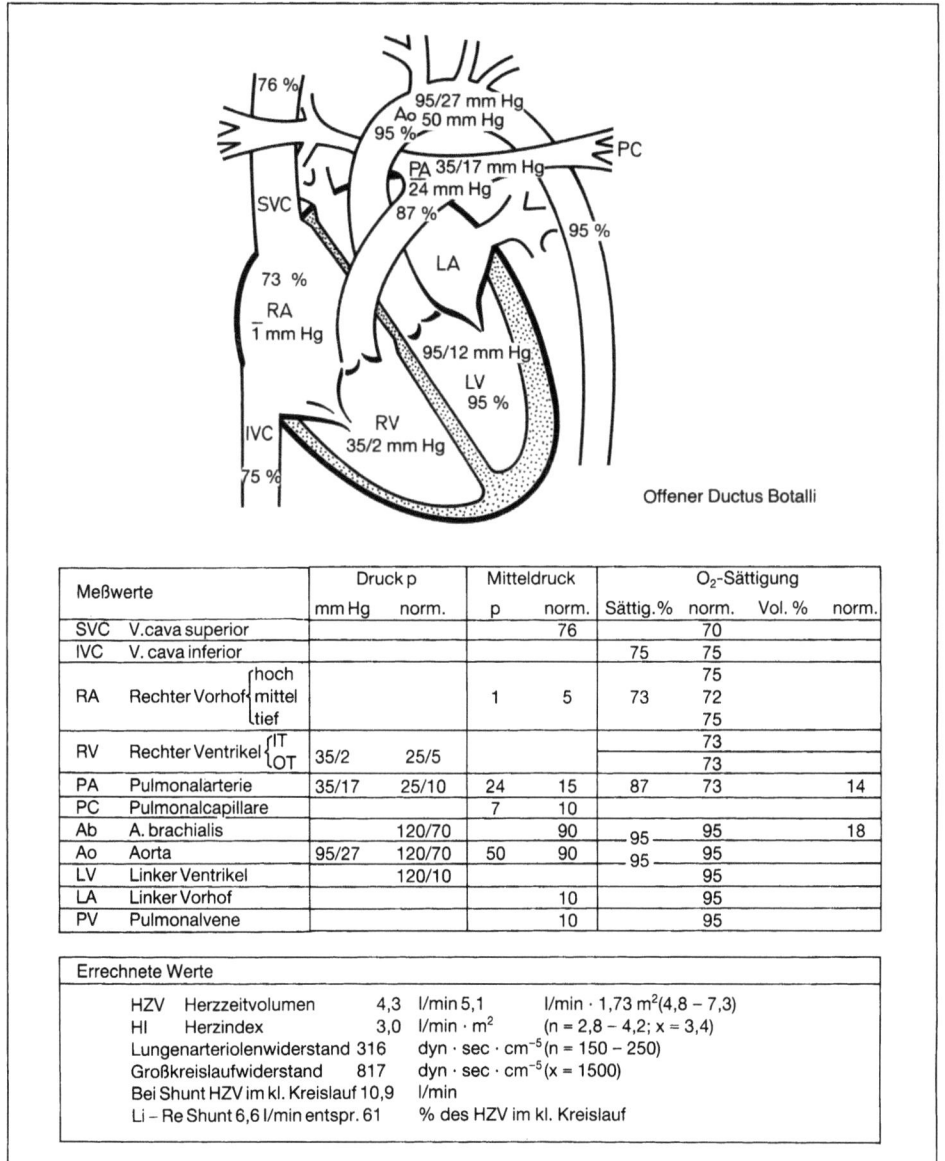

Offener Ductus Botalli

Meßwerte		Druck p mm Hg	Druck p norm.	Mitteldruck p	Mitteldruck norm.	O_2-Sättigung Sättig. %	O_2-Sättigung norm.	O_2-Sättigung Vol. %	O_2-Sättigung norm.
SVC	V.cava superior				76		70		
IVC	V. cava inferior					75	75		
RA	Rechter Vorhof hoch						75		
RA	Rechter Vorhof mittel			1	5	73	72		
RA	Rechter Vorhof tief						75		
RV	Rechter Ventrikel IT	35/2	25/5				73		
RV	Rechter Ventrikel OT						73		
PA	Pulmonalarterie	35/17	25/10	24	15	87	73		14
PC	Pulmonalcapillare			7	10				
Ab	A. brachialis		120/70		90	95	95		18
Ao	Aorta	95/27	120/70	50	90	95	95		
LV	Linker Ventrikel		120/10				95		
LA	Linker Vorhof				10		95		
PV	Pulmonalvene				10		95		

Errechnete Werte			
HZV	Herzzeitvolumen	4,3 l/min 5,1	l/min · 1,73 m² (4,8 – 7,3)
HI	Herzindex	3,0 l/min · m²	(n = 2,8 – 4,2; x = 3,4)
	Lungenarteriolenwiderstand	316	dyn · sec · cm⁻⁵ (n = 150 – 250)
	Großkreislaufwiderstand	817	dyn · sec · cm⁻⁵ (x = 1500)
	Bei Shunt HZV im kl. Kreislauf	10,9	l/min
	Li – Re Shunt 6,6 l/min entspr.	61	% des HZV im kl. Kreislauf

Abb. 82. Herzkatheterbefunde bei offenem Ductus Botalli mit großem Links-rechts-Shunt. Leichte pulmonale Hypertonie und erniedrigter diastolischer Aortendruck als indirekte Folge des Vitiums. Der Ductusverschluß erfolgte ohne Operation mit Katheterhilfe.

8.4.3 Therapie

Der Verschluß des persistierenden Ductus kann durch operative Unterbindung und Durchtrennung erfolgen. Die Operation ist in der Regel nicht schwierig. Beim Erwachsenen besteht aber eine gewisse Gefahr der Blutung infolge degenerativer Veränderungen in der Gefäßwand des Ductus.

Der Verschluß kann auch nichtoperativ mit Katheterhilfe nach einem von Porstmann entwickelten Verfahren erfolgen: Der Ductus wird von der Aorta aus sondiert und ein Führungsdraht bis in die Pulmonalarterie vorgeschoben. Über einen Rechtsherzkatheter wird dieser Führungsdraht in der Pulmonalarterie mit einer Schlinge eingefangen und bis zur Femoralvene herausgezogen. Es entsteht eine Verbindung von der A. femoralis über Aorta und Ductus in die A. pulmonalis und weiter über den rechten Ventrikel, rechten Vorhof und die V. cava bis zur V. femoralis. Auf diesem Führungsdraht kann ein Kunststoffpfropfen von der Femoralarterie bis in den Ductus vorgeschoben und dort fest verankert werden. Der Hyalonstopfen muß dabei in seiner Größe und Form der Weite des individuellen Ductus genau angepaßt sein. Die Erfahrung über viele Jahre hat gezeigt, daß mit diesem Verfahren ohne Operation ein zuverlässiger Ductusverschluß möglich ist.

8.5 Fallot-Tetralogie

Diese Mißbildung führt in der Regel zu so auffallenden Symptomen, daß sie im frühen Kindesalter diagnostiziert und therapiert wird. Die Therapie der Wahl ist die operative Korrektur. Bei zu kleiner Pulmonalarterie und im Kleinkindesalter erfolgt palliativ eine Verbindung vom großen zum kleinen Kreislauf durch operative Fistelbildung der A. subclavia mit einem Lungengefäß. Im Erwachsenenalter kommt der Morbus Fallot vorwiegend dann vor, wenn eine operative Korrektur im Kindesalter abgelehnt wurde oder nicht durchführbar war.

8.5.1 Pathologie

Die Mißbildung besteht in einem Ventrikelseptumdefekt, einer infundibulären und eventuell valvulären Pulmonalstenose sowie einer nach rechts verlagerten über dem Ventrikelseptum reitenden Aorta. Infolge Angleichung des rechtsventrikulären an den linksventrikulären Druck kommt es zur Hypertrophie des rechten Ventrikels.

Für die Möglichkeiten der operativen Korrektur ist vor allem die Mißbildung der Pulmonalarterie im Sinne der Hypoplasie von Bedeutung.

8.5.2 Klinik

Es besteht eine ausgeprägte Mischblutzyanose. Die Kinder können sich durch Hockerstellung Erleichterung verschaffen. Häufig besteht eine Auftreibung der Fingerendglieder (Trommelschlegelfinger).

Auskultatorisch finden sich die Symptome der Pulmonalstenose und des Ventrikelseptumdefekts nebeneinander. Im EKG bestehen meist schwere Zeichen der Rechtsherzhypertrophie.

Im Röntgenbild besteht eine Herzvergrößerung, besonders nach rechts und eine Rarefizierung der Lungengefäßzeichnung. Der Aortenbogen liegt rechts (Abb. 83)

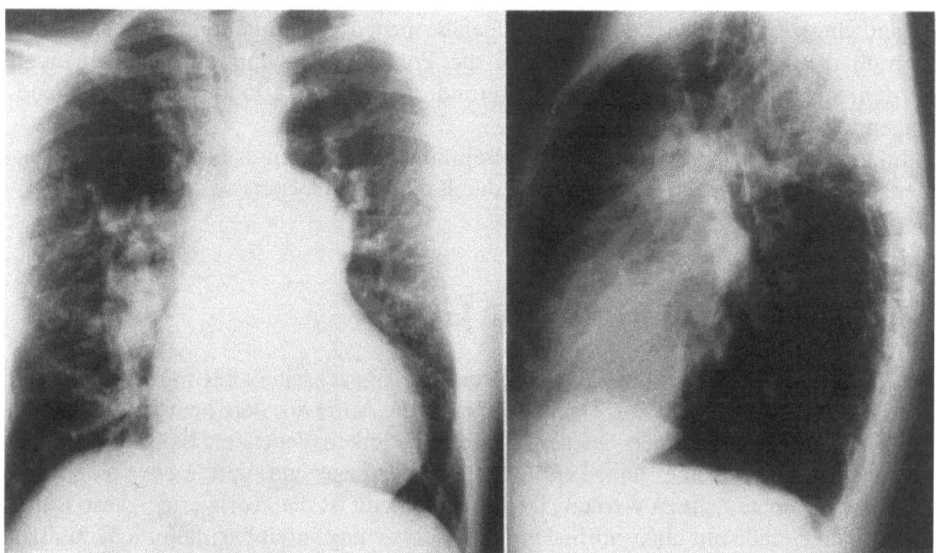

Abb. 83. Röntgenbild bei einem Erwachsenen mit Morbus Fallot

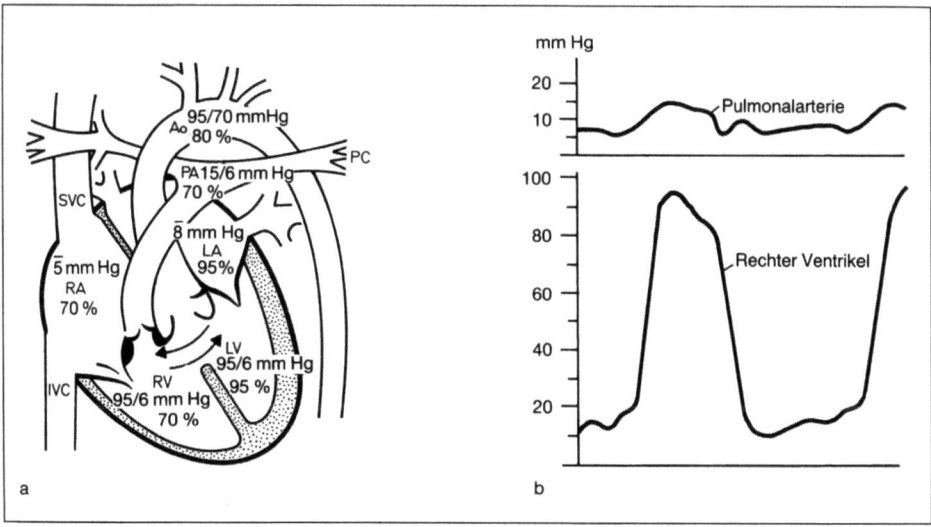

Abb. 84. Herzkatheterbefunde bei M. Fallot. a) Druckangleich in beiden Ventrikeln, gekreuzter Shunt auf Ventrikelebene; Pulmonalstenose. b) Druckkurve aus der Pulmonalarterie und dem rechten Ventrikel zeigt einen Gradienten von 80 mm Hg.

Echokardiographisch ist meist eine vollständige Diagnose möglich, die Sicherung erfolgt durch Herzkatheter (Abb. 84).

8.5.3 Therapie

Wenn immer möglich wird die operative Korrektur angestrebt. Ist diese beispielsweise wegen schwerer Hypoplasie der Pulmonalgefäße nicht oder nur unbefriedigend möglich, so muß die Rechtsherzinsuffizienz und die Polyglobulie symptomatisch behandelt werden. Steht die Polyglobulie im Vordergrund, sind unter Umständen Aderlaßbehandlungen indiziert.

Im Gegensatz zum isolierten Ventrikelseptumdefekt kommt es nicht zu einer Eisenmenger-Reaktion, da die Lungengefäße durch die Pulmonalstenose geschützt sind.

8.6 Transposition der großen Gefäße

Die Transposition der großen Gefäße kommt im Erwachsenenalter nur im Sinne der korrigierten Transposition vor. Dabei entspringt die Aorta aus dem anatomisch rechten Ventrikel, die A. pulmonalis aus dem anatomisch linken Ventrikel. Langzeitbeobachtungen zeigen, daß beide Ventrikel durchaus in der Lage sind, den unphysiologischen Anforderungen gerecht zu werden. Dementsprechend ist die korrigierte Transposition der großen Gefäße mit einer normalen Lebenserwartung vereinbar, falls nicht zusätzliche Mißbildungen vorliegen.

8.7 Ebstein

Während die Trikuspidalatresie nur im Kleinkinderalter vorkommt, hat die Ebsteinsche Anomalie eine bessere Prognose und wird auch bei Erwachsenen gelegentlich beobachtet. Dabei ist die Trikuspidalis von der Vorhofkammergrenze in den rechten Ventrikel verlagert. Es entsteht ein „atrialisierter" Teil des rechten Ventrikels. Das intrakardiale EKG ist für die Diagnose hilfreich. Eine operative Korrektur ist meist möglich.

9. Herzmuskelerkrankungen

9.1 Begriffsbestimmung, Entstehung, Einteilung

Es handelt sich um Erkrankungen des Herzmuskels, deren Genese großenteils unbekannt ist. Nur bei wenigen Patienten ist die Myokardschädigung auf bekannte Grundkrankheiten zurückzuführen. Die Vielfalt der Nomenklatur spiegelt die rasche Zunahme der Erkenntnisse über diese Krankheitsgruppe wider, wobei aus ihr gleichzeitig der Wandel der Lehrmeinungen abgeleitet werden kann. Allein für die hypertrophische Form der Herzmuskelerkrankung existieren mehr als fünfzig verschiedene Bezeichnungen.

Es besteht Einmütigkeit darüber, daß es sich um Erkrankungen des Herzmuskels handelt. Eine generelle Bezeichnung als Myokardiopathie im Gegensatz zur Myokarditis wäre daher gerechtfertigt. Meistens spricht man jedoch von Kardiomyopathien, obwohl eine solche Bezeichnung unlogisch erscheint, da man auch nicht von Kardiomyositis sondern von Myokarditis redet.

Die früher übliche Unterscheidung primärer von sekundären Herzmuskelerkrankungen im Sinne der Erkrankungen ohne oder mit bekannter Ursache wurde verlassen, da sie im Einzelfall oft nicht zu treffen ist.

Dagegen wurde die Einteilung nach dem Erscheinungsbild akzeptiert, dabei wird die dilative von der hypertrophischen Form unterschieden (Abb. 85). Die dilative Form geht mit einer Ventrikelerweiterung einher, während die hypertrophische Form zur Wandverdickung besonders im Septumbereich und zur vorwiegend nach innen gerichteten Zunahme der Herzmuskelmasse führt. Als restriktive Formen werden Myokarderkrankungen bezeichnet, bei denen der Elastizitätsverlust des Herzmuskels im Vordergrund steht.

9.1.1 Pathologie, Pathogenese, Pathophysiologie

Bei der dilativen und hypertrophischen Form handelt es sich um Herzmuskelerkrankungen mit Vermehrung der Muskelmasse. Bei der dilativen Form geht die Herzmuskelhypertrophie mit einer Kontraktionsstörung und Dilatation einher, so daß das Ventrikelkavum erweitert ist, während bei der hypertrophischen Form die Kontraktionsfähigkeit der Fasern normal bis übernormal ist und die Zunahme der Herzmuskelmasse nach innen mit einem normalen oder verkleinerten Ventrikel einhergeht. Das verminderte Herzschlagvolumen bei dieser Erkrankung kommt u. a. durch eine Einflußbehinderung in den linken Ventrikel zustande, während bei der dilativen Form dafür die Auswurfunfähigkeit verantwortlich ist. Pathophysiologisch geht die dilative Form mit einer Verminderung der Kontraktionsfähigkeit einher, die hypertrophische mit normaler oder

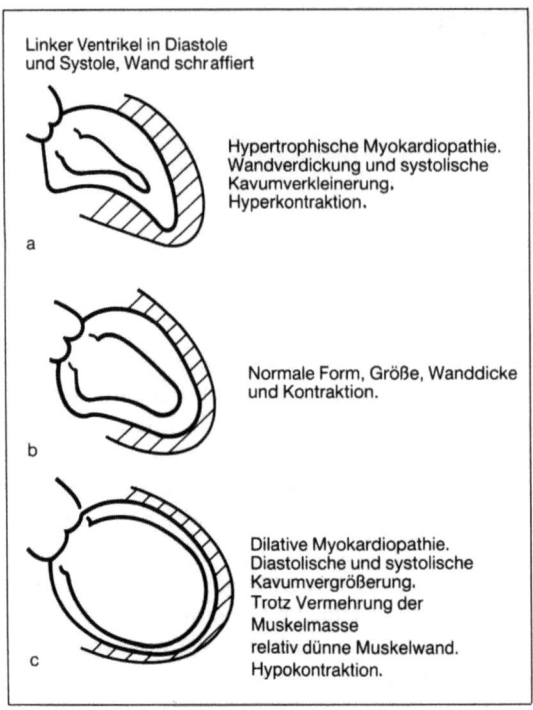

Abb. 85. Linker Ventrikel bei hypertrophischer und dilativer Myokardiopathie im Vergleich zum Normalen

vermehrter Kontraktionsfähigkeit. Die dilative Form führt vorwiegend zur systolischen, die hypertrophische vorwiegend zur diastolischen Funktionsstörung.

9.2 Dilative Myokardiopathie

9.2.1 Definition, Vorkommen

Die Frühform wird gelegentlich als latent bezeichnet, eine Sonderform auch als Syndrom X. Die Erkrankung ist durch eine verminderte Kontraktionsfähigkeit der Herzmuskelfasern bestimmt. Es kommt zur Ventrikelerweiterung und damit zur Erhöhung der diastolischen Faserspannung. Die Auswurffraktion ist vermindert, das systolische Restvolumen erhöht.

In den letzten zwei Jahrzehnten wurde die Erkrankung gehäuft beobachtet. Es ist jedoch zweifelhaft, ob es sich um eine echte Zunahme handelt. Wahrscheinlich ist die verbesserte Diagnostik allein für die Häufung verantwortlich, besonders weil durch die Koronarangiographie und Echokardiographie eine bessere Abgrenzung von der koronaren Herzerkrankung gelingt.

9.2.2 Pathologie, Pathogenese, Pathophysiologie

Neben der Erweiterung der Herzhöhlen steht pathologisch-anatomisch die starke Zunahme der Herzmuskelmasse – ablesbar an einer Zunahme des Herzgewichts – im Vordergrund. Histologisch ist als Ausdruck der Hypertrophie eine Zunahme des mittleren Herzmuskelfaserdurchmessers, also eine Faserhypertrophie sowie eine Zunahme des mittleren Kernvolumens nachweisbar. Charakteristisch ist ein Verlust an Myofibrillen und elektronenmikroskopisch degenerative Veränderungen an einzelnen Zellorganellen, insbesondere den Mitochondrien; eine wesentliche Fibrose, das heißt, eine Bindegewebsvermehrung findet sich etwa bei einem Drittel der Kranken (Abb. 86).

Die Ursache der Krankheit ist in der Regel unbekannt. Immer wieder wurde die mögliche Entstehung als Folge einer viralen Myokarditis diskutiert. Diese Annahme wird aber weder durch histologische Befunde gesichert, noch durch entsprechende klinische Verlaufsbeobachtungen erhärtet (s. a. Myokarditis).

In Einzelfällen wird ein familiäres Auftreten beobachtet. Wenn zwei Geschwister erkranken, sind die Merkmale der Erkrankung meist weitgehend identisch und unterscheiden sich nur im Schweregrad bzw. der zeitlichen Entwicklung.

Die mögliche Auslösung der Erkrankung durch Alkohol, insbesondere starken Bierkonsum wird generell akzeptiert, zumal ein Teil dieser Patienten nach Weglassen des Biers eine Rückbildung sämtlicher Krankheitszeichen einschließlich der Herzvergrößerung aufweisen. Auch die Entstehung durch kardiotoxische Substanzen wie Adriamyzin ist gesichert.

9.2.3 Klinik

Am häufigsten wird über Symptome wie Leistungsschwäche, Kurzatmigkeit und Unterschenkelödeme geklagt. Häufig wird die Erkrankung zufällig aufgrund eines vergrößerten Herzschattens im Röntgenbild entdeckt. Nicht selten treten die ersten Symptome nach oder während eines fieberhaften Infekts auf. Eine ursächliche Verknüpfung mit einer Virusmyokarditis liegt dann nahe. Bei genauer Erhebung der Anamnese lassen sich jedoch in aller Regel schon vorher bestehende Symptome nachweisen, insbesondere findet man meist eine vorher bestehende Herzvergrößerung, wenn eine früher angefertigte Thoraxaufnahme zum Vergleich herangezogen wird.

Rhythmusstörungen finden sich in der Mehrzahl der Fälle, meist in Form von Extrasystolen ventrikulären und supraventrikulären Ursprungs. Vorhofflimmern ist nicht selten, alle Formen von atrioventrikulären und intraventrikulären Leitungsstörungen sowie ventrikuläre Tachykardien kommen vor.

Bei der körperlichen Untersuchung sind im fortgeschrittenen Stadium die Zeichen der Rechts- oder Linksherzinsuffizienz nachweisbar. Auskultatorisch kann ein 3. Herzton oder eine relative Mitralinsuffizienz vorliegen.

Im EKG zeigen sich außer Rhythmusstörungen verschiedene Formen von Leitungsstörungen sowie nicht selten infarkttypische QRS-Veränderungen. Diese kommen möglicherweise durch Herzmuskelschwielen zustande. Linkshypertrophiezeichen sind häufig. Insgesamt ist das EKG meist pathologisch, jedoch selten diagnostisch wegweisend.

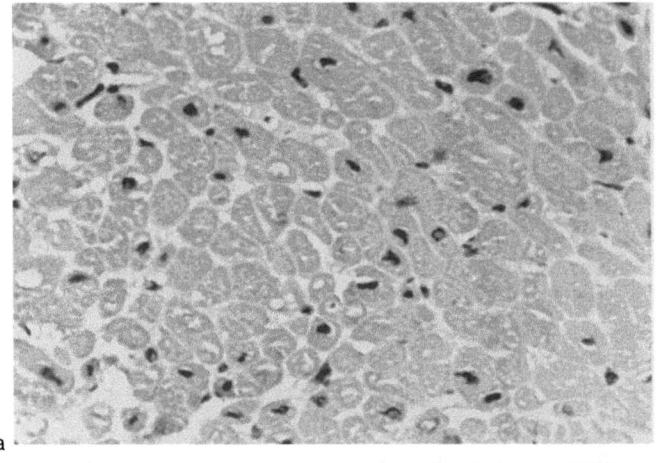

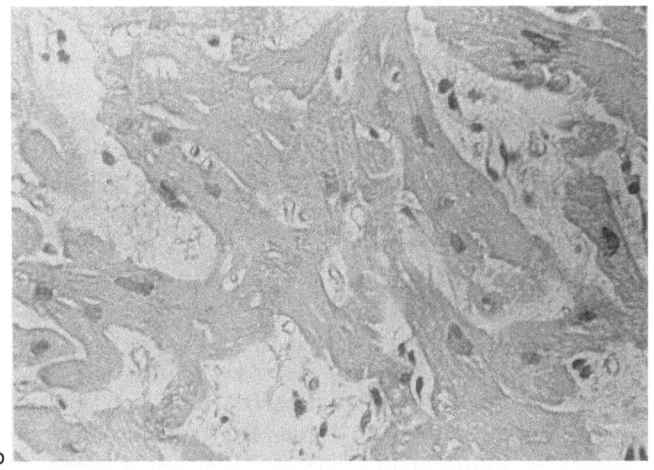

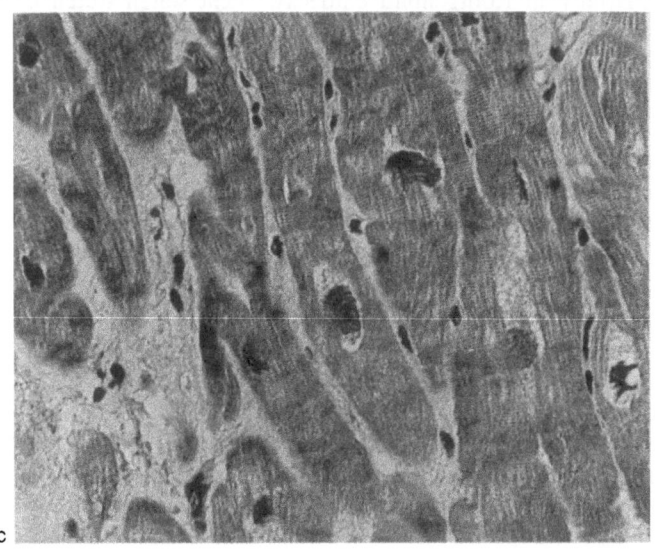

Abb. 86. Herzmuskelbiopsien aus dem linken Ventrikel. a) Normales Myokard. b) ungeordnete Faserrichtung bei hypertrophischer Myokardiopathie c) Zellhypertrophie und interstitielle Fibrose bei dilativer Myokardiopathie. (Histologische Präparate des Senckenbergischen Pathologischen Instituts der Universität Frankfurt).

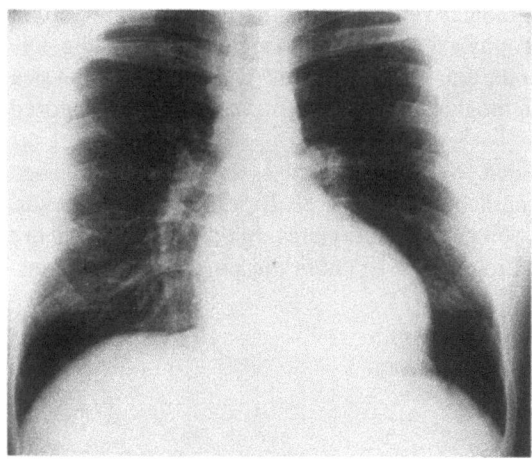

Abb. 87. Mäßiggradige Herzvergrößerung bei dilativer Myokardiopathie

Im Echokardiogramm ist die Erweiterung der Herzhöhlen, insbesondere des linken Ventrikels mit reduzierter Verkürzungsfraktion charakteristisch.

Im Röntgenbild kommt es frühzeitig zu einer Herzvergrößerung, die Herzform weicht vom normalen Bild ab und nähert sich einer Kugel an (Abb. 87). Das Herzvolumen ist stark vergrößert. In Frühfällen erlaubt die Herzvolumenbestimmung nicht selten am sichersten die Diagnose bzw. Abgrenzung von funktionellen Herzbeschwerden.

Nuklearmedizinisch kann die reduzierte Auswurfrate und das vergrößerte Ventrikelvolumen nachgewiesen werden.

Differentialdiagnostisch kommt vor allem die koronare Herzkrankheit in Betracht. Auch sie führt zu globalen und regionalen Kontraktionsstörungen.

Durch Rechts- und Linksherzkatheterismus läßt sich das Ausmaß der Füllungsdruckerhöhung bestimmen, wobei selbst fortgeschrittene Erkrankungsstadien mit geringer oder ohne Füllungsdruckerhöhung einhergehen können. Wichtig ist der Ausschluß einer koronaren Herzerkrankung. Auch bei sorgfältiger, nichtinvasiver Vordiagnostik erlebt man immer wieder Überraschungen in dem Sinn, daß eine nicht vermutete Koronarsklerose als Grundkrankheit aufgedeckt wird. Aber auch das Umgekehrte kommt vor, wenn eine ST-Senkung unter Belastung nicht als Folge einer Koronarinsuffizienz, sondern einer Myokardiopathie mit Herzmuskelhypertrophie auftritt.

Im Rahmen der Herzkatheteruntersuchung können Biopsien aus dem linken oder rechten Ventrikel entnommen werden. Man gewinnt daraus unter anderem Anhaltspunkte über das Ausmaß der Zerstörung an kontraktilem Myokardgewebe, den Grad der mittleren Zelldurchmesservermehrung und das Vorliegen einer Fibrose (Abb. 86). Eine floride Myokarditis ist selten nachweisbar. Differentialdiagnostisch kommt die Endokardfibrose, Amyloidose, Hämochromatose, Sarkoidose und andere in Betracht.

9.2.4 Therapie

Die Therapie ist symptomatisch und muß sich an den im Vordergrund stehenden Symptomen orientieren. In der Regel ist eine Digitalisierung indiziert. Reizbildungsbeziehungsweise Reizleitungsstörungen machen gelegentlich die Implantation eines

Schrittmachers erforderlich. Bei höhergradiger Ventrikelerweiterung und vermindertem Herzzeitvolumen ist eine Thromboseprophylaxe durch Antikoagulation notwendig. Die Behandlung mit Vasodilatantien und neuerdings besonders mit ACE-Hemmern hat sich bewährt. Kalziumantagonisten können möglicherweise helfen. Von manchen Autoren wurden Betablocker eingesetzt.

Der Verlauf ist individuell verschieden. Meistens kommt es zu einer allmählichen Progression, ein Stillstand und gelegentlich eine deutliche Besserung kommen vor. Frühstadien zeigen nicht selten ein weitgehend stationäres Bild. Bei Kranken mit schwerer Herzinsuffizienz und rascher Progredienz ist unter Umständen die Herztransplantation indiziert (Abb. 88).

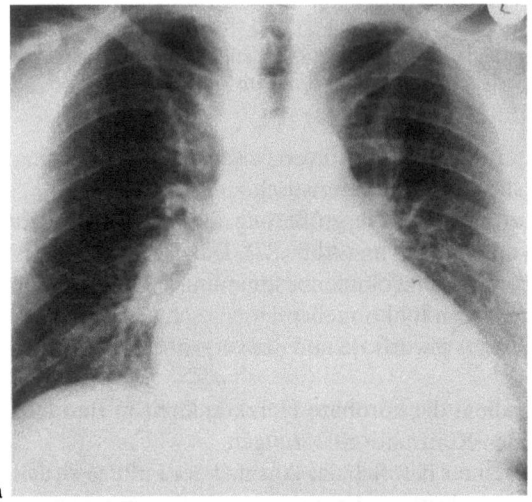

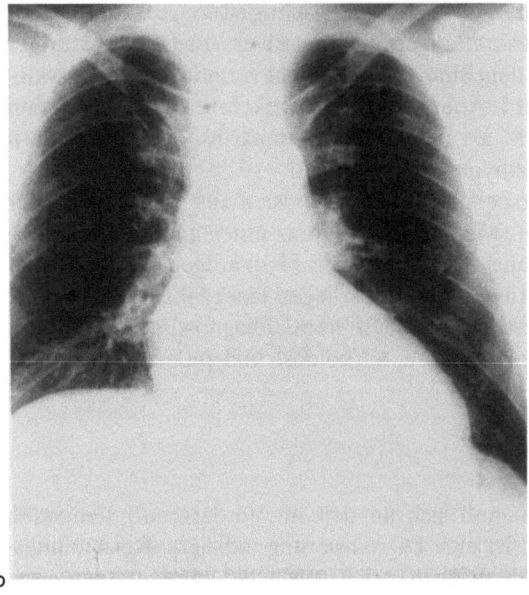

Abb. 88. a) Starke Herzvergrößerung bei dilativer Myokardiopathie. Bei dem 44jährigen Mann mit Herzinsuffizienz im Stadium IV hat sich nach Herztransplantation die Herzgröße normalisiert (b).

9.3 Hypertrophische Myokardiopathie

9.3.1 Definition

Es handelt sich um eine Erkrankung, die mit einer normalen beziehungsweise übernormalen Kontraktionsfähigkeit der Herzmuskelfasern und einer konzentrischen Hypertrophie mit Verkleinerung des Ventrikelkavums einhergeht. Die Zunahme der Herzmuskelmasse im Bereich des Septums und der Ausflußbahn sowie die Hyperkontraktion kann zu einer intraventrikulären Obstruktion führen (obstruktive Form).

9.3.2 Vorkommen, Pathologie, Pathogenese

Die Erkrankung wurde um die Jahrhundertwende erstmals beschrieben, sie wird aber erst seit den fünfziger Jahren klinisch diagnostiziert. Mit Einführung der Echokardiographie hat die Häufigkeit der Diagnose stark zugenommen, ohne daß eine tatsächliche Häufung vorliegen dürfte. Die Erkrankung kommt sporadisch vor, ein familiäres Auftreten ist aber nicht selten, wobei Familien mit besonders schwerer Verlaufsform beschrieben wurden. Bei der Untersuchung von Familienangehörigen können auch asymptomatische, leichte Erkrankungsfälle gefunden werden.

Pathologisch-anatomisch steht die Dickenzunahme des Ventrikelseptums im Vordergrund. Die freie Wand des linken Ventrikels ist in der Regel ebenfalls hypertropiert. Bei einem kleineren Teil der Patienten ist auch der rechte Ventrikel betroffen.

Die Herzklappen selbst sind in der Regel nicht verändert. Die Schlußfähigkeit der Miltralklappe ist jedoch bei einem Teil der Patienten durch die Muskelvermehrung im Bereich des Septums so behindert, daß eine Mitralinsuffizienz resultiert.

Histologisch zeigt sich eine „Texturstörung" der Herzmuskelfasern: vor allem im Septumbereich kommen Muskelbezirke vor, in denen die Faserrichtung ungeordnet ist und sich überschneidet. Ähnliche Störungen werden auch bei der Linkshypertrophie infolge anderer Erkrankungen wie Hypertonie oder Aortenstenose beobachtet; das Ausmaß der Texturstörung ist jedoch bei der hypertrophischen Myokardiopathie besonders groß. Der mittlere Durchmesser der Herzmuskelfasern ist bei einem Teil der Patienten mäßig vermehrt, bei anderen normal. Es ist anzunehmen, daß in diesen Fällen die Zunahme der Herzmuskelmasse durch eine vermehrte Faseranzahl (Hyperplasie) bedingt ist.

Eine Herzmuskelfibrose kann – vor allem in Spätstadien – in ausgeprägtem Umfang bestehen, sie kann aber auch gänzlich fehlen.

Die Pathogenese der in der Regel genetisch determinierten Erkrankung ist unbekannt. Es wurden jedoch vielfache Vermutungen angestellt. So wurde eine Erkrankung im Bereich des sympathischen Nervensystems vermutet. Ein hormonaler Faktor (nerv grow hormon factor) wurde angenommen, der gleichzeitig zu einem übermäßigen Wachstum peripherer Nervenendigungen führen kann; die Erkrankung tritt auch im Rahmen der Neurofibromatose (Recklinghausen-Krankheit) auf. Auch eine Störung der Erregungsleitung im Ventrikel mit einem Beginn der Exzitation in der Basis anstelle der Herzspitze wurde angeschuldigt und eine Behandlung mit in der Ventrikelspitze angelegten Schrittmacherelektroden empfohlen. Neue Befunde weisen auf eine vermehrte Kalziumaktivität in der Herzmuskelzelle, möglicherweise bedingt durch eine Vermehrung von Kalziumkanälen, hin.

Für keine der Theorien haben sich überzeugende Beweise finden lassen. Man kann nach dem heutigen Wissen davon ausgehen, daß es sich um eine genetisch angelegte Disposition für die Erkrankung handelt, wobei die Manifestation im Kindesalter oder auch erst im jüngeren Erwachsenenalter eintritt. Faktoren, die die Manifestation fördern, sind nicht bekannt.

9.3.3 Pathophysiologie

Die übernormale Kontraktionsfähigkeit der Herzmuskelfasern führt zu einer erhöhten Druckanstiegsgeschwindigkeit und Auswurfgeschwindigkeit des linken Ventrikels, dessen Restblutmenge reduziert und Auswurffraktion erhöht ist. Bei der obstruktiven Form der Erkrankung ist die 1. Phase der Ventrikelentleerung unbehindert, während der Ventrikelkontraktion entwickelt sich jedoch eine zunehmende Einengung im Ausflußtrakt, so daß die 2. Phase der Ventrikelentleerung nur unter Überwindung eines Druckgradienten zwischen linker Ventrikelspitze und Auswurfbahn erfolgen kann. Es werden intraventrikuläre Druckgradienten bis über 100 mg Hg gemessen. Trotz normaler beziehungsweise übernormaler Kontraktionsfähigkeit der Ventrikelmuskulatur können dadurch Schlagvolumen und das Herzzeitvolumen stark reduziert sein. Während

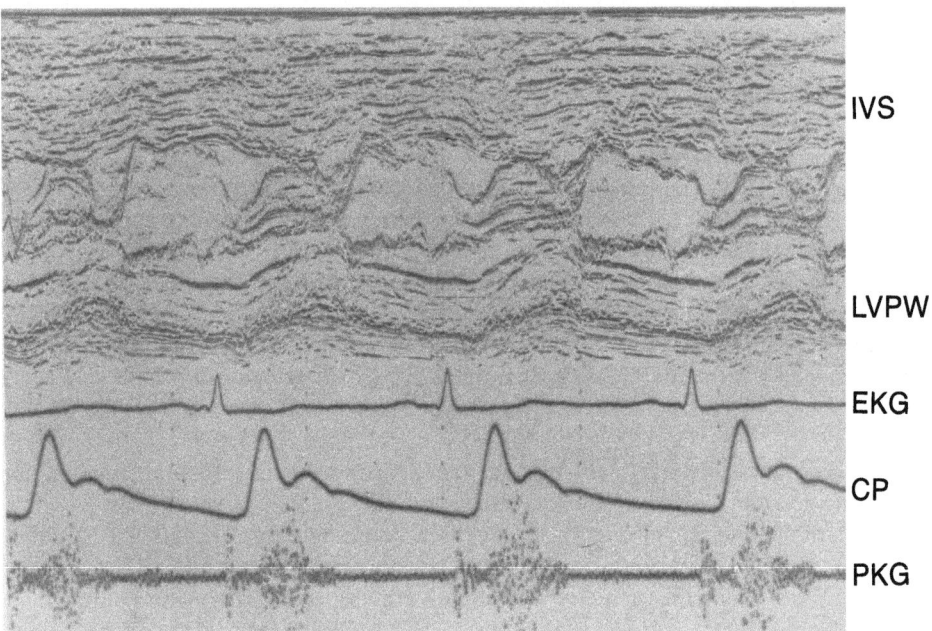

Abb. 89. Hypertrophisch-obstruktive Myokardiopathie. Echokardiographisch Verdickung des Septums und Verkleinerung des Ventrikelkavums. Systolische Vorwärtsbewegung des vorderen Mitralsegels zum Zeitpunkt des 2. Gipfels in der Karotispulskurve und des systolischen Geräuschs (mod n. 3).
IVS = Septum; LVPW = Hinterwand des linken Ventrikels; CP = Karotispuls; PKG = Phonokardiogramm

man früher die Auswurfbehinderung als alleinige Ursache der Funktionsstörung ansah, wird diese heute auch als Folge der Behinderung des diastolisch in den linken Ventrikel einströmenden Blutes gesehen. Funktionell steht damit die diastolische Ventrikelstörung in Form einer gestörten Dehnbarkeit oder Entspannungsfähigkeit der Ventrikelmuskulatur neben der Auswurfstörung. Es kommt zum starken Anstieg des linksventrikulären Füllungsdrucks mit Hypertrophie und Erweiterung des linken Vorhofs.

Die Entstehung des intraventrikulären systolischen Druckgradienten wurde in den achtziger Jahren kontrovers diskutiert unter der kritischen Fragestellung: Ist der Gradient Ursache oder Folge der Erkrankung? Überzeugende Argumente und besonders dopplersonographische Befunde sprechen dafür, daß die verstärkte Kontraktion zur überhöhten Blutstromgeschwindigkeit führt und daß dadurch das vordere Mitralsegel an das Septum gesaugt wird. Im Echo entsteht das Bild der systolischen Vorwärtsbewegung des Mitralsegels, weil die Mitralklappe sich dem Septum anlegt und dadurch in der zweiten Hälfte der Systole den Ausfluß behindert. Durch die anatomischen Besonderheiten der Erkrankung nämlich die konzentrische Einengung im Ausflußtrakt des linken Ventrikel entsteht ein enger Kanal, der die kontraktionsbedingte hohe Flußgeschwindigkeit des Blutes lokal noch verstärkt.

9.3.4 Verlauf

Es handelt sich um eine ernste Erkrankung mit einer Sterblichkeit von 3–5 % pro Jahr. Die Erkrankung wird vorwiegend im Kindesalter und jüngeren Erwachsenenalter diagnostiziert. Nicht selten kommt es durch die Krankheit bei scheinbar Gesunden zum unerwarteten, plötzlichen Herztod. So ist der plötzliche Herztod bei Sportlern gelegentlich die Folge einer unerkannten hypertrophischen Myokardiopathie. Der Tod tritt infolge tachykarder Rhythmusstörungen ein, es kommen aber auch Todesfälle infolge ungenügender Blutförderung durch extreme Ventrikelfüllungsstörungen vor.

Andererseits werden auch leichtere Verlaufsformen, die über viele Jahre asymptomatisch bleiben, beobachtet. In der Regel zeigt sich eine langsame Progredienz. Zwischen Höhe des Druckgradienten und der Gefährdung bzw. Sterblichkeit besteht bei dieser Erkrankung – ganz im Gegensatz zur valvulären Aortenstenose – keine Beziehung.

9.3.5 Klinik

Die häufigsten Beschwerden sind Luftnot, Herzrhythmusstörungen, Angina pectoris sowie eine Neigung zu Benommenheit, Schwindel oder Synkopen.

Auskultatorisch ist für die obstruktive Form ein systolisches Geräusch über dem 2. Interkostalraum mit einem spätsystolischen Maximum charakteristisch. Das Geräusch kann auch über der Aorta hörbar sein und in die Karotiden fortgeleitet werden. Die begleitende Mitralinsuffizienz ist durch ein systolisches Geräusch über der Spitzenregion mit Ausstrahlung in die Axilla zu erkennen.

Bei der obstruktiven Form findet sich eine Doppelgipfligkeit der arteriellen Pulswelle, die in der Karotispulskurve als zweiter Gipfel vor der Inzisur in Erscheinung tritt.

Echokardiographisch ist die Dickenzunahme der freien Ventrikelwand und des Septums charakteristisch (Abb. 89). Das Verhältnis Septumdicke zu Dicke der freien Wand übersteigt die Norm von 1,3:1.

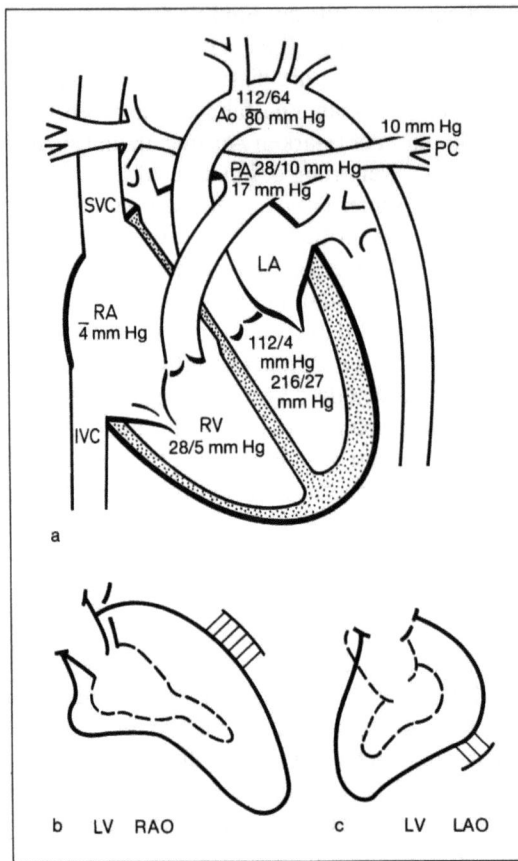

Abb. 90. Herzkatheterbefund bei hypertrophischer Myokardiopathie. Innerhalb des linken Ventrikels findet sich ein systolischer Druckgradient, der nach Valsalvamanöver (mit Ventrikelverkleinerung) 104 (216 minus 112) mm Hg beträgt (a). Im Ventrikulogramm verkleinertes, systolisches Volumen (b) und starke Abknickung zwischen Ein- und Ausflußbahn des linken Ventrikels (c).

Bei Patienten mit der obstruktiven Form zeigt sich in der Systole eine abnorme Vorwärtsbewegung des vorderen Mitralsegels, die zur Einschnürung der Ausflußbahn führt. Bei Beteiligung des rechten Ventrikels ist die Dickenzunahme der rechtsventrikulären Wand erkennbar.

Die Diagnose ist in der Regel nichtinvasiv zu stellen und wird invasiv bestätigt (Abb. 90). Bei Patienten mit Angina-pectoris-Symptomatik kann meistens nur durch Koronarangiographie das Vorliegen einer begleitenden Koronarerkrankung ausgeschlossen oder bestätigt werden.

Die Herzmuskelbiopsie kann die Texturstörung erkennen lassen. Der Befund ist jedoch unspezifisch. Eine bioptisch erkennbare Hypertrophie mit Zunahme des mittleren Herzmuskelzelldurchmessers findet sich nur bei einem Teil der Patienten, bei anderen besteht eine fortgeschrittene Fibrose. Die nichtobstruktive Form kann durch eine myokardiale Speicherkrankheit, Morbus Fabry, die bioptisch zu sichern ist, vorgetäuscht sein.

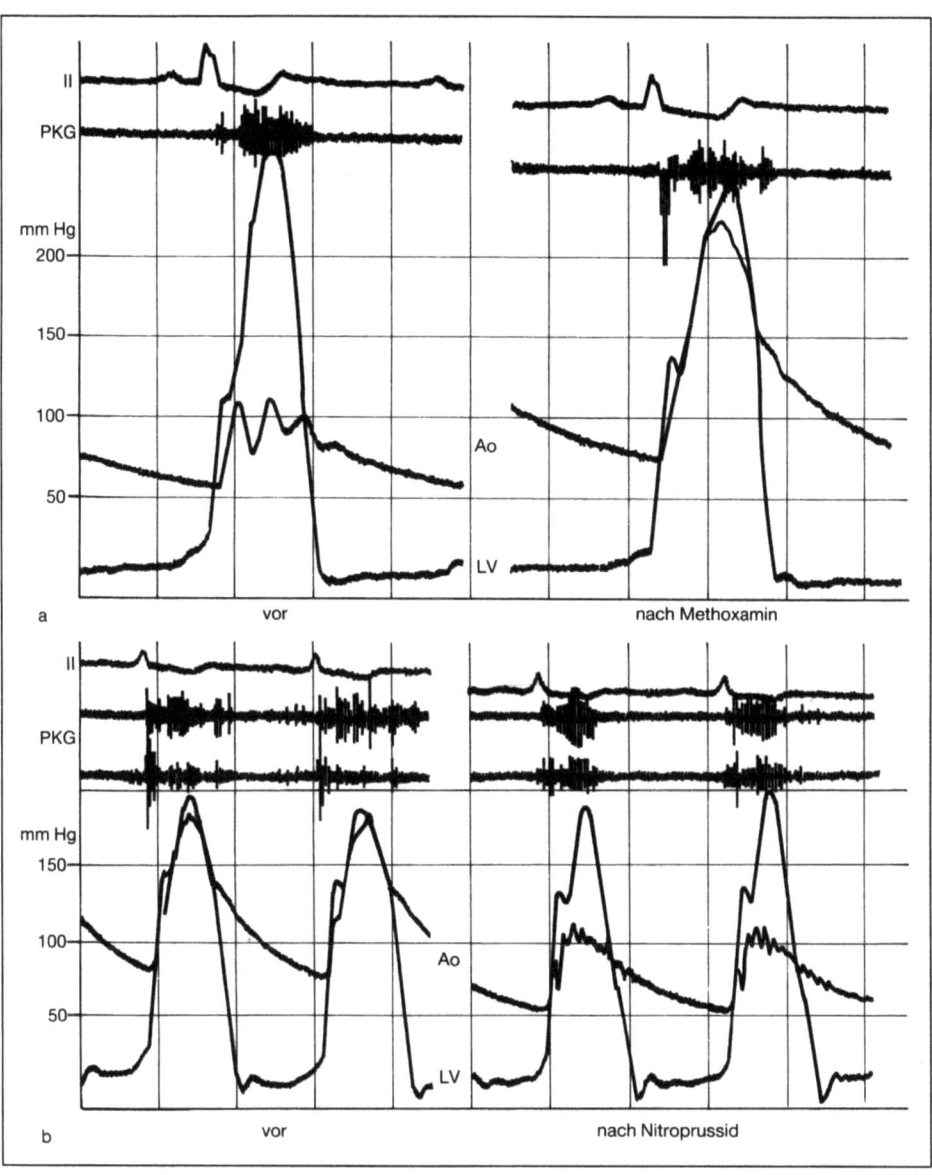

Abb. 91. a) Verminderung des Druckgradienten durch den Vasokonstriktor Methoxamin und b) Wiedererzeugung durch den Vasodilatator Nitroprussid (nach 3)

9.3.6 Therapie

Positiv inotrope Substanzen wie Katecholaminkörper und Digitalis sind kontraindiziert und können zu akuter Verschlechterung führen. Auch Vasodilatantien und insbesondere Nitroglyzerin können die Symptomatik verstärken, weil die Erweiterung der Venen zu einer Abnahme des Vorhofdrucks und damit zu einer noch geringeren Ventrikelfüllung mit konsekutiver Verminderung des Auswurfvolumens führt (Abb. 91). Unter der

Vorstellung der systolischen Auswurfbehinderung durch Überkontraktion erfolgte die Behandlung mit Betarezeptorenblockern. Die Langzeitergebnisse dieser Therapie haben jedoch enttäuscht, insbesondere konnte keine Reduktion der Letalität erzielt werden.

Die Erfolge der hochdosierten Behandlung mit dem Kalziumantagonisten Verapamil sind dagegen besser. Die Substanz führt neben der Reduktion der systolischen Auswurfbehinderung infolge verminderter Auswurfgeschwindigkeit zu einer meßbaren Zunahme der diastolischen Ventrikelfüllung. Es kommt zu einer Beschwerdebesserung und Leistungszunahme. Die Letalität betrug in einer Studie über 10 Jahre aus dem eigenen Arbeitskreis nur 1,5% im Vergleich mit 3–5% in Langzeitbeobachtungen unter anderer Therapie.

Die operative Behandlung mit Myektomie im Septumbereich kann bei therapierefraktären Patienten mit der obstruktiven Form durchgeführt werden. Sie führt meist zu einer deutlichen klinischen Besserung.

9.4 Restriktive Myokardiopathien

Im Vordergrund steht die mangelhafte diastolische Ventrikelerweiterung. Sie ist aber im Gegensatz zur hypertrophischen Form nicht durch eine Myokardhypertrophie verursacht und geht auch nicht mit einer Hyperkontraktion einher. Die Ventrikel sind verkleinert, normal weit oder vergrößert, die systolische Funktion ist zumindest im Frühstadium normal. Ursache kann eine Speicherkrankheit, insbesondere die Amyloidose oder Hämochromatose sein. Beim M. Fabry finden sich Symptome ähnlich wie bei der hypertrophischen, nicht obstruktiven Myokardiopathie. Die Endokardfibrose kann ebenfalls das Bild einer restriktiven Myokarderkrankung hervorrufen, ebenso die Sarkoidose oder Lymphogranulomatose.

10. Hypertonie im großen und kleinen Kreislauf

10.1 Hypertonie im großen Kreislauf

10.1.1 Definition des erhöhten Blutdrucks

Als obere Grenze des normalen Blutdrucks – gemessen nach der Riva-Rocci-Methode – gilt ein Wert von 140/90 mm Hg. Darüberliegende systolische oder diastolische Werte gelten als grenzwertig, ab 150/90 als erhöht. Ob es sich um eine Hypertonie handelt oder nur um einen Gelegenheitshochdruck beziehungsweise eine Situationshypertonie, kann nur durch wiederholte Messungen entschieden werden. Unter körperlicher Belastung und psychischer Erregung kommt es physiologischerweise zu einem erheblichen Druckanstieg mit systolischen Werten bis 300 mm Hg. Ähnlich wie bei der Messung in Ruhe kann die einmalige Messung des Blutdrucks unter körperlicher Belastung keine sichere diagnostische Entscheidung liefern. Langzeitbeobachtungen haben gezeigt, daß Patienten mit grenzwertigem Ruheblutdruck, aber erhöhtem Belastungs-Blutdruck, eine Hypertonie entwickeln können. Es kommt aber auch die umgekehrte Entwicklung vor, man spricht dann von hypertoner Regulationsstörung.

Von großer Bedeutung ist die Erkenntnis, daß Patienten mit grenzwertigem Blutdruck beziehungsweise einem Gelegenheitshochdruck eine besondere Gefährdung im Hinblick auf die Entwicklung einer koronaren Herzkrankheit aufweisen. Diese Gefährdung ist jedoch nicht die Folge des hohen Blutdrucks und nicht abhängig von dessen Höhe. Es handelt sich vielmehr um einen Indikator für das Auftreten der Koronarsklerose, nicht aber um einen Kausalzusammenhang. Die chronische Blutdruckerhöhung im Sinne der Hochdruckkrankheit führt dagegen zu einer Schädigung des Herzens und anderer Organe, die eine positive Korrelation zum Ausmaß der Hypertonie aufweist. Betroffen sind neben dem Herzen besonders die Nieren, das Gehirn und die Retina.

10.1.2 Pathogenese

Für die essentielle Hypertonie ist eine familiäre Veranlagung bekannt. Pathogenetisch wurden eine Reihe von Zusammenhängen gefunden wie vermehrte Empfindlichkeit gegen Kochsalzzufuhr oder veränderte Reaktion der Widerstandsgefäße, ohne daß bisher ein einheitlicher Mechanismus definiert werden kann. Wenig Zweifel besteht am ungünstigen additiven Einfluß der Adipositas, am möglichen Einfluß psychosomatischer Faktoren beziehungsweise der Verarbeitung innerer und äußerer Einflüsse und der eventuellen Flüssigkeitsretention durch vermehrte Kochsalzzufuhr.

10.1.3 Formen der Blutdruckerhöhung

Man kann eine vorwiegend systolische Blutdruckerhöhung von einer Form mit Beteiligung des systolischen und diastolischen Wertes und von einer Form mit besonders hohen diastolischen Werten abgrenzen. Schließlich gibt es eine Erhöhung der Blutdruckamplitude mit erhöhtem systolischem und erniedrigtem diastolischem Wert.

Der renale Bluthochdruck infolge parenchymatöser Nierenerkrankungen geht in der Regel mit einer vorwiegend diastolischen Blutdruckerhöhung einher. Das gleiche gilt für den renovaskulären Hochdruck. Beide Formen entstehen durch vermehrte Renin-Hypertensinwirkung.

Der Bluthochdruck bei Hyperthyreose und Fieber ist durch große Amplitude und Tachykardie gekennzeichnet, im Gegensatz zum Schlagvolumenhochdruck, der als physiologische Anpassung an eine Bradykardie anzusehen ist. Die Erhöhung der Blutdruckamplitude mit meist nur gering erhöhtem systolischen, aber deutlich erniedrigtem diastolischen Wert ist charakteristisch für die Aorteninsuffizienz.

Mit zunehmendem Lebensalter kommt es zu einer Verminderung der Elastizität der Aorta und der großen Arterien. Die mangelnde „Windkesselelastizität" führt zu einer Erhöhung des systolischen Drucks bei meist gleichbleibendem diastolischen Druck.

10.1.4 Klinik

Symptome wie Kopfdruck, Müdigkeit können auftreten, sind aber wenig charakteristisch. Man kann den „blassen" Hochdruckkranken, wie er für die Widerstandshypertonie, besonders bei Nierenerkrankungen, typisch ist, vom „roten" Hochdruckkranken unterscheiden, wie er bei Patienten mit Blutvolumenvermehrung, Plethora und Adipositas auftreten kann. Meistens handelt es sich aber um Mischformen.

Die Blutdruckmessung hat die in dem Abschnitt 2.2.3 geschilderten Kriterien zu berücksichtigen. Bei erhöhtem Wert sind Kontrollmessungen erforderlich, die Messung am anderen Arm ist empfehlenswert. Fehlen die Fußpulse, oder sind diese abgeschwächt, muß die Messung auch am Unterschenkel erfolgen. Bei der Auskultation kann die Akzentuierung des 2. Herztons über dem 2. ICR rechts gegenüber links einen Hinweis geben. Im Phonogramm ist das aortale Segment des 2. Herztons (Aortenklappenschlußton) verstärkt.

10.1.5 Behandlungsprinzipien, Allgemeinmaßnahmen

Nach diagnostischer Abklärung und Festlegung, daß es sich um eine behandlungsbedürftige Hochdruckkrankheit handelt, muß die Notwendigkeit einer Dauerbehandlung mit dem Patienten erörtert werden. Es empfiehlt sich in aller Regel, daß der Patient selbst die Technik der Blutdruckmessung erlernt. Zum Vermitteln der Technik eignet sich ein Stethoskop mit zwei Kopfteilen. Der Kranke soll ein Blutdruckprotokoll führen, in dem auch das Körpergewicht verzeichnet wird. Die Regelung der allgemeinen Lebensweise muß ausreichenden Schlaf und ausreichende Bewegung beinhalten. Die Beschränkung übermäßiger Kochsalzzufuhr ist generell zu empfehlen, eine eigentliche kochsalzarme Diät nur für einen Teil der Kranken sinnvoll. Nach Möglichkeit ist eine kausale

Behandlung anzustreben. Diese ist zum Beispiel bei der Aortenisthmusstenose und bei der renovaskulären Hypertonie möglich; die Erweiterung stenosierter Nierenarterien gelingt oft mit dem Ballonkatheter.

10.1.5.1 Medikamente

Die medikamentöse Behandlung kann mit verschiedenen Medikamentengruppen begonnen werden. Man wählt zweckmäßigerweise zunächst das Medikament mit den geringsten Nebenwirkungen. Dabei ist das eventuelle Mitvorliegen einer koronaren Herzkrankheit zu berücksichtigen.

10.1.5.1.1 Kalziumantagonisten

Substanzen mit bevorzugter Wirkung auf die glatte Muskulatur peripherer Arterien vom Typ des Nifedipin, aber auch solche mit kardialer und peripherer Wirkung vom Typ des Verapamil sind wirksam. Bei Bradykardie ist Nifedipin, bei Tachykardie Verapamil zu bevorzugen; zum Ausschluß von Störungen der AV-Überleitung ist die Gabe einer Testdosis mit EKG-Kontrolle empfehlenswert.
  Nebenwirkungen sind Ödemneigung (bei Nifedipin) infolge peripherer Vasodilatation und Obstipation (Verapamil). Rhythmusstörungen – besonders supraventrikulären Ursprungs – und pektanginöse Beschwerden werden durch Verapamil in der Regel günstig beeinflußt. Verapamil muß in einer Dosis von 250–500 mg pro Tag gegeben werden. Bei dem weitgehend wirkungsgleichen Gallopamil genügen 100–200 mg.

10.1.5.1.2 Betarezeptorenblocker

Die antihypertensive Wirkung tritt in der Regel erst nach einer Behandlungsdauer von 1–2 Wochen deutlich in Erscheinung; Patienten mit vermehrtem betaadrenergem Antrieb sprechen dagegen rasch an. Medikamente mit betamimetischer Eigenwirkung (zum Beispiel Pindolol) wirken weniger bradykardisierend als solche mit rein blockierender Wirkung (zum Beispiel Propranolol).
  Nebenwirkungen sind allgemeine Müdigkeit, Alpträume, Muskelermüdung, Potenzschwäche. AV-Überleitungsstörungen können verstärkt oder ausgelöst werden und sollten durch eine Testdosis mit EKG-Kontrolle ausgeschlossen werden; starke Bradykardien bis zum AV-Block und Sinusstillstand können auftreten. Eine Bronchialobstruktion kann verstärkt werden. Die Angina pectoris wird in der Regel günstig beeinflußt, es gibt jedoch Kranke mit angiospastischer Komponente, die auf Betablocker mit einer Verstärkung der Angina pectoris reagieren.

10.1.5.1.3. Alphablocker, periphere Vasodilatantien

Alphablocker wie Prazosin und Vasodilatantien wie Hydralazin entfalten ihre Wirkung durch Erniedrigung des pheripheren Widerstands, also durch arterioläre Gefäßerweiterung. Substanzen vom Typ des Labetolol besitzen alpha- und betablockierende Eigenschaften.

10.1.5.1.4 Clonidin und Methyldopa

Die Hemmung der Katecholaminausschüttung bewirkt eine Blutdrucksenkung und Bradykardie. Die Wirkung kommt vorwiegend durch Stimulierung zentraler Alpha-2-Rezeptoren zustande.

10.1.5.1.5 Angiotensin-Converting-Enzym-(ACE)-Hemmer

Die Wirkung ist am ausgeprägtesten, falls an der Entstehung des Hochdrucks der Renin-Angiotensin-Mechanismus beteiligt ist. Die Ausschaltung dieses Wirkungsmechanismus kann selten zu Gefährdungen führen, beispielsweise beim Vorliegen einer kritischen Nierenarterienstenose.

10.1.5.1.6 Saluretika

Der primäre Einsatz von Saluretika erscheint heute in der Regel nicht mehr gerechtfertigt, da Nebenwirkungen wie vorübergehende Bluteindickung mit Thromboseneigung, diabetogene Wirkung und Wirkungen auf den Fettstoffwechsel ungünstig sein können. Diuretika müssen jedoch eingesetzt werden, wenn unter anderen Substanzen eine vermehrte Flüssigkeitsretention eintritt oder durch diese allein keine genügende Blutdruckreduktion erreichbar ist.

10.1.5.2 Behandlung der Blutdruckkrise

Der krisenhafte Blutdruckanstieg erfolgt häufig im Zusammenhang mit einer besonderen Belastung beziehungsweise Erregung. Eine Sedierung ist in manchen Fällen ausreichend wirksam. Eine rasche, aber nicht abrupte Blutdrucksenkung kann man durch Gabe von Nitroglyzerin erzielen. Der Blutdruck läßt sich ohne Kollapsgefahr einstellen, wenn mit einer kleinen sublingualen Dosis (zunächst wenige Tropfen aus einer Nitroglyzerinkapsel sublingual) begonnen wird. Durch wiederholte sublinguale Gaben im Abstand von zunächst 10 min, später 20–30 min, ist meist eine gute Einstellung erzielbar, in schwierigen Situationen erfolgt die „Titrierung" durch intravenöse Perfusion. Auch Nifedipin ist in ähnlicher Weise einsetzbar.

10.2 Hypertonie im kleinen Kreislauf

10.2.1 Entstehung, Verlauf

Die primäre pulmonale Hypertonie ist meist angeboren. Sie kann sich erst im Kinder- oder Jugendalter manifestieren, in leichteren Fällen auch erst im Erwachsenenalter. Erworbene Formen kamen besonders durch Einnahme von Amphetaminappetitzüglern (Menozil) zustande. Eine symptomatische pulmonale Hypertonie entsteht häufig als Folge einer Mitralstenose oder eines Ventrikelseptumdefekts. Auch Erkrankungen des linken Herzens wie Aortenklappenfehler können über eine Stauung vor dem linken

Herzen zu schwerer pulmonaler Hypertonie führen. Eine der häufigsten Ursachen im Erwachsenenalter ist die Lungenembolie, nicht selten in Form multipler, vom Patienten nicht wahrgenommener Mikroembolien.

Die Entwicklung des pulmonalen Hochdrucks verläuft in der Regel über ein Stadium der labilen, reversiblen Hypertonie und mündet in ein Stadium des fixierten, irreversiblen Hochdrucks ein. Die pulmonal-arteriolären Lungenwiderstandsgefäße zeigen dabei infolge der Hochdruckeinwirkung eine allmähliche Wanddickenzunahme, die zur fixierten pulmonalen Hypertonie führt.

10.2.2 Klinik

Bei der Auskultation ist die Akzentuierung des 2. Herztons über der Pulmonalklappe charakteristisch. Eine fixierte Spaltung des 2. Herztons ist wie bei anderen Belastungen des rechten Herzens vorhanden. Im Phonogramm ist die Akzentuierung des Pulmonalsegments erkennbar. Bei fortgeschrittener pulmonaler Hypertonie kommt es zur Zyanose, häufig verstärkt durch Polyglobulie. Bei angeborenen Formen können Uhrglasnägel und Trommelschlegelfinger auftreten. In schweren Fällen kommt es zur Rechtsherzinsuffizienz.

Im EKG findet sich eine Rechtshypertrophie, im Echokardiogramm eine Hypertrophie und Dilatation des rechten Ventrikels.

Im Röntgenbild sind die zentralen Lungengefäße erweitert, die peripheren Lungengefäße zeigen eine normale Weite oder sind eng. Es findet sich ein auffallender Kalibersprung („Amputation der Hilusgefäße").

10.2.3 Therapie

Die symptomatische pulmonale Hypertonie ist durch Therapie der Grundkrankheit meistens gut behandelbar. Auch bei Patienten mit pulmonalem Hochdruck von über 100 mm Hg systolisch kommt es nach operativer Korrektur eines Aortenvitiums stets, eines Mitralvitiums meist zur Normalisierung der Druckwerte.

Bei primärer pulmonaler Hypertonie, bei nicht behandelbarem Grundleiden oder bei fortgeschrittener fixierter pulmonaler Hypertonie (Eisenmenger-Reaktion) wird die medikamentöse Behandlung versucht. Die Erfolge sind aber in der Regel wenig eindrucksvoll. Am besten ist es, im Rahmen einer Rechtsherzkatheteruntersuchung, mit dem Einschwemmkatheter zu prüfen, welches Medikament eine Drucksenkung bewirkt und subjektiv gut toleriert wird. In Betracht kommen Vasodilatantien wie Nitroglyzerin, Kalziumantagonisten, Alphablocker. Bei Patienten mit sekundärer Polyglobulie kann die Aderlaßbehandlung eine gute symptomatische Besserung bringen. Bei rezidivierenden Lungenembolien als Grundkrankheit der pulmonalen Hypertonie ist die Antikoagulation indiziert.

11. Kreislaufregulationsstörungen

11.1 Hyperkinetische und hypertone Regulationsstörungen

11.1.1 Definition

Das hyperkinetische Herzsyndrom ist durch Tachykardie und Hyperzirkulation, also durch vermehrtes Herzzeitvolumen bei verminderter arteriovenöser Ausschöpfung gekennzeichnet. Es geht häufig mit einer Neigung zu erhöhtem Blutdruck einher. Abzugrenzen ist die Neigung zur überschießenden regulativen Blutdruckerhöhung ohne Hyperzirkulation. Diese Reaktionsform wird als hypertone Regulationsstörung bezeichnet, wenn sie unter Belastung und als Situationshypertonie, wenn sie in Ruhe auftritt. Während das hyperkinetische Herzsyndrom eine meist lebenslang bestehende Störung darstellt, können andere Regulationsstörungen und die Situationshypertonie in wechselndem Ausmaß auftreten und sich wieder zurückbilden. Kennzeichnend für das hyperkinetische Herzsyndrom ist ein Anstieg der Belastungsherzfrequenz über die leistungsentsprechende Norm (Abb. 92).

11.1.2 Vorkommen

Das hyperkinetische Herzsyndrom ist eine nicht seltene Erkrankung. Das weibliche Geschlecht ist bevorzugt. Es kann mit psychischen Auffälligkeiten verbunden sein.

11.1.3 Pathogenese

Das Erscheinungsbild trägt die Züge vermehrter betaadrenerger Aktivität. Eine Erhöhung körpereigener Katecholamie ist jedoch nicht nachweisbar. Die Verminderung parasympathikotoner Aktivität d.h. ein herabgesetzter Vagotonus kann eine Rolle spielen. Von den meisten Autoren wird eine vermehrte Ansprechbarkeit der beta-1-adrenergen Rezeptoren angenommen. Für beide Vermutungen haben neue Forschungen keinen Hinweis erbracht, sodaß eine zentralnervöse Fehlsteuerung in Betracht kommt.

11.1.4 Klinik

Charakteristische Symptome sind Leistungsschwäche und Belastungstachykardie. Häufig wird eine Neigung zu Herzklopfen angegeben. Nicht selten kommt es anfallsartig zu Angstgefühl, innerer Unruhe und Herzrhythmusstörungen. Die Beschwerden ähneln denen, die unter Infusion betaadrenerger Substanzen auftreten.

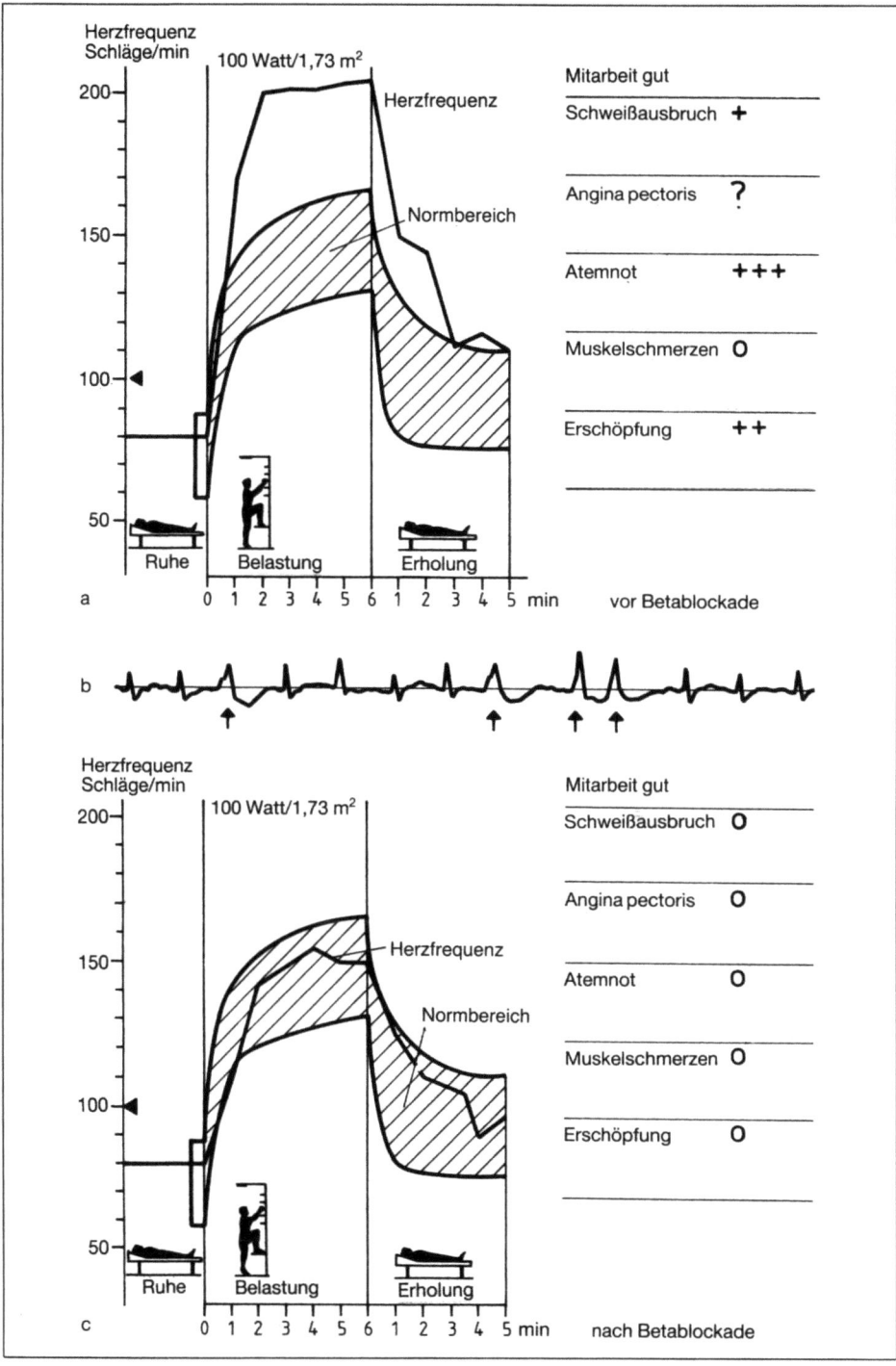

Abb. 92. a) Überschießender Herzfrequenzanstieg und verzögerte Rückkehr zu den Ruhewerten bei hyperkinetischem Herzsyndrom b) im EKG während Belastung zahlreiche ventrikuläre Extrasystolen c) Normalisierung des Frequenzverhaltens nach Gabe eines Betablockers (40 mg Propranolol oral). Nach Betablockade verschwand die Extrasystolie, die Dyspnoe und Erschöpfung waren wesentlich geringer (rechts im Protokoll; s. auch folgende Abb.).

In Ruhe kann eine Tachykardie bestehen, meist ist die Herzfrequenz jedoch nur während und nach Belastung erhöht. Der Blutdruck ist häufig leicht erhöht, bei der Auskultation ist ein systolisches Geräusch über der Herzbasis zu hören.

Entscheidenden Aufschluß liefert die Ergometrie. Man findet eine überschießende Herzfrequenz, besonders deutlich nachweisbar, wenn man das Frequenzverhalten mit Normalwerten, die auf Lebensalter, Geschlecht, Leistung und Körperoberfläche bezogen sind, vergleicht (Abb. 92).

Nach Ausschluß anderer Ursachen wie Hyperthyreose, Entzündungen, konsumierende Erkrankungen kann die Diagnose durch Rechtsherzkatheterismus erhärtet werden. Es finden sich normale bis hochnormale Druckwerte im kleinen Kreislauf. Die Sättigung des venösen Mischblutes in der Pulmonalarterie ist erhöht, die arteriovenöse Sauerstoffdifferenz vermindert. Das Herzzeitvolumen ist in Ruhe und unter Belastung erhöht (Abb. 93).

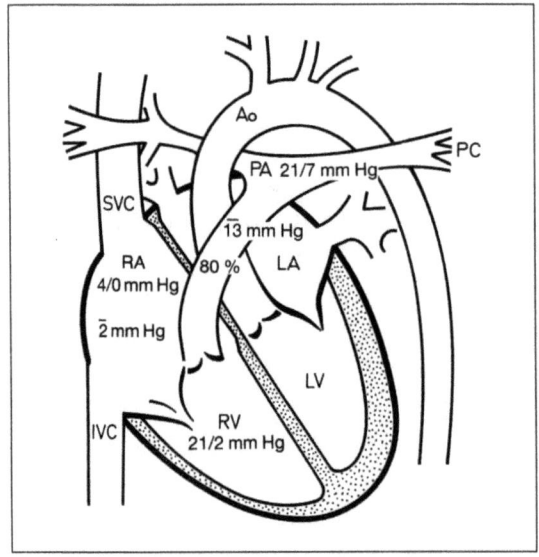

Abb. 93. Rechtsherzkatheterbefund bei einer 28jährigen Frau mit hyperkinetischem Herzsyndrom. Die Sauerstoffsättigung in der Pulmonalarterie (PA) ist infolge verminderter venöser Ausschöpfung und vergrößerten Herzzeitvolumens auf 80% erhöht, die Druckwerte sind normal. Nach Gabe des Betablockers Pindolol Normalisierung von PA-Sättigung und Herzzeitvolumen.

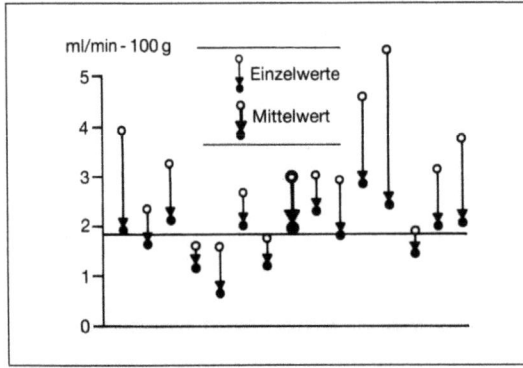

Abb. 94. Muskeldurchblutung im Unterschenkel bei 14 Patienten mit hyperkinetischem Herzsyndrom. Die meisten Werte liegen deutlich über der Norm. Nach Betablockade durch Propranolol zeigt sich eine Normalisierungstendenz der Einzelwerte und des Mittelwertes. Die waagerechte Linie entspricht dem mittleren Normalwert von 1,85 ml/min · 100 g Muskel.

Durch quantitative Messung der Extremitätendurchblutung mit der Venenverschluß-plethysmographie wird die vermehrte Muskeldurchblutung mit verminderter O_2-Ausschöpfung objektiviert (Abb. 94).

11.1.5 Differentialdiagnose, Verlaufsformen

Die Abgrenzung von der Situationshypertonie macht in der Regel keine Schwierigkeiten. Die Unterscheidung vom Trainingsmangel kann schwieriger sein, insbesondere wenn das Syndrom erstmals nach erzwungener Bettruhe etwa im Rahmen einer fieberhaften Erkrankung oder nach Bewegungsmangel etwa im Rahmen einer beruflichen Umstellung auftritt. Beim hyperkinetischen Herzsyndrom deckt die Anamnese in aller Regel schon vorher bestehende Symptome auf, während beim Trainingsmangel die körperliche Leistungsfähigkeit vor Auftreten der Symptome normal war. Der Trainingsmangel pflegt sich nach wenigen Wochen völlig zurückzubilden, während das hyperkinetische Syndrom über Jahre, meist lebenslang, bestehen bleibt.

11.1.6 Therapie

Vor Einleitung einer Behandlung muß dem Patienten klargemacht werden, daß eine Dauerbehandlung erforderlich ist, beziehungsweise der Betroffene mit dem Syndrom auf Dauer leben muß. Durch individuell angepaßte Bewegungstherapie kann es in leichten Fällen gelingen, die Vagusaktivität zu stimulieren und dadurch die Tachykardie zu bremsen, so daß eine ausreichende Leistungsfähigkeit wiedererlangt wird. Auch eine psychotherapeutische Behandlung kann z.B. zur Beherrschung der anfallsartigen Angstzustände bedeutsam sein.

Die medikamentöse Behandlung erfolgt in erster Linie mit Beta-Rezeptorenblockern, die dabei schon in sehr niedriger Dosierung wirksam sind. Die Normalisierung der Belastungstachykardie kann ergometrisch objektiviert werden, ebenso wie die Besserung der Leistungsfähigkeit. Ähnlich günstige Effekte lassen sich auch mit Clonidinderivaten (Amilidin) erzielen, von manchen Patienten werden diese Medikamente bevorzugt. Unter Umständen können auch Kalziumantagonisten vom Verpamiltyp eine Normalisierung der Belastungstachykardie bewirken.

11.2 Hypodyname und hypotone Kreislaufregulationsstörungen

11.2.1 Definition

Es handelt sich um eine häufige Störung, wenn auch die diagnostische Einordnung nicht selten unsicher bleibt. Hämodynamisch bedeutsam ist weniger die Blutdruckerniedrigung als die im Verhältnis zum Bedarf zu niedrige Kreislaufleistung. Ebenso wenig wie eine Untergrenze des normalen Blutdrucks definiert werden kann, gibt es einen festen

Blutdruckwert, unterhalb dessen die Organversorgung nicht mehr gewährleistet ist. Vielmehr kann von manchen Personen, insbesondere auch leistungsfähigen Sporttreibenden, ein sehr niedriger Blutdruck folgenlos toleriert werden, während andere bei gleichen Werten über Symptome wie Schwindel, Müdigkeit, Antriebsarmut und Leistungsschwäche klagen. Eine Sonderform stellt die orthostatische Regulationsstörung dar, dabei stehen Schwindelerscheinungen und Kollapsneigung beim Aufstehen im Vordergrund.

11.2.2 Klinik

Die Betroffenen klagen über Müdigkeit, Leistungsschwäche, Neigung zu Schwindelgefühl und Kollaps. Das weibliche Geschlecht und Untergewichtige sind deutlich bevorzugt.

Im Gegensatz zum hyperkinetischen Syndrom sind die Beschwerden stark wechselnd. Sie können sich rasch zurückbilden oder verstärkt auftreten wie unter dem Einfluß hormoneller, aber auch äußerer sowie psychischer Faktoren.

Häufig findet sich ein asthenischer Körperbau. Nicht selten besteht eine blasse Haut und eine Neigung zur Hypovolämie. Der Blutdruck kann schon im Liegen niedrig sein, bisweilen aber auch nur im Stehen abfallen. Die ausgeprägtesten Veränderungen finden sich im Kipptischversuch bei passivem Aufrichten. Die Herztöne sind leise, Geräusche in der Regel nicht hörbar.

Bei der Röntgenübersichtsaufnahme ist infolge orthostatischer Störung der Herzschatten im Stehen auffallend klein, der rechte Herzrand häufig innerhalb des Wirbelsäulenschattens. Die Herzvolumenbestimmung im Liegen zeigt dagegen ein normal großes Herz. Beim Vergleich der Herzgröße im Liegen und Stehen finden sich Volumendifferenzen von 30–50 % (s. a. 3.5).

11.2.3 Therapie

Die Prognose ist gut, die Behandlung zielt auf eine Besserung der oft erheblichen subjektiven Beschwerden. Im Wachstumsalter ist mit einer spontanen Besserung zu rechnen; eine leichte Flüssigkeitsretention durch verstärkte Kochsalzzufuhr kann wesentliche Erleichterung bringen, besonders wenn hypovolämisch-orthostatische Störungen im Vordergrund stehen. Eine Besserung tritt häufig auch ein, wenn die Patienten etwas an Gewicht zunehmen.

Falls psychische Ursachen im Vordergrund stehen, ist eine entsprechende Behandlung erforderlich. Die Bewegungstherapie erfordert stets eine individuelle Anpassung und bevorzugt Kurzbelastungen vor Ausdauerbelastungen. Eine medikamentöse Behandlung ist weitgehend wirkungslos und nicht erforderlich. Obwohl sie keinen Nutzen bringt, wird sie vom Patienten häufig gewünscht. Sie kann auch schaden, besonders wenn adrenerge Substanzen, Mutterkornalkaloide und Weckamine verordnet werden.

11.3 Nervöses Atmungssyndrom

Dieses charakteristische Syndrom ist von anderen Regulationsstörungen leicht zu trennen. Es kann mit Symptomen der Hyperventilationstetanie einhergehen. Kennzeichnend ist „das Gefühl des Nicht-Durchatmen-Könnens". Die Patienten sind subjektiv erheblich beeinträchtigt, objektiv findet sich kein Hinweis auf eine Ursache der Dyspnoe. Die Diagnose bei den „nach-Luft-ringenden" Patienten ist meist schon vom Aspekt her zu stellen, die Atemnot tritt beim ruhigen Sitzen auf, bei körperlicher Anstrengung verschwindet sie meist. Die Therapie macht keine Schwierigkeiten, sobald dem Patienten die harmlose Natur der Störung erklärt wird.

12. Herzrhythmusstörungen

12.1 Einteilung

Herzrhythmusstörungen können außerordentlich vielgestaltig auftreten. Sie sind einerseits ein weitgehend physiologischer Bestandteil der Herztätigkeit und lassen sich bei genauer Untersuchung bei den meisten gesunden Probanden ebenso wie bei gesunden Tieren nachweisen. Andererseits können sie Begleiterscheinung schwerer Herzerkrankungen sein, und schließlich sind sie eine der häufigsten Ursachen für den plötzlichen Herztod. Eine Einteilung ist nach dem Ort der Entstehung einerseits und den folgenden vier Gesichtspunkten andererseits möglich.

12.1.1 Einteilung nach der Grundkrankheit

a. Herzrhythmusstörungen können die Folge organischer Erkrankungen – vorwiegend des Herzens – sein. Zwischen Schwere der Grundkrankheit und Schwere der Herzrhythmusstörung besteht eine positive Korrelation. Bei der koronaren Herzkrankheit ist gesichert, daß das Ausmaß der Schädigung des linken Ventrikels – nicht das Ausmaß der Ischämie – mit dem Schweregrad von Herzrhythmusstörungen in Beziehung steht. Ähnliches gilt für die dilative Myokardiopathie. Auch andere Organe bzw. Organsysteme können Herzrhythmusstörungen auslösen, z.B. endokrine Störungen wie die Hyperthyreose, Nierenfunktionsstörungen mit Elektrolytverschiebungen, zentralnervöse Störungen und anderes mehr.

b. In anderen Fällen treten Herzrhythmusstörungen als Begleiterscheinung organischer Herzerkrankungen auf, ohne daß ein Bezug zwischen Ausmaß der Grundkrankheit und Schwere der Rhythmusstörungen besteht. So kann eine leichte Herzmuskelerkrankung mit schweren, lebensbedrohlichen Rhythmusstörungen einhergehen. Bei der hypertrophischen Myokardiopathie können die hämodynamischen Auswirkungen hinter den lebensbedrohlichen tachykarden Rhythmusstörungen völlig zurücktreten. Auch bei der koronaren Herzkrankheit gibt es Patienten, die bei kleinem, hämodynamisch bedeutungslosem Myokardinfarkt und ohne Zeichen einer Myokardischämie rezidivierende, lebensbedrohliche Rhythmusstörungen erleiden. Ähnliches gilt für den Verlauf der Mitralstenose. Zwar tritt Vorhofflimmern in der Regel um so eher auf, je stärker der linke Vorhof dilatiert ist. Im Einzelfall kann aber eine sehr schwere Mitralstenose mit Sinusrhythmus einhergehen, während bei einer hämodynamisch geringfügigen Stenosierung im anderen Fall sich schon ein chronisches Vorhofflimmern entwickelt.

c. Schließlich gibt es Herzrhythmusstörungen, die ohne jede erkennbare kardiale Grundkrankheit auftreten. Auch komplexe Rhythmusstörungen sind bei Herzgesunden meistens harmlos und bedürfen keiner medikamentösen Therapie.

12.1.2 Einteilung nach der Herzfrequenz

Nach der Frequenz unterscheidet man
    a. tachykarde Formen wie paroxysmale Tachykardie, Vorhoftachykardie, Tachyarrhythmie, Kammertachykardie und Kammerflimmern von
    b. bradykarden Formen wie Sinusbradykardie, AV-Block, Sinusstillstand;
    c. bradykarde und tachykarde Phasen beim selben Patienten werden häufig unter dem Begriff des Bradykardie-Tachykardie-Syndroms zusammengefaßt und sind vielfach Ausdruck einer Erkrankung des Sinusknotens.

12.1.3 Einteilung nach dem Auftreten

Es gibt
    a. anfallsartig auftretende Rhythmusstörungen wie paroxysmale Tachykardie, paroxysmales Vorhofflattern oder -flimmern. Diese Störungen treten meist bei Herzgesunden auf und haben eine gute Prognose.
    Andererseits gibt es
    b. ständig bestehende Rhythmusstörungen wie totaler AV-Block oder chronisches Vorhofflimmern. Supraventrikuläre und ventrikuläre Extrasystolien sind zwar meist nachweisbar, aber
    c. ihre Häufigkeit pflegt starken Schwankungen zu unterliegen.

12.1.4 Einteilung nach der Behandlungsbedürftigkeit

Die praktisch wichtigste, aber zugleich schwierigste Einteilung geschieht nach dem Gesichtspunkt der Behandlungsbedürftigkeit.
    a. Die meisten Rhythmusstörungen bedürfen keiner Behandlung. Eine Therapie ist sogar potentiell meist schädlich.
    b. Lebensbedrohliche Rhythmusstörungen mit oder ohne bekannte Herzerkrankung bedürfen in der Regel einer Therapie, besonders einfach und klar liegen die Verhältnisse, beispielsweise beim totalen AV-Block mit Adams-Stokes-Anfällen.
    c. Falls es sich nicht um unmittelbar lebensbedrohliche Rhythmusstörungen handelt, muß man dem eventuellen Nutzen einer medikamentösen Behandlung dem möglichen Schaden gegenüberstellen. Die meisten antiarrhythmischen Medikamente können selbst Rhythmusstörungen auslösen (arrhythmogene Eigenwirkung der Antiarrhythmika). Auch bei der Schrittmacherimplantation muß die Nutzen-Schadenrelation abgewogen werden. Die Implantation eines Schrittmachers bedeutet für den Betroffenen einen nicht unerheblichen Eingriff, nicht nur wegen der somatischen, sondern auch wegen der psychischen Komponente mit dem Gefühl der Abhängigkeit von einem künstlichen Impuls.

12.2 Untersuchungsverfahren

12.2.1 Elektrokardiographie

Die Erkennung und Analyse von Rhythmusstörungen ist eine Domäne des Elektrokardiogramms. In manchen Fällen ist das Extremitäten-EKG ausreichend, Vorhofwellen lassen sich aber häufig besser in den Brustwandableitungen, besonders V_1 und V_2 erkennen. Durch Ableitungen vom Ösophagus werden die Vorhofpotentiale vergrößert und noch besser analysierbar. Eine Vorhoftachykardie oder ein Vorhofflattern ist gelegentlich nur mit solchen Ableitungen zu diagnostizieren. Neuerdings gibt es auch Geräte mit Verstärkung der Vorhofpotentiale im Oberflächen-EKG. Schließlich können durch Mittelwertbildung aus vielen EKG-Einzelimpulsen Potentiale verstärkt dargestellt werden, die normalerweise nicht sichtbar sind. Man kann mit einem solchen EKG-Programm Spätpotentiale der Kammererregung nachweisen, die für die Beurteilung ventrikulärer Rhythmusstörungen diagnostische Bedeutung haben können.

12.2.2 Langzeitelektrokardiographie

Mit Bandaufnahmegeräten lassen sich EKG-Aufnahmen über einen längeren Zeitraum durchführen. Meist werden Langzeit- oder Speicher-EKGs über 12–24 h registriert. Zur Auswertung werden sie zeitgerafft ausgeschrieben. Die Auswertung kann mit Computerhilfe unterstützt werden. Viele Rhythmusstörungen, die nur kurzzeitig auftreten, können mit dieser Methode erfaßt werden. Das Verfahren hat gezeigt, daß Rhythmusstörungen fast jeder Art auch bei klinisch gesunden Probanden vorkommen.

12.2.3 Ergometrie

Die EKG-Aufzeichnung während ergometrischer Belastung läßt unter anderem erkennen, ob eine physiologische Frequenzanpassung möglich ist. Ein im Verhältnis zur Leistung überschießender Frequenzanstieg kommt vor bei Hyperthyreose, Vorhofflimmern, hyperkinetischem Herzsyndrom. Ein ungenügender Frequenzanstieg wird beobachtet beim Syndrom des kranken Sinusknotens und beim vollständigen AV-Block. Ein AV-Block 1. Grades kann nicht selten unter Belastung verschwinden. Nach Gabe von Medikamenten zum Beispiel Kalziumantagonisten vom Typ des Verapamil mit bremsender Wirkung auf die AV-Überleitung kann die richtige Dosierung bei Tachyarrhythmie an Hand der Normalisierung der Belastungsherzfrequenz ermittelt werden. Die Ergometrie kann auch als Provokationstest benützt werden.

12.2.4 His-Bündelelektrokardiographie

Durch EKG-Ableitung mit Hilfe eines Katheters im rechten Vorhof kann man den Zeitpunkt der Erregungsleitung durch das His-Bündel erkennen und feststellen, ob eine AV-Überleitungsstörung durch Leitungsverzögerung oberhalb oder unterhalb des His-

Bündels entsteht. Es hat sich gezeigt, daß AV-Blockierungen mit Wenckebach-Periodik meistens durch Leitungsverzögerung im AV-Knoten oberhalb des His-Bündels zustandekommen, während AV-Blockierungen vom Mobitz-Typ tiefer lokalisiert sind.

12.2.5 Sinusknotenerholungszeit

Durch Stimulation des rechten Vorhofs mit zunehmenden Frequenzen, kann man feststellen, bis zu welcher Frequenz die Kammer den im Vorhof abgegebenen Impulsen folgt („Wenckebach-Punkt"). Außerdem kann man prüfen, wie lange Zeit nach einer Stimulationsperiode mit hoher Frequenz vergeht, bis der Sinusknoten seine Tätigkeit wieder aufnimmt (Sinusknotenerholungszeit). Eine Verlängerung ist für das Syndrom des kranken Sinusknotens charakteristisch.

12.2.6 Programmierte Stimulation

Durch künstlich über ventrikuläre Elektroden induzierte einfache oder mehrfache Extrasystolen lassen sich ventrikuläre Tachykardien provozieren. Mit dem Verfahren kann auch geprüft werden, ob medikamentöse oder chirurgische Maßnahmen die Induzierbarkeit ventrikulärer Tachykardien vermindern beziehungsweise aufheben.

12.2.7 Intrakardiales Mapping

Mit Elektrodenkathetern läßt sich austasten, wo arrhythmogene Zonen im Ventrikelmyokard liegen. Die Methode hat besonders bei der koronaren Herzkrankheit Bedeutung und dient dazu, prä- oder intraoperativ festzulegen, welche Teile des Ventrikelmyokards für die Auslösung lebensbedrohlicher ventrikulärer Tachykardien verantwortlich sind. Die gezielte Exzision beziehungsweise Zirkumzision solcher Bezirke kann die Beherrschung dieser schweren Rhythmusstörungen durch Operation ermöglichen.

12.3 Ventrikuläre Extrasystolie, ventrikuläre Tachykardie, Kammerflimmern

12.3.1 Klinik

Ventrikuläre Extrasystolen sind die häufigsten Rhythmusstörungen (Abb. 95). Wenn Speicherelektrokardiogramme über 24 h abgeleitet werden, sind fast immer – auch bei Herzgesunden – einzelne ventrikuläre Extrasystolen nachweisbar. Je mehr Extrasystolen auftreten und je verschiedenartiger diese geformt sind – als Hinweis auf polytope Entstehung –, desto eher haben sie krankhafte Bedeutung. Fallen Extrasystolen sehr früh während des Ablaufs der T-Welle im EKG ein, dann können sie Vorboten ventrikulärer Tachykardien sein oder diese „ausklinken". Nach einer ventrikulären Extrasystole entsteht üblicherweise eine postextrasystolische Pause, ausnahmsweise sind Extrasystolen „interponiert", das heißt sie treten an Stelle von Normalschlägen auf.

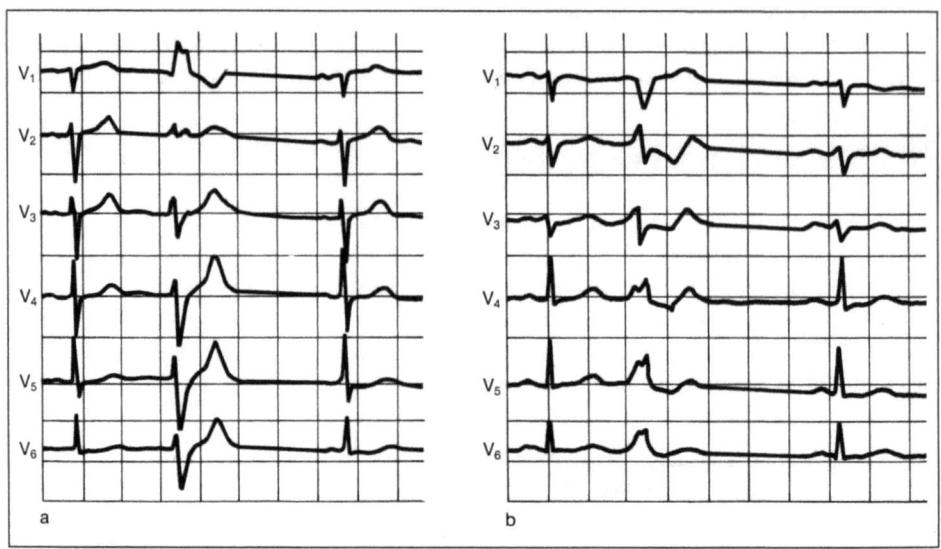

Abb. 95. Ventrikuläre Extrasystolen im Brustwand-EKG a) Bild des vollständigen Rechtsschenkelblocks bei linksventrikulärem Ursprung und b) Bild des vollständigen Linksschenkelblocks bei rechtsventrikulärem Ursprung der Extrasystole

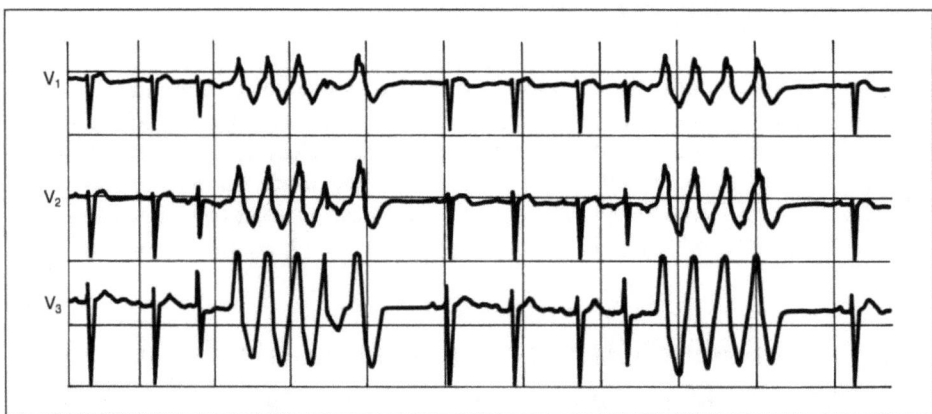

Abb. 96. Zwei kurze Episoden ventrikulärer Tachykardie

Mehrere aneinandergereihte ventrikuläre Extrasystolen werden als Salve bezeichnet, man spricht von Zweier- oder Dreiersalven beziehungsweise kurzdauernder ventrikulärer Tachykardie, wenn es sich um noch mehr Schläge handelt (Abb. 96). Die ventrikuläre Tachykardie kann spontan sistieren oder fortbestehen. Zwischen ventrikulärer Tachykardie und Kammerflattern besteht manchmal ein Übergang. Beim Kammerflattern liegt die Frequenz über 200 Aktionen/min, und die Kammerkomplexe folgen direkt aufeinander, die Kreislaufleistung ist stark reduziert. Beim Kammerflimmern zeigt das EKG ein ungleichförmiges Wellenbild mit wechselnder Amplitude und Frequenz. Es kommt zum vollständigen Kreislaufstillstand (Abb. 97).

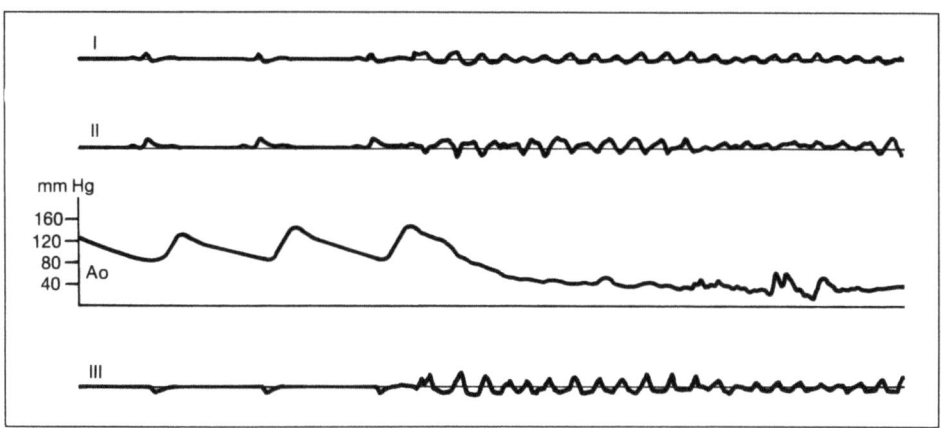

Abb. 97. EKG und Aortendruckkurve beim Auftreten von Kammerflimmern. Man erkennt mit Beginn der Rhythmusstörung den sofortigen Druckabfall. Das Flimmern trat bei diesem Patienten während einer Herzkatheteruntersuchung auf und war durch Elektrodefibrillation rasch zu beseitigen.

12.3.2 Therapie

Gelegentlich einfallende ventrikuläre Extrasystolen bedürfen keiner Therapie und sind nicht als krankhaft anzusehen. Häufige Extrasystolen können subjektiv als unangenehm empfunden werden. Wenn sie so früh einfallen, daß die zusätzliche Kontraktion des Herzens zu keiner Auswurfleistung führt und wenn sie sehr gehäuft sind, kann die effektive Pulsfrequenz stark reduziert sein. Salvenartige Extrasystolen können in eine Kammertachykardie übergehen. Bei bekannter Grundkrankheit muß diese entsprechend therapiert werden. Vor der medikamentösen Behandlung ist nach möglichen auslösenden Ursachen zu fahnden. Digitalisglykoside und intrazelluläre Kaliumverarmung sind am häufigsten. Ursache der Kaliumverarmung kann wiederum die Einnahme von Saluretika oder Laxantien sein, nicht selten liegt ein renaler Kaliumverlust vor.

Medikamentös ist bisweilen allein durch Gabe von Sedativa ein guter Erfolg zu erzielen. Als Antiarrhythmika eignen sich z.B. Ajmalinbitartrat, Flecainid, Xylocain oder Amiodaron. Wie bei jeder antiarrhythmischen Therapie muß die Indikation kritisch gestellt werden.

Die Therapie des Kammerflatterns erfolgt durch Defibrillation, wobei in der Regel ein relativ schwacher Impuls (50 W/s) genügt, so daß nur eine ganz oberflächliche Narkose oder Sedierung erforderlich ist. Bei Kammerflimmern wird mit hoher Energie defibrilliert (200–400 W/s). Eine Analgesie ist natürlich nicht erforderlich, da der Betroffene nach wenigen Sekunden Flimmern das Bewußtsein verliert.

Da ventrikuläre Rhythmusstörungen auch als Folge einer verlängerten QT-Zeit auftreten können, ist die Bestimmung der frequenzbezogenen korrigierten QT-Dauer aus dem EKG (s. dort) immer erforderlich.

Für Patienten mit medikamentös oder operativ nicht behandelbaren schweren Kammertachykardien oder Kranke, die ein oder mehrmals wegen tachykarder Rhythmusstörungen reanimiert werden mußten, kommt heute auch die Implantation eines automatischen Defibrillators in Frage.

12.4 Supraventrikuläre Extrasystolen, Vorhofflimmern und -flattern, Vorhoftachykardie, paroxysmale supraventrikuläre Tachykardie

Auch supraventrikuläre Extrasystolen sind häufig. Vorhofextrasystolen kann man daran erkennen, daß zwar eine P-Welle auftritt, diese aber gegenüber den Normalschlägen verändert ist (Abb. 98). Bisweilen zeigen auch die QRS-Komplexe eine etwas andere Form infolge veränderter Reizleitung in den Ventrikeln. Gehen die Extrasystolen vom AV-Knoten aus, so kann die P-Welle negativ sein, dem Kammerkomplex folgen oder in diesem verborgen sein.

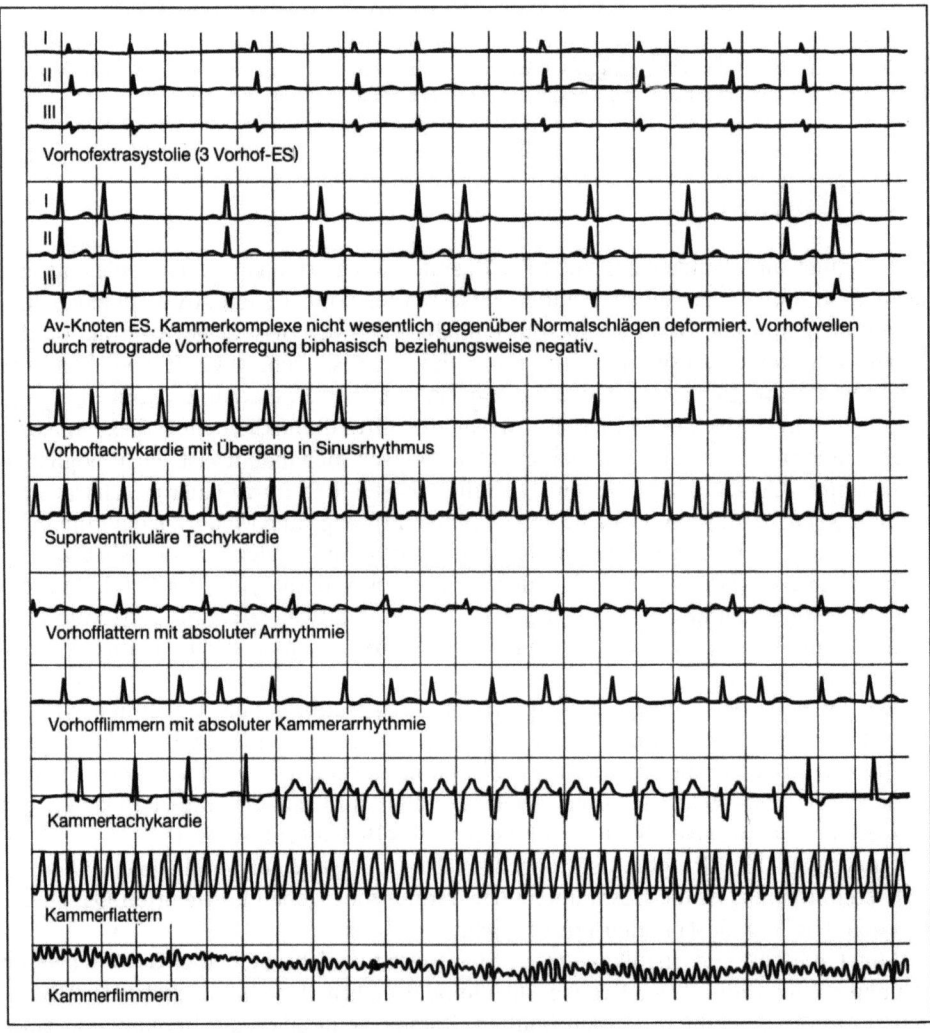

Abb. 98. Häufige Formen tachykarder Herzrhythmusstörungen (nach 8)

Vorhofextrasystolen gehen nicht selten dem Vorhofflimmern oder -flattern voraus. Beim Vorhofflimmern besteht in der Regel eine absolute Kammerarrhythmie infolge wechselnder atrioventrikulärer Überleitung. Bei Vorhofflattern mit sägezahnartiger Vorhofaktivität im EKG kann eine absolute Arrhythmie bestehen, es kann aber auch eine regelhafte Überleitung etwa im Verhältnis 2:1, 3:1 oder 4:1 vorkommen. Bei 2:1-Blockierung ist die resultierende Kammerfrequenz nicht selten bedrohlich hoch.

Bei der Vorhoftachykardie ist die Vorhofaktion weniger schnell als beim Vorhofflattern. Man erkennt einzelne, voneinander abgesetzte Vorhofpotentiale mit einer Frequenz zwischen 150 und 300/min. Bei der Knotentachykardie können die Vorhofpotentiale im QRS-Komplex verborgen sein oder bei retrograder Vorhoferregung dem QRS-Komplex folgen.

12.4.1 Therapie

Bei kardialer Grunderkrankung werden Vorhofextrasystolen und anfallsweises Vorhofflimmern beziehungsweise Vorhofflattern bevorzugt mit Chinidin und Verapamil behandelt. Chinidin bewirkt eine Konversion zum Sinusrhythmus, Verapamil bremst die AV-Überleitung. Diese Wirkung besitzen auch Digitalisglykoside, sie führen aber nur selten eine Konversion zum Sinusrhythmus herbei. Paroxysmales Vorhofflimmern mit absoluter Arrhythmie kommt auch bei Herzgesunden vor. Es wird nicht selten durch übermäßigen Alkoholgenuß ausgelöst.

Eine Thromboembolieprophylaxe durch Antikoagulation ist bei chronischem oder rezidivierendem Vorhofflimmern erforderlich, falls Vorhof und/oder Ventrikel stark erweitert sind.

Die Vorhoftachykardie mit 2:1- oder 3:1-Blockierung ist nicht selten die Folge einer Digitalisüberdosierung. Beim Vorhofflattern wird die Regularisierung meist durch Defibrillation herbeigeführt, um den Übergang in eine 2:1-Blockierung mit sehr hoher Kammerfrequenz zu vermeiden. Häufig geht Vorhofflattern spontan in Vorhofflimmern über, das diesbezüglich ungefährlich ist.

Wenn Vorhofflimmern mit tachykarder Kammeraktion verbunden ist (Tachyarrhythmie), muß als Grundkrankheit besonders an die Hyperthyreose gedacht werden. Die medikamentöse Behandlung der Tachyarrhythmie bezweckt zunächst eine Normalisierung der Kammerfrequenz. Diese kann mit Digitoxin oder Kalziumblockern erreicht werden. Ergometrische Kontrollen lassen erkennen, ob auch unter Belastungsbedingungen eine adäquate Frequenzanpassung erreicht ist (Abb. 99). Eine medikamentöse Regularisierung durch Chinidin oder Elektrokonversion ist indiziert, falls mit einem Erhalt des Sinusrhythmus gerechnet werden kann.

Die paroxysmale supraventrikuläre Tachykardie beim Herzgesunden erfordert in der Regel keine Dauerbehandlung. Der Anfall selbst kann meist durch Vagusreiz in Form von Eiswassertrinken, Valsalvamanöver oder Karotisdruck unterbrochen werden. In manchen Fällen ist die medikamentöse Bremsung der AV-Leitung erforderlich zum Beispiel durch Verapamil und beim WPW-Syndrom durch Ajmalin.

Die Erkennung der Vorhoftachykardie mit 2:1-Block kann schwierig sein und unter Umständen erst bei höhergradiger Blockierung (Abb. 100) oder durch Ösophagusableitungen deutlich werden.

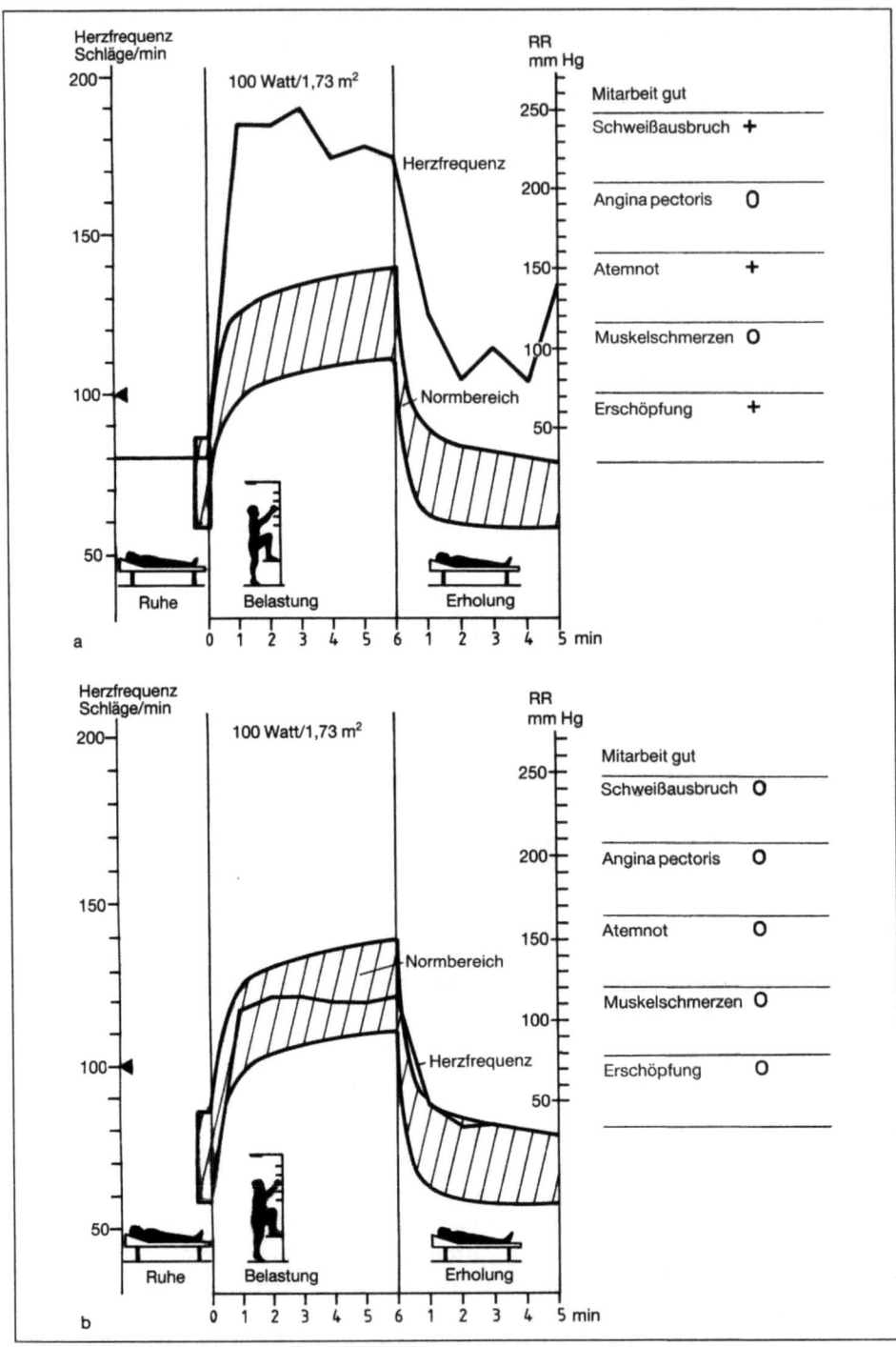

Abb. 99. a) Stark überschießender Herzfrequenzanstieg und Atemnot im Arbeitsversuch bei chronischem Vorhofflimmern mit absoluter Tachyarrythmie der Kammern, b) Normalisierung nach Kardioversion mit Wiederherstellung des Sinusrhythmus.

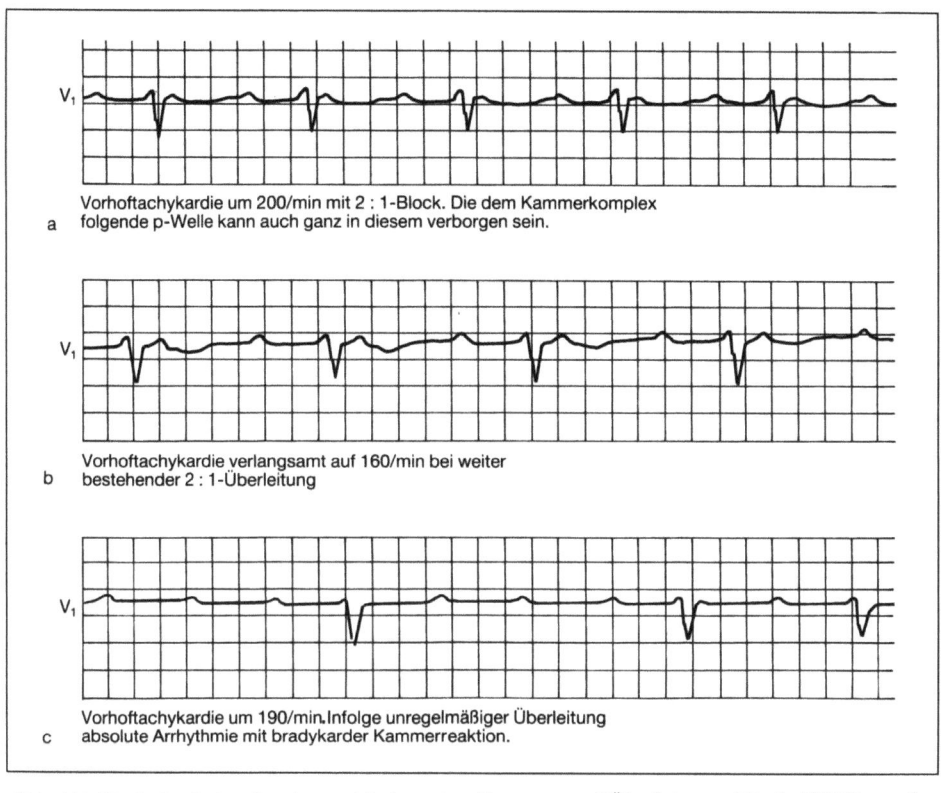

Abb. 100. Vorhoftachykardie mit verschiedenartiger Frequenz und Überleitung. Alle drei EKGs wurden innerhalb weniger Tage beim gleichen Patienten registriert. Grundkrankheit Mitralstenose

12.5 Bradykarde Rhythmusstörungen

12.5.1 Definition, Vorkommen, Klinik

Sinusbradykardie und AV-Dissoziation mit Wechsel von Sinusrhythmus und Knotenrhythmus sowie das Bild des wandernden Schrittmachers sind eine häufige Erscheinung besonders bei trainierten Sportlern und erfordern keine Behandlung (Abb. 101).

Als AV-Block 1. Grades wird eine auf mehr als 0,22 sec verlängerte PQ-Zeit bezeichnet (Abb. 102). Eine geringe PQ-Verlängerung wird bei vermehrtem Vagotonus häufig beobachtet und verschwindet dann zum Beispiel im EKG im Stehen.

Der AV-Block 2. Grades führt zu zeitweisen Ausfällen der AV-Überleitung. Bei der Wenckebach-Periodik kommt es von Schlag zu Schlag zu einer allmählichen Verlängerung der PQ-Zeit bis zum Ausfall der Überleitung. Beim AV-Block 2. Grades vom Mobitz-Typ wechseln Perioden normaler Überleitung mit solchen fehlender Überleitung, ohne daß sich die PQ-Zeit vorher verlängert. Wie erwähnt, handelt es sich bei der Wenckebach-Periodik meist um eine im AV-Knoten entstehende Leistungsverzöge-

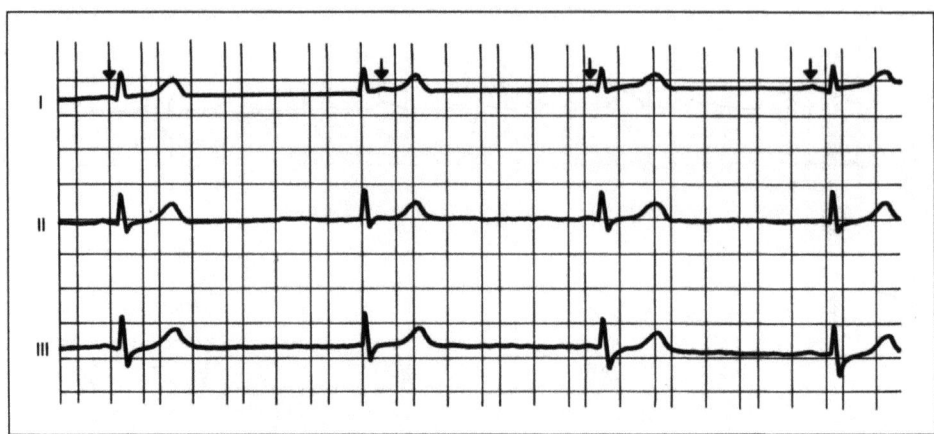

Abb. 101. Knotenrhythmus bei einem herzgesunden Sportler. Da die Sinusknotenfrequenz langsamer als die AV-Knotenfrequenz ist, übernimmt der AV-Knoten die Führung. Die p-Welle „wandert durch den QRS-Komplex".

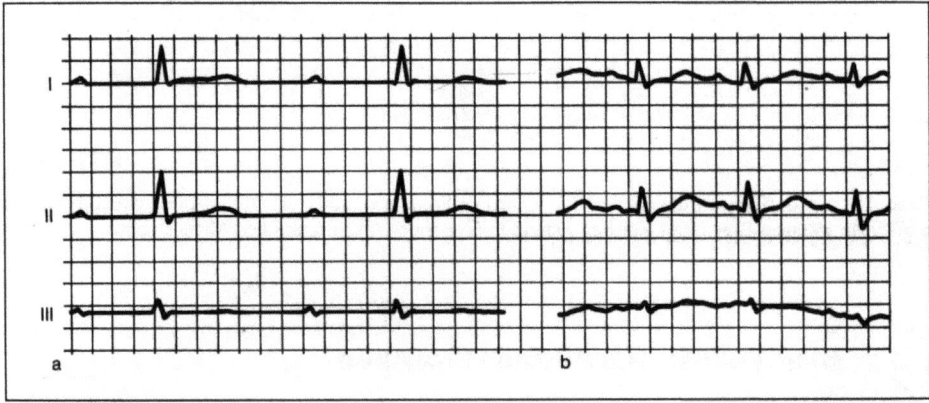

Abb. 102. AV-Block 1. Grades bei einem ausdauertrainierten Sportler (a), der im Stehen verschwindet (b)

rung, die prognostisch günstiger ist als die AV-Blockierung 2. Grades vom Mobitz-Typ, bei der die Blockierung im tieferliegenden Reizleitungssystem zustandekommt.

Der AV-Block 3. Grades ist durch eine fehlende Überleitung von Vorhofaktionen auf die Kammern gekennzeichnet. Vorhofpotentiale und Kammerpotentiale erscheinen im EKG voneinander unabhängig. Die Kammeraktion wird durch einen Ersatzrhythmus gebildet, der bei supraventrikulärem Ursprung einen normal geformten Kammerkomplex, bei ventrikulärem Ursprung schenkelblockartig deformierte Kammerkomplexe aufweist.

Störungen der sinuaurikulären Überleitung lassen sich im EKG nur indirekt ablesen, da vom Sinusknoten keine Potentiale erfaßbar sind. Typisch für den Sinusknotenstillstand wie für die sinuaurikuläre Blockierung ist der Ausfall einzelner Vorhof- und Kammerpotentiale (Ab. 103) ohne Beeinträchtigung des Grundrhythmus.

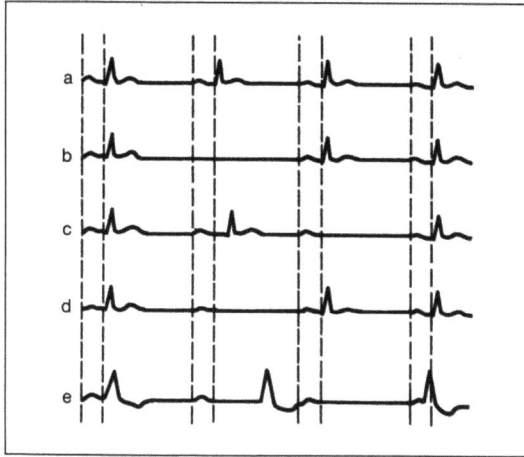

Abb. 103. Bradykarde Rhythmusstörungen a) Sinusrhythmus b) Ausfall einer Vorhofaktion infolge SA-Block c) AV-Block 2. Grades (Typ Wenckebach mit vorausgehender AV-Verlängerung) d) AV-Block 2. Grades (Typ Mobitz ohne vorausgehende AV-Verlängerung) e) Totaler AV-Block mit ventrikulärem Ersatzrhythmus.

Das Sinusknotensyndrom geht mit wechselnden bradykarden und tachykarden Rhythmusstörungen einher. Häufig besteht eine Sinusbradykardie und zeitweises Vorhofflimmern mit Tachyarrhythmie. Während ergometrischer Belastung ist häufig ein ungenügender Frequenzanstieg erkennbar. Durch Vorhofstimulation mit hoher Reizfrequenz bis zum Auftreten von AV-Überleitungsstörungen (Wenckebach-Punkt) entsteht nach Stimulationsende eine länger als üblich dauernde Pause, die Sinusknotenerholungszeit ist verlängert.

12.5.2 Therapie, Schrittmacher

Die Therapie bradykarder Rhythmusstörungen ist durch die Schrittmacherbehandlung außerordentlich effektiv geworden. Beim totalen AV-Block besteht in der Regel eine Indikation zur Schrittmacherbehandlung, besonders wenn dieser mit Adams-Stokes-Anfällen verbunden ist. Ähnliches gilt für den AV-Block 2. Grades, insbesondere vom Mobitz-Typ. Beim Syndrom des kranken Sinusknotens gilt eine Schrittmacherbehandlung als indiziert, wenn in den bradykarden Phasen (<40 beziehungsweise 35/min) Symptome im Sinne von Synkopen oder starkem Schwindel auftreten. Gelegentlich ist eine Schrittmachertherapie erforderlich, um die medikamentöse Behandlung von tachykarden Rhythmusstörungen zu ermöglichen.

Die medikamentöse Behandlung bradykarder Rhythmusstörungen ist besonders bei vorübergehender Auslösung z.B. durch einen akuten Hinterwandinfarkt sinnvoll. Vagolytische Medikamente wie Atropin, Ipratopium (Itrop) sind als erstes einzusetzen. In zweiter Linie kommen Beta-1-Stimulantien (Orziprenalin Alupent) in Betracht.

Die Wahl des geeigneten Schrittmachertyps muß sich unter anderem daran orientieren, ob noch eine voll erhaltene Vorhofaktivität besteht. In diesen Fällen kann die Implantation eines Schrittmachers erwogen werden, dessen Frequenz durch die Vorhofpotentiale gesteuert wird. Meist sind jedoch Schrittmachersysteme erforderlich, die ihre Impulse unabhängig von der Eigenaktivität des Herzens abgeben. Am häufigsten werden Systeme benutzt, bei denen die Reizung in der Spitze des rechten Ventrikels erfolgt. Schrittmacher mit alleiniger Erregung des Vorhofs kommen bei erhaltener AV-Überleitung in Betracht. Systeme mit sequentieller Erregung von Vorhof und Kammer haben sich trotz der physiologischeren Arbeitsweise bisher nicht allgemein durchgesetzt.

Die Notwendigkeit der Frequenzanpassung an vermehrte Belastung richtet sich zunächst danach, ob es sich um Patienten handelt, die eine Frequenzanpassung benötigen, also ob ein Bedarf durch erhaltene allgemeine Beweglichkeit besteht. Wenn dies der Fall ist, kann man durch Ergometrie vor Implantation prüfen, wieweit die physiologische Frequenzanpassung unter Belastung erhalten ist. Dies ist auch bei totalem AV-Block nicht selten der Fall; der Schrittmacher dient dann nur zur Überbrückung bradykarder Phasen. Er tritt nur bei Unterschreiten einer kritischen, einstellbaren Mindestfrequenz in Aktion. In Fällen mit erheblich gestörter oder fehlender Frequenzanpassung (s. Abb. 39, S. 53) können dagegen Systeme implantiert werden, bei denen sich die Stimulationsfrequenz in Abhängigkeit von der körperlichen Aktivität erhöht. Zur Zeit werden Steuerungen über Erhöhung der Bluttemperatur, Verkürzung der QT-Dauer und über die Aufnahme von Körpererschütterungen angewendet, wobei noch nicht feststeht, welche Methode der Frequenzsteuerung am geeignetsten und störungsärmsten ist.

Bein manchen Herzrhythmusstörungen ist die Implantation antitachykarder Schrittmachersysteme angezeigt. Diese Schrittmacher sind so programmierbar, daß sie beim Auftreten von Tachykardien eine hohe Stimulationsfrequenz erzeugen, die durch „overpacing" die Rhythmusstörung unterbricht. In jüngster Zeit werden in anders nichtbehandelbaren Fällen auch implantierbare Defibrillatoren benutzt, um lebensbedrohliche tachykarde Rhythmusstörungen zu unterbrechen.

12.6 Störungen der intraventrikulären Erregungsleitung

Im EKG treten häufig Schenkelblockbilder als Ausdruck einer intraventrikulären Erregungsleitungsstörung auf. Die Schenkelblockform des QRS-Komplexes ist die typische Begleiterscheinung jeder ventrikulären Extrasystole, obgleich ihr kein Schenkelblock zugrundeliegt. Vielmehr wird bei rechtsventrikulären Extrasystolen zunächst der rechte Ventrikel und erst später der linke Ventrikel erregt. Es entsteht das Bild des vollständigen Linksschenkelblocks, während bei linksventrikulären Extrasystolen das Bild des vollständigen Rechtsschenkelblocks im EKG auftritt (s. Abb. 95, S. 156).

Beim Schenkelblock ist der QRS-Komplex auf >0,10 sec verbreitert. Man kann folgende Unterscheidungen treffen: Unvollständiger Rechtsschenkelblock mit QRS-Breite zwischen 0,10–0,12 sec und rSr-Komplexen. Bei der physiologischen Form ist die zweite R-Zacke kleiner als die erste, bei der pathologischen Form infolge Volumenüberlastung des rechten Herzens ist die zweite R-Zacke höher. Ein physiologischer unvollständiger Rechtsschenkelblock wird häufig bei Trichterbrust gesehen. Der vollständige Rechtsschenkelblock ist durch eine QRS-Breite von ≥0,12 sec gekennzeichnet. Beim Wilson-Typ sieht man plumpe, abgerundete S-Zacken, beim klassischen Rechtsschenkelblock haben die S-Zacken keine besondere Formabweichung. Die T-Wellen sind bei beiden Formen verändert (Abb. 104).

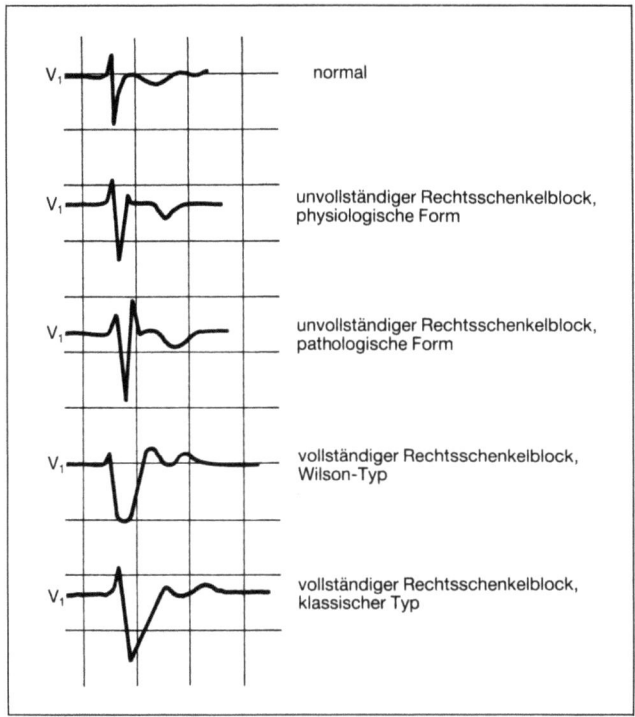

Abb. 104. Verschiedene Formen des Rechtsschenkelblocks

Der unvollständige Linksschenkelblock mit einer QRS-Breite zwischen 0,10 und 0,12 sec findet sich bisweilen bei Linkshypertrophie, aber auch bei Koronarkrankheit und Myokarderkrankungen.

Der vollständige Linksschenkelblock mit einer QRS-Breite von ≥ 0,12 sec findet sich häufig bei dilativer Myokardiopathie. Er tritt nur ausnahmsweise als Anomalie ohne Herzerkrankung auf, während der Rechtsschenkelblock nicht selten bei Herzgesunden beobachtet wird. Dies trifft besonders für die physiologische Form des unvollständigen Rechtsschenkelblocks zu, aber auch für den vollständigen Rechtsschenkelblock vom Wilson-Typ. Während beim vollständigen Rechtsschenkelblock der rechte Faszikel und beim vollständigen Linksschenkelblock der vordere und hintere linke Faszikel des Reizleitungssystems blockiert sind, sind beim trifaszikulären Block alle 3 Faszikel betroffen. Im EKG macht sich die Unterbrechung des linksvorderen Faszikels als Drehung der elektrischen Herzachse nach links (überdrehter Linkstyp) und die des hinteren Faszikels nach rechts (Rechtstyp) bemerkbar.

Tritt bei einem Patienten eine plötzliche Lageveränderung im EKG mit Ausbildung eines überdrehten Linkstyps oder eines Rechtstyps auf, so kann daraus auf die Unterbrechung des linksanterioren beziehungsweise linksposterioren Faszikels geschlossen werden. Ein gleicher elektrischer Lagetyp kann jedoch auch die Folge einer Hypertrophie oder einer ungewöhnlichen Herzlage sein. Besteht bei einem Patienten ein vollständiger Rechtsschenkelblock in Verbindung mit einem überdrehten Linkstyp oder einem Rechtstyp, ohne daß dafür eine andere Erklärung naheliegt, so kann aus dieser Kombination auf einen bifaszikulären Block: Unterbrechung des rechten Faszikels und gleichzeitig des linksanterioren bzw. linksposterioren Schenkels geschlossen werden. Aus einem solchen Bild kann sich ein trifaszikulärer Block, eine totale AV-Überleitungsstörung entwickeln. Diese Entwicklung ist jedoch keineswegs obligat; daher dürfen aus dem Vorhandensein eines bifaszikulären Blocks per se keine therapeutischen Folgerungen etwa im Sinne der Indikation zur Schrittmacherimplantation gezogen werden.

12.7 WPW-, LGL- und QT-Syndrom

Das Syndrom nach Wolff-Parkinson-White ist elektrokardiographisch durch QRS-Komplexe charakterisiert, die im aufsteigenden Schenkel eine zusätzliche Welle, die Delta-Welle aufweisen (Abb. 105). Der QRS-Komplex ist dadurch schenkelblockartig verbreitert. Die PQ-Zeit ist verkürzt. Die vorzeitige Kammererregung, die sich in dem Auftreten der Delta-Welle ausdrückt, kommt durch ungewöhnliche Erregungsleitbahnen zwischen Vorhof und Kammer zustande. Während normalerweise nur eine Verbindung über das His-Bündel besteht, liegen beim WPW-Syndrom eine oder mehrere zusätzliche elektrisch leitende Herzmuskelbrücken (zum Beispiel Kent-Bündel) vor, die je nach Lokalisation verschiedene Formen des WPW-Syndroms entstehen lassen. Am einfachsten läßt sich der sternalpositive Typ A mit positiven Kammerkomplexen und Deltawellen in V_1–V_3 vom sternalnegativen Typ B abgrenzen, der mit negativen Ausschlägen in diesen Ableitungen einhergeht.

Während das WPW-Syndrom gelegentlich nur eine elektrokardiographische Anomalie darstellt, führt es bei anderen Patienten zu schweren tachykarden Rhythmusstörun-

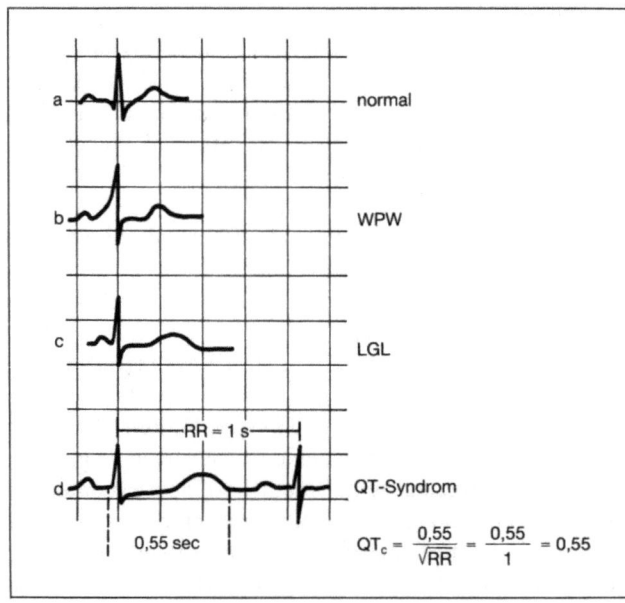

Abb. 105. EKG-Veränderungen bei WPW-Syndrom, Lown-Ganong-Levin-Syndrom und beim QT-Syndrom sowie Formel und Beispiel für die Berechnung der frequenzkorrigierten QT-Zeit (QT_c)

gen als Folge kreisender Erregungen über die zusätzliche leitende Verbindung zwischen Vorhof und Kammern.

Neben medikamentöser Behandlung, besonders mit Ajmalin kommt die operative Durchtrennung oder neuerdings auch die Zerstörung des leitenden Gewebes durch Stromimpulse, die durch eine Katheterelektrode abgegeben werden, in Betracht.

Beim Lown-Ganong-Levin-Syndrom ist die PQ-Zeit verkürzt, der QRS-Komplex nicht verändert. Die Anomalie entsteht durch atrioventrikuläre Leitungsbahnen, die den AV-Knoten umgehen. Etwa die Hälfte der Patienten zeigen eine Neigung zu Tachykardien, die wiederum über kreisende Erregungen zustandekommen.

Unter QT-Syndrom versteht man Herzrhythmusstörungen, die mit einer Verlängerung der QT-Zeit einhergehen. Normalerweise liegt die QT-Zeit unter 500 ms, wobei der Wert entsprechend der Herzfrequenz korrigiert werden muß nach der Formel:

Korrigierte QT-Zeit (QT_c) = gemessene QT-Zeit dividiert durch Wurzel aus RR-Abstand:

$$QT_c = \frac{QT}{\sqrt{RR}}$$

Bei Werten über 500 ms muß mit dem Auftreten von Herzrhythmusstörungen gerechnet werden. Häufig handelt es sich um lebensbedrohliche Störungen. Das Syndrom tritt nicht selten im Rahmen eines frischen Herzinfarkts auf, kann jedoch auch die Folge von Elektrolytstoffwechselstörungen, Überdigitalisierung oder der Gabe von Antiarrhythmika mit QT-verlängernder Wirkung (wie Chinidin) sein.

Die Behandlung richtet sich nach der Ursache, falls diese auffindbar ist. Im übrigen können übliche Antiarrhythmika nicht eingesetzt werden, da diese meist zu einer weiteren QT-Verlängerung führen. Ein Behandlungsversuch mit Antiarrhythmika vom Typ der Lidokainderivate und/oder mit Betarezeptorenblockern kommt in Betracht. Die Blockade des linken Ganglion stellatum ist ein weiterer therapeutischer Ansatz zur Verhütung tachykarder Rhythmusstörungen. Vor einer Operation läßt sich der Effekt dieser Maßnahme durch eine medikamentöse Blockade abschätzen.

13. Herzinsuffizienz

13.1 Definition, Einteilung

Die Herzinsuffizienz ist ein Syndrom, das im Gefolge der verschiedensten Herzerkrankungen auftreten kann. Erstes Ziel der Behandlung einer Herzkrankheit ist es, das Auftreten einer Herzinsuffizienz überhaupt zu verhüten. Dies trifft für die Herzinsuffizienz im Gefolge einer arteriellen Hypertonie genauso wie für die Herzinsuffizienz als Folge einer Myokardischämie zu. Auch die meisten Herzklappenfehler oder Mißbildungen, die im Spätstadium zur Herzinsuffizienz führen, können heute in der Regel rechtzeitig korrigiert werden. Bei den Erkrankungen des Herzmuskels dagegen und auch beim primären pulmonalen Hochdruck ist die Entwicklung einer Herzinsuffizienz häufig nicht zu vermeiden.

Die klassische Form der Herzinsuffizienz geht mit einer starken Herzvergrößerung infolge Dilatation der Herzhöhlen, mit einem verminderten Herzzeitvolumen und erhöhten Füllungsdrucken (RV > 10, LV > 15 mm Hg) einher. Das Herzzeitvolumen sinkt unter 4 l/1,73 m^2, die arteriovenöse Sauerstoffdifferenz steigt auf mehr als 30% an, die Sättigung des venösen Mischbluts in der Pulmonalarterie sinkt auf unter 65%.

Bei vorwiegendem Versagen des linken Ventrikels entsteht das Bild der Linksherzinsuffizienz, bei dem des rechten Ventrikels das der Rechtsherzinsuffizienz. Das Bild der Linksherzinsuffizienz kann auch durch eine Einflußbehinderung in den Ventrikel beispielsweise infolge Mitralstenose oder hypertrophischer Myokardiopathie auftreten, das der Rechtsherzinsuffizienz durch Einflußbehinderung infolge Pericarditis constrictiva. Eine Stauung vor dem Herzen zum Beispiel durch Thrombose der Hohlvenen kann ähnliche Symptome wie die Rechtsherzinsuffizienz hervorrufen.

Die Symptome der Rechts- und Linksherzinsuffizienz bestehen in vielen Fällen nebeneinander. Dies ist besonders bei Erkrankungen des linken Herzens der Fall, da sich die hämodynamische Störung über den Lungenkreislauf rasch auf das rechte Herz auswirkt.

Bei manchen Kranken steht nicht die Blutstauung, sondern Symptome im Sinne der verminderten Auswurfleistung im Vordergrund. Man spricht dann vom „Vorwärtsversagen" im Gegensatz zum „Rückwärtsversagen".

Als Belastungsherzinsuffizienz wird ein Zustand definiert, bei dem die Zeichen der Herzinsuffizienz nur unter körperlicher oder anderweitiger Belastung, nicht aber in Ruhe auftreten.

13.2 Klinik

Das klassische Symptom der Linksherzinsuffizienz ist die Atemnot. Diese tritt bevorzugt bei körperlichen Anstrengungen wie Treppensteigen auf. Sie macht sich aber auch häufig nachts, besonders in den frühen Morgenstunden, infolge vermehrter intravasaler Flüssigkeitsansammlung bemerkbar. Die Patienten empfinden Erleichterung durch Aufstehen oder Aufsitzen mit herabhängenden Beinen. In ausgeprägten Fällen kommt es zum alveolären Lungenödem.

Die Stauung vor dem linken Herzen ist auskultatorisch durch feinblasige Rasselgeräusche über den basalen Lungenabschnitten am Rücken – bevorzugt links – zu auskultieren. Man hört feinblasige, zunächst inspiratorische Rasselgeräusche. Bei ausgeprägter Stauung und besonders beim Lungenödem sind die Geräusche manchmal so laut, daß sie auf Distanz gehört werden können.

Bei manchen Patienten, insbesondere bei der Linksherzinsuffizienz im Rahmen des frischen Myokardinfarkts kommt es zur Ausbildung eines rein interstitiellen Lungenödems, das ohne auskultatorische Symptome einhergeht, auch wenn röntgenologisch schon ausgeprägte Flüssigkeitseinlagerungen vorliegen.

Wenn die Linksherzinsuffizienz vorwiegend zu einer Störung des Blutauswurfs führt, stehen die Folgen der Mangeldurchblutung, insbesondere des Gehirns, im Vordergrund. Die Patienten klagen über Schwindelgefühl, es kommt zu Kollapserscheinungen mit Bewußtlosigkeit, bevorzugt bei körperlicher Anstrengung. Klassisches Beispiel ist die Linksherzinsuffizienz bei schwerer Aortenstenose oder hypertrophischer Myokardiopathie.

Die Rechtsherzinsuffizienz kann mit geringen subjektiven Beeinträchtigungen einhergehen, wenn es sich vorwiegend um eine Stauungsinsuffizienz handelt. Der Patient bemerkt als erstes Symptom eine Flüssigkeitsansammlung in den unteren Extremitäten. Bei der körperlichen Untersuchung findet man Knöchelödeme und prätibiale Ödeme von seitengleichem Schweregrad – falls nicht zusätzlich eine einseitige venöse Abflußstörung vorliegt –, bei bettlägerigen Kranken tritt die Flüssigkeitsansammlung bisweilen über dem Kreuzbein als erste hervor. Sind die Ödeme kardial bedingt, so besteht immer auch eine Leber- und Halsvenenstauung. Diese ist daran ablesbar, daß eine Entleerung beider Halsvenen erst beim steilen Aufsitzen zustandekommt. Durch Druck auf die vergrößerte Leber kann die Halsvenenstauung verstärkt werden. Venös bedingte Ödeme dürfen nicht als Herzinsuffizienz mißgedeutet werden. Sie gehen ohne Lebervergrößerung einher, sind häufig seitenungleich, die Haut über dem Ödem ist meist übererwärmt. Anamnestisch ist eine durchgemachte Phlebothrombose oder eine dazu disponierende Erkrankung aufdeckbar.

Die Ansammlung von Flüssigkeit im Abdomen ist ein spätes Zeichen der Rechtsherzinsuffizienz. Ein ausgeprägter Aszites geht meist auf eine Stauung der Pfortader zurück. Besonders bei der Pericarditis constrictiva tritt der Aszites nicht selten in den Vordergrund.

Ein Pleuraerguß spricht bei der Herzinsuffizienz für eine Stauung sowohl vor dem rechten als auch vor dem linken Herzen, weil der Pleuraraum sowohl über Venen des großen als auch des kleinen Kreislaufs drainiert wird.

Bei der Stauungsherzinsuffizienz kommt es meist zu einer Vermehrung des intravasalen Blutvolumens. Eine Polyglobulie findet sich u.a. bei Herzinsuffizienz infolge pulmonalen Hochdrucks. Patienten mit überwiegender Vorwärtsinsuffizienz können dagegen ein vermindertes Blutvolumen und eine Anämie aufweisen. Die Therapie muß diese im Einzelfall ausgeprägt gegenläufigen Adaptationsmechanismen berücksichtigen.

Bei der schweren Herzinsuffizienz liegt als Folge des erhöhten sympathischen Antriebs meist eine Tachykardie vor, die Haut ist blaß, der Blutdruck niedrig. Der 1. Herzton ist infolge mangelhafter Kontraktion leise, man hört einen 3. Herzton. Bei ausgeprägter Ventrikeldilatation kommt es zum Geräusch der relativen Mitralinsuffizienz beziehungsweise Trikuspidalinsuffizienz.

Das EKG ist in aller Regel pathologisch, ohne irgendwelche für die Herzinsuffizienz spezifischen Veränderungen. Mit der Indikatorverdünnungsmethode oder durch Messung der O_2-Sättigung im arteriellen Blut und im venösen Mischblut der Pulmonalarterie kann man das stark herabgesetzte Herzzeitvolumen nachweisen. Echokardiographisch ist die Erweiterung der Herzhöhlen zu erkennen. Die röntgenologisch erkennbare Lungenstauung ist ein zuverlässiges Zeichen der Linksherzinsuffizienz. Als besonders sicheres Zeichen für die differentialdiagnostische Erkennung von Frühformen der Herzinsuffizienz hat sich die Herzvolumenbestimmung bewährt. Das Herzvolumen ist regelhaft über die Normgrenze erhöht.

13.3 Therapie

Die Herzinsuffizienz erfordert in der Regel Bettruhe – im Gegensatz zur Behandlung fast aller sonstiger Herz-Kreislaufstörungen beziehungsweise -erkrankungen. Bei ausgeprägter Luftnot kann die Lagerung mit erhöhtem Oberkörper und herabhängenden Beinen hilfreich sein. Das trifft besonders für das Lungenödem zu. Allgemeinmaßnahmen für die Behandlung der chronischen Herzinsuffizienz bestehen bei Adipositas in Normalisierung des Körpergewichts und in Kochsalzeinschränkung. Eine kaliumreiche Kost kann zur Ödemausschwemmung beitragen (Reistag, Obsttag in Form von Kompott).

Wenn immer möglich, wird die Grunderkrankung, die zur Herzinsuffizienz geführt hat, therapiert.

Medikamentös ist in der Regel eine Digitalisierung angezeigt. Ausnahmen sind die akute Linksherzinsuffizienz, bei der eine Digitaliswirkung nicht abgewartet werden kann wie beim frischen Infarkt. Bei Herzrhythmusstörungen muß die mögliche arrhythmogene Wirkung von Digitalis beachtet werden. Während man früher eine rasche Sättigungsbehandlung mit Glykosiden durchführte, wird heute die langsame Sättigung in der Regel bevorzugt. Bei der chronischen Herzinsuffizienz kann man durchaus mit der Erhaltungsdosis beginnen, muß aber damit rechnen, daß bei der Verwendung von Digitoxin die volle Wirkung erst in 4 Wochen erreicht wird. Verwendet werden in der Regel Digoxin- oder Digitoxinpräparate, bei eingeschränkter Nierenfunktion oder im höheren Alter ist Digitoxin (0,07 mg/Tag) in aller Regel vorzuziehen.

Bei der Stauungsherzinsuffizienz ist die Gabe von Saluretika indiziert. Kaliumsparende Kombinationen sind zur Vermeidung einer Kaliumverarmung notwendig; nur bei Kranken mit Niereninsuffizienz muß die Neigung zur Hyperkaliämie beachtet werden.

In den letzten Jahren wurde als zusätzliche Behandlungsmöglichkeit die Gabe von Vasodilatantien eingeführt. Man versucht, mit diesen Substanzen durch Reduktion der

Nachlast das Herz zu entlasten. Diese Entlastung wird dann besonders wirksam, wenn die Herzinsuffizienz mit einem Hochdruck einhergeht, sie ist aber auch bei normalem oder sogar niedrigem Blutdruck einsetzbar. Für die Dauerbehandlung haben Substanzen wie Prazosin, Nifedipin und Nitrate eher enttäuscht. Die Behandlung mit ACE(angiotensin-converting-enzym)-Hemmern scheint dagegen in vielen Fällen zu guten Langzeiterfolgen zu führen. Diese Substanzen wirken u. a. über eine Hemmung der Angiotensinsynthese, scheinen aber auch noch andere Angriffspunkte zu besitzen.

Bei der nicht behandelbaren Herzinsuffizienz kommt die Herztransplantation in Betracht.

14. Herz-Kreislauferkrankungen und Sport

14.1 Beziehungen zwischen Bau und Funktion des Herzens, Anpassung an vermehrte Belastung

Zwischen Bau und Funktion des Herzens bestehen enge Zusammenhänge. Für das Wachstum des Herzens bedeutet eine Ausdauer- oder Intervallbelastung den stärksten Reiz entsprechend den Merkmalen eines Organs, das auf extreme Dauerleistung ausgelegt ist. Das normale Gewicht von 300 g kann beim Sportler bis ca. 500 g ansteigen. Die Volumenzunahme von ca. 600 ml auf über 1200 ml kommt aber nicht nur durch Zunahme des Gewichts, also der Muskelmasse (Hypertrophie), sondern auch durch Zunahme der systolischen Restblutmenge (Dilatation) zustande. Die durch körperliches Training erreichbare Größenzunahme des Herzens bildet sich innerhalb weniger Monate zurück, wenn das Training ausgesetzt wird. Beobachtungen von persistierender Kardiomegalie bei ehemaligen Leistungssportlern sind entweder auf nichterkannte vorbestehende Herzerkrankungen zurückzuführen oder aber der Ausdruck von konstitutionell übernormal großen Herzen. In Sportarten, bei denen die Leistungsfähigkeit wesentlich von der Herzgröße abhängt – wie Radfahren, Langstreckenlaufen, Rudern –, sind Sportler, die schon anlagemäßig große, ausdauerleistungsfähige Herzen aufweisen, am ehesten in der Lage, Spitzenleistungen zu erbringen.

Die Anpassung an körperliche Höchstleistung umfaßt das gesamte kardiozirkulatorische System einschließlich des peripheren Kreislaufs, der Lungen, des Blutes sowie darüber hinaus aller Organe beispielsweise solche der inneren Sekretion wie Pankreas und Nebennieren. Der vermehrte Metabolismus bewirkt auch eine Volumenzunahme der Leber. Im Bereich des vegetativen Nervensystems kommt es zum verstärkten Vagotonus. Dieser ist für sportlertypische Kreislaufanomalien wie Av-Block, Bradykardie, Hypotonie verantwortlich.

Durch die körperliche Belastung kommt es zunächst zu nervalen Anpassungen, später zu strukturellen Veränderungen besonders des Herzens. Eine bleibende Schädigung durch Überbelastung scheint dagegen nicht einzutreten, ausgenommen bei Vorliegen organischer Vorerkrankungen beziehungsweise Vorschädigungen. Die Unterforderung des Herz-Kreislaufsystems führt auf der anderen Seite zwar bei Prädisponierten zu funktionellen Störungen wie hyperkinetisches Herzsyndrom, hypodyname oder hypertone Kreislaufstörungen und zu stark verminderter körperlicher Leistungsbreite. Organische, bleibende Schäden pflegen aber auch hierdurch nicht verursacht zu werden. Das Herz-Kreislaufsystem besitzt bei den meisten Menschen eine erstaunliche Breite der Anpassungsfähigkeit an das Ausmaß körperlicher Betätigung.

14.2 Messung der körperlichen Leistungsfähigkeit, Belastungsarten und Meßziele

Die Messung der „körperlichen Leistung" muß sich an dem, was gemessen werden soll, beziehungsweise an der geforderten Belastungsart orientieren. Während für einen Gewichtheber die Muskelkraft die überragende Rolle spielt, ist für Ausdauersportarten die kardiozirkulatorische Leistungsbreite entscheidend.

Bei anderen Sportarten steht die Koordinationsfähigkeit oder die Bewegungsgeschwindigkeit im Vordergrund. Die in der Leistungsuntersuchung von Sportlern übliche Messung der kardio-pulmonalen Leistungsbreite kann daher in aller Regel nicht die Befähigung für eine bestimmte Sportart widerspiegeln; allenfalls besteht mit ausgesprochenen Ausdauersportarten ein gewisser Zusammenhang. Dabei muß aber auch berücksichtigt werden, wieweit es sich um gewichtsabhängige (Laufen) oder relativ gewichtsunabhängige (Rudern) Leistungen handelt (s. a. 3.10).

Als Maß der kardiopulmonalen Leistungsbreite gilt die maximale O_2-Aufnahme. Diese wird gemessen in ml O_2/min unter Körperstandardbedingungen BTPS (BTPS = **B**ody **T**emperature 37°, **P**ressure 760 mm Hg, **S**aturated = wasserdampfgesättigt) angegeben. Im Bereich der maximalen O_2-Aufnahme kommt es zur Laktatanhäufung und zum Abfall des pH-Werts im Blut, so daß die Ausbelastung auch an einer Azidose erkennbar ist. Zwischen körperlicher Leistung (in Watt) und O_2-Aufnahme besteht eine feste Beziehung, die weitgehend linear verläuft. Die Beziehung wird nur nichtlinear, wenn sich der Wirkungsgrad verändert. Bei der Laufbandergometrie tritt dies beispielsweise ein, wenn ein Proband bei gleicher Bandgeschwindigkeit und -steigung geht oder läuft. Die gleiche physikalische Leistung in Watt entspricht dann wegen wechselnden Wirkungsgrades einer verschieden großen O_2-Aufnahme, also verschieden großer biologischer Leistung. Für die Messung der körperlichen Leistungsfähigkeit muß daher die jeweilige biologische Leistung mitberücksichtigt werden, wenn verschiedene Ergometriearten verglichen werden. Es ist notwendig, für jede verwendete Belastungsart die O_2-Aufnahme im gesamten Leistungsbereich zu kennen. Zwischen biologischer Leistung in Watt und O_2-Aufnahme besteht definitionsgemäß eine feste Beziehung, eine bestimmte Wattzahl führt zu einer definierten O_2-Aufnahme. Damit lassen sich verschiedene Belastungsformen wie Belastung am Fahrradergometer im Sitzen und Liegen, an der Kletterstufe und am Laufband vergleichen. Benutzt man darüber hinaus die biologische Leistung bezogen auf die Normal-Körperoberfläche von 1,73 m² (Watt/ 1,73 m²), können nicht nur verschiedene Belastungsarten, sondern auch Belastungen bei Personen unterschiedlicher Größe und unterschiedlichen Gewichts in ihrer kardiopulmonalen Leistungsfähigkeit verglichen werden. Das erlaubt auch einen Vergleich der Herzfrequenzen bei verschiedenen Leistungen. Eine analoge Vergleichbarkeit verschiedener Belastungsformen und Leistungen entsteht durch die in USA übliche Angabe der biologischen Leistung in METS (**M**etabolic **E**quivalent, **T**emperature 37°, **S**aturated). Dieser Wert wird auf den Grundumsatz bezogen, der ebenfalls von der Körperoberfläche abhängt, oder er wird als Näherungswert auf das Körpergewicht bezogen und mit 3,5 ml O_2/kg/min angenommen.

14.3 Gefährdung durch Sport

Plötzliche Todesfälle beim Sport kommen immer wieder vor; fast jeder Arzt kommt damit irgendwann in Berührung. Handelt es sich um die Folge des Sports oder um Todesfälle in zufälligem zeitlichem Zusammenhang mit sportlicher Betätigung? Unerwartete plötzliche Todesfälle treten in der Regel nicht bei geübten Spitzensportlern auf, sondern eher bei Personen, die gelegentlich Sport treiben. Soweit Sektionen erfolgten, wurden meistens vorher nicht bekannte organische Herzkrankheiten festgestellt: in erster Linie Koronarerkrankungen, aber auch Myokardiopathien – vorwiegend hypertrophischer Form – sowie vorher nicht diagnostizierte Vitien, besonders der Aortenklappen.

Daß bei diesem Personenkreis der plötzliche Herztod tatsächlich in unmittelbarer Verbindung mit körperlicher Belastung auftreten kann, ist durch die beobachteten lebensbedrohlichen Zwischenfälle bei ergometrischen Belastungsuntersuchungen erwiesen. Während diagnostischer Ergometrien – in der Regel bei Patienten mit Verdacht auf, beziehungsweise zum Ausschluß einer koronaren Herzerkrankung – trat Kammerflimmern immerhin in einer Rate von etwa 1:10000 auf (s. 4.2.2, S. 50). Ohne das Vorhandensein eines Arztes und eines Defibrillators wären diese Rhythmusstörungen in der Regel tödlich verlaufen. Wenn also Personen Sport treiben, die vorher nicht genau untersucht wurden, bzw. bei denen eine symptomlose organische Grundkrankheit vorliegt, kann sportliche Betätigung zum plötzlichen Herztod führen. In aller Regel ist dieser die Folge von tachykarden Rhythmusstörungen insbesondere Kammerflimmern. Bei den gleichen Personen kann aber der plötzliche Herztod grundsätzlich auch durch andere Umstände ausgelöst werden oder sogar ohne äußeren Anlaß auftreten.

14.4 Sport für den Gesunden

Der Sport hat eine körperliche und eine geistige Dimension. Körperlich stehen die Herz-Kreislaufwirkungen im Vordergrund. Die als wirksamer Trainingsreiz geltende Herzfrequenz von 130/min muß mit dem Lebensalter modifiziert werden, sie liegt beim 15- bis 20jährigen wesentlich höher, beim über 50jährigen um 10–30 Schläge niedriger.

Sportarten mit Ausdauer- oder Intervallbelastung üben die stärkste Herz-Kreislaufwirkung aus, wobei das Erreichen einer bestimmten Belastungsherzfrequenz einen quantitativen Anhalt für das Ausmaß der Kreislaufbelastung gibt. Es müssen aber auch die betroffenen anderen Organsysteme, insbesondere der Bewegungsapparat mit seinen alters-, geschlechts- und konstitutionsabhängigen Besonderheiten mitberücksichtigt werden, wenn eine bestimmte Sportart empfohlen wird.

Die geistige Dimension des Sports ist subjektiv. Sie ist mit dem Erlebnis, dem Abenteuer, der Selbstüberwindung und Selbstbestätigung sowie dem Glücksgefühl, das durch angemessene körperliche Betätigung vermittelt werden kann, verbunden.

Im Zeitalter der Reizüberflutung sind eher „langweilige" Sportarten wie Bergwandern, Laufen, Ski-, Rollschuh-, Schlittschuhlaufen, Radfahren, Rudern besonders zu empfehlen. Bergwandern erfordert ein „Eingehen", Laufen ein systematisch und sehr langsam gesteigertes Pensum. Sportrudern mit Rollsitz verlangt die Beherrschung der Technik, ist aber unproblematisch in bezug auf einseitige Überbelastung des Bewegungsapparats.

Weniger zu empfehlen im Sinne des Ausgleichsports sind dagegen Sportarten, die höchste Konzentration erfordern wie Tischtennis oder Tennis – besonders ohne systematisches Training und als Wettkampf. Sportarten wie Skilaufen und Windsurfen verlangen ebenfalls Konzentration, werden in der Regel aber ohne Wettkampf praktiziert und können in besonderem Maß ein subjektives Glücksgefühl vermitteln. Mit Sportverboten soll der Arzt generell sehr behutsam umgehen.

14.5 Bewegungstherapie, Sport und Arteriosklerose, Sport in der modernen Gesellschaft

Körperliche Bewegung kann bei funktionellen und organischen Krankheiten als Therapiemaßnahme eingesetzt werden. Eine direkte therapeutische Wirkung ist bei Trainingsverlust infolge Bewegungsmangel zu erzielen. Die Behandlung der Hypertonie und des hyperkinetischen Herzsyndroms kann durch Bewegungstherapie wirksam unterstützt werden. Indirekte und direkte Wirkungen des Sports werden in den Gruppen für Bewegungstherapie Herzkranker („Koronarsportgruppen") benutzt. Die Entängstigung und Wiedergewinnung von Selbstvertrauen spielt eine wichtige Rolle, aber auch die Orientierung in der Gruppe in bezug auf falschen Ehrgeiz und Übereifer. Im somatischen Bereich bewirkt das körperliche Training eine Kreislauf- und Muskelökonomisierung. Eine direkte Wirkung auf die Arterioskleroseentwicklung ist dagegen ebensowenig anzunehmen wie eine Verbesserung der Koronarkollateralisierung. Insgesamt haben sich die unter ärztlicher Begleitung stehenden Gruppen für Bewegungstherapie Herzkranker („Koronarsportgruppen") sehr bewährt, so daß ihre Anzahl in der Bundesrepublik in wenigen Jahren auf über 2000 gestiegen ist.

Eine angemessene Form der Bewegungstherapie ist für fast alle Herzerkrankungen sinnvoll. Wichtig ist, daß der Arzt wie der Patient lernt, geeignete Sportarten zu finden und das Ausmaß der Belastung zu dosieren. Dabei ist von einer individuellen Beobachtung des Kranken während körperlicher Betätigung mehr zu erwarten als von der Übertragung von Meßstandergebnissen auf die Ausübung des Sports. Für den Herzkranken ist die Verordnung einer nicht zu überschreitenden Pulsfrequenz weniger wichtig als die Unterweisung über Selbstwahrnehmung von Rhythmusstörungen, Angina oder Anginaäquivalenten und Dyspnoe.

Sport und körperliche Bewegung ist als allgemein gesundheitsförderlich anzusehen und zu empfehlen. Die Freude an der Bewegung muß im Kindes- und Jugendalter vermittelt werden. Nur dadurch kann ein natürliches Gefühl für das richtige Ausmaß und die individuell angemessene Art der Bewegung erlernt werden. Richtig ist eine sportliche Betätigung dann, wenn durch sie ein Gefühl der Behaglichkeit entsteht und eine Harmonisierung vegetativer Funktionen wie Schlaf, Appetit, Stuhlgang, Periode erzielt wird. Das richtige Ausmaß körperlicher Betätigung führt zu einer Verbesserung der Konzentrationsfähigkeit und zu einem Glücksgefühl „ohne Reue".

15. Weiterführende Literatur

1. Netter FH (1976) Farbatlanten der Medizin, Bd. 1, Herz. Thieme, Stuttgart New York
2. Krayenbühl HP, Kübler W (1981) Kardiologie in Klinik und Praxis Bde. 1 + 2. Thieme, Stuttgart New York
3. ten Cate FJ (1985) Hypertrophic Cardiomyopathy – Clinical Recognition and Management. Dekker, New York Basel
4. Becker HJ, Kober G, Kaltenbach M (1984) EKG-Repetitorium. Deutscher Ärzte-Verlag, Köln
5. Kaltenbach M (1974) Die Belastungsuntersuchung von Herzkranken. Boehringer, Mannheim
6. Kaltenbach M, Roskamm H (1980) Vom Belastungs-EKG zur Koronarangiographie. Springer, Berlin Heidelberg New York
7. Zuckermann R (1965) Herzauskultation. Edition Leipzig, Leipzig
8. Büchner CH, Steim H, Drägert W (1972) Herzrhythmusstörungen. Boehringer, Ingelheim
9. Kaltenbach M, Schneider W (1980) Krankheiten des Herzens und des Kreislaufs. In: Kühn HA, Schirmeister J (Hrsg) Innere Medizin. Springer, Berlin Heidelberg New York
10. Braunwald E (1980) Heart Disease. A Textbook of Cardiovascular Medicine. W. B. Saunders, Philadelphia London Toronto
11. Hurst JW, Logue RB, Schlant RC, Sonnenblick EH, Wallace AG, Wenger NK (1985) The Heart. Sixth Edition. McGraw Hill, New York
12. Roskamm H (ed) (1984) Koronarerkrankungen. Handbuch der Inneren Medizin, Bd. 9: Herz und Kreislauf, Teil 3. Springer, Berlin Heidelberg New York Tokyo

Aktuelle Beiträge zum Thema in:
Zeitschrift für Kardiologie
European Heart Journal
Circulation

Register

A

ACE-Hemmer 82, 134, 144, 171
Achalasie 62
ACVB s. Bypass
Adam-Stokes-Anfall 153
Aderlaß 128, 145
Adipositas 47, 141 f.
Aids 88
Ajmalinbitartrat 157, 159, 167
Akinesie 79
Alkohol 131, 159
Alphablocker 143, 145
AMB s. Bypass, A. mammaria
Amyloidose 133, 140
Aneurysma dissecans 73
–, der Aorta 93, 95
Aneurysmektomie 80, 82
Angina pectoris 2, 16, 37 f., 44, 48 ff., 55 f., 59 f., 62, 64 ff., 68 ff., 72 ff., 82, 102, 105, 137 f., 143, 175
–, instabile Angina 60, 84
–, Krescendoangina 60, 72
–, Prinzmetal-Angina 60
–, stumme 74
Angiokardiographie s. a. Koronarangiographie 101 f., 120, 122
Angioskopie 60
ankylosierende Spondylitis 88
Anschlußheilverfahren 83
Antiaggregation 79, 84
Antibiotika 86 ff.
–, Prophylaxe 87 f.
Antikoagulation 67, 79, 103, 134, 145
Antikonzeptiva 44
Antistreptolysintiter 88
Aorteninsuffizienz 86, 88, 94 f., 101, 105 ff., 142
–, Auskultation 6, 107
–, Phonogramm 22 f.
Aortenistmusstenose 121 ff., 143
–, Blutdruckmessung 11 ff., 121

Aortenstenose 30, 39, 85, 94 f., 103 ff., 110, 137, 169
–, Phonogramm 22 f., 104
Aortitis
–, luetische 92
–, Takayasu-Krankheit 92
Aortographie 105, 107, 123
Arteria (A.)
A. carotis, Auskultation 7 f.
A. dorsalis pedis, Palpation 9 ff.
A. femoralis
–, Auskultation 8, 10, 107
–, Palpation 10
A. iliaca, Auskultation 8
A. radsalis
– Auskultation 8
– Palpation 9
A. renalis, Auskultation 7 f., 13
A. tibialis posterior
– Auskultation 8
– Palpation 9
A. thoracica interna 67
arterielle Verschlußkrankheit 39, 92
Arteriosklerose 36 f., 92, 175
–, Blutdruckmessung 11
–, dilative 92
arteriovenöse Fistel 23
Aszites 111, 169
Asystolie 77
Atherom 36, 43, 60, 84
–, „kompliziertes" 72
–, „unkompliziertes" 72
Atheromatose s. Arteriosklerose
atrioventrikulärer Kanal 114
Atropin 78, 163
Auskultationsfelder 6, 8
Austin-Flint-Geräusch 23
Auswurffraktion 29, 57, 82, 108, 130, 136
AV-Block 153 ff., 172
–, Typ Mobitz 155, 161
–, Wenckebach-Periodik 155, 161

Azetylsalizylsäure (ASS) 37, 67, 84, 88

B

Ballondilatation 33 ff., 59, 66 ff., 78 f., 83, 105, 143
Ballonpumpe, intraaortale 80
Bayes-Theorem 57
Bechterew-Erkrankung 88, 95
Belastungs-EKK s. Elektrokardiographie bei Belastung
Betarezeptorenblocker 65 f., 84, 134, 140, 143, 147 ff., 167
Bewegungstherapie 83, 175
bifaszikulärer Block 165 f.
bikuspide Aortenklappe 103
Bioprothese 103, 105 f.
Blutdruck
–, unter Belastung 11, 52
–, Krise 144
–, Messung 11 ff., 52, 142
–, Normbereich 11, 13
Blutdruckamplitude 106
„Bocksbeutelform" des Herzens 90
Bradykardie 142 ff. 172
Bypass 33, 67, 70 f., 82, 103
–, A. mammaria 67, 70

C

Chinidin 159, 167
Cholesterinspiegel 45 ff.
Chorea minor 87 f.
Clonidin 144, 149
Computertomographie 32, 123

D

Defibrillation 52, 89, 157, 164, 174
Delta-Welle 166
Diabetes mellitus 64

Digitale Subtraktionsangiographie 31, 123
Digitalisierung 82, 103, 133, 139, 157, 167, 170
–, im EKLG 17
Diphterie 88
Dip-Plateau-Phänomen 91
Diuretika 82, 144
Doppler-Butdruckmessung 12
Dopplerechokardiographie 102, 104 f., 107, 117
Druck, intrakardial 32 ff., 90, 96 ff., 118 f., 125 ff.
Druckgradient 98 ff., 104 f., 109 ff., 122, 136 ff.
Ductus Botalli 34, 85, 121, 123 ff.
–, Phonogramm 23
Dyspnoe 50, 78, 103, 147, 169

E

Ebstein-Syndrom 94 f., 112, 128
Echokardiogramm 23 ff., 48, 86, 91, 98 f., 104 f., 107 ff., 115, 117, 120, 128, 130, 133, 135
– 2D-Echokardiogramm 24 f., 82
EDRF 36
Einschwemmkatheter s. a. Rechtsherzkatheter 79
Eisenmenger-Reaktion 115, 120, 128, 145
Elektrokardiographie 15 ff., 78, 154 ff.
–, Ableitungen 18 f.
–, bei Belastung 16 f., 22, 50 ff., 81 ff.
–, bei Digitalisierung 17, 55
–, elektrische Herzachse 19, 72
–, bei Herzinfarkt 17, 75 f., 78, 80
–, His-Bündelelektrokardiographie 154 ff.
–, Hypertrophie 17, 21
–, bei Ischämie 16 f., 55 f.
–, bei Katecholamininfusion 16, 22
–, Lagertypen 19, 165
–, Langzeitelektrokardiographie 154

–, M-mode 24
–, Normalwerte 15, 19
–, p-kardiale 21
–, p-minimale 21, 97
–, p-pulmonale 21
–, pQ-Zeit 15, 161, 166
–, bei Pulmonalstenose 109 f.
–, P-Welle 15, 17, 21, 97, 158
–, QRS-Komplex 17, 158 f., 164 f.
–, QT-Zeit 15, 157, 164, 167
–, QTc-Zeit 15, 157, 167
–, sinuaurikuläre Überleitung 162
–, im Stehen 161 f.
–, ST-Strecke 15, 17, 50
–, ST-Hebung 50, 55 f., 61, 75 f.
–, ST-Senkung 50, 54 ff., 75, 133
–, T-Welle 15, 17, 55 f., 82
–, Erstickungs-T 75
–, koronares T 75
–, Vektorschleife 22
Elektromechanische Entkoppelung 16
Embolien 16
Endokardfibrose 133, 140
Endokarditis 85 ff., 120 ff.
–, aortae 88
–, bakterielle 85 ff., 94 f., 101, 108
–, lenta 85
–, luetische 94
–, rheumatische 85, 87 f., 95, 101, 103, 111
–, subakute 85
Ergometrie s. EKG bei Belastung
Ergotamin 61
Extrasystolie s. Herzrhythmusstörungen

F

Fallot-Therapie 109, 126 ff.
Farbstoffkurve 25 f., 117
Farbstoffverdünnungsmethode 25 f., 117
Fibrinolyse 43, 60, 79
Fick-Prinzip 25 f.
Fieber 86, 90, 142
First-pass-Metabolismus 64
Füllungsdruck 51, 65, 74, 78, 133, 168

G

Gammakamera 31 f., 57
Gefäßkopfschmerz 65
Gewebsplasminogenaktivator 79

H

Hämochromatose 133, 140
Halsvenenstauung 169
Heparin 60, 79
Herpes zoster 69
Herzbeutelerguß 8
Herzbeuteltamponade 91
Herzdämpfung 91
Herzfehlerzellen 96
Herzfrequenz 148, 174
–, bei Belastung 52 f., 174
Herzgeräusch 22 ff., 79, 95 ff.
–, Maschinengeräusch 123
–, Lautstärke 5 f.
Herzgewicht 29, 131, 172
Herzinfarkt s. Myokardinfarkt
Herzinsuffizienz 2, 31, 37, 52, 82, 87, 96, 112, 121, 123, 128, 131, 134, 145, 168 ff.
Herzkatheter s. Angiokardiographie, s. Koronarangiographie, s. Linksherzkatheter, s. Rechtsherzkatheter
Herzklappensprengung 101, 105, 109, 111 f.
Herzkrankgefäße 2, 36 ff.
–, Nomenklatur 40, 42
–, Versorgungstypen 39, 41
Herzmuskelantikörper 90
Herzmuskelfibrose 135, 138
Herzmuskelschwiele 131
Herzneurose 62 f.
Herzrhythmusstörungen 2, 62, 74 f., 77 f., 80, 88, 90, 103, 131, 137, 146, 152 ff., 170, 175
–, absolute Arrhythmie 97
–, Extrasystolie 62
–, Kammerflimmern 52, 74 f., 77, 80, 89, 153 ff., 174
–, Kammertachykardie 80, 153, 156 ff.
–, Salven 78, 156
–, supraventrikuläre 131, 153 f.
–, tachykarde 52, 105, 137, 152 ff.
–, ventrikuläre Extrasystole 78, 131, 147

–, Vorhofextrasystolen 97, 153ff., 158ff.
–, Vorhofflimmern 97, 152ff.
Herztaille 97, 108
Herzton
–, dritter 74, 102, 131, 170
–, zweiter, Spaltung des 115
Herztransplantation 82, 134, 171
Herztrauma 91
Herzvolumen 27ff., 48, 82, 97, 107f., 115, 133, 170, 172
Herzwandaneurysma 79f., 83
Herzzeitvolumen 99, 115, 134, 136, 146, 148
–, Messung 23f., 163, 25f., 168
Hypercholesterinämie 45ff.
hyperkinetisches Herzsyndrom 52f., 62, 146ff., 172, 175
Hyperthyreose 142, 148, 154, 159
hypertone Regulationsstörung 52, 141, 146, 172
Hypertonie 2, 39, 47, 50, 65, 92, 118, 121, 141ff., 168, 171, 175
–, pulmonale 96, 101, 113, 115, 118, 120, 123, 143ff., 168, 170
–, renale 142
Hypertrophie 30, 32, 62, 96, 104, 109, 131, 133, 135, 172
Hyperventilation 61, 151
Hypokaliämie 17, 157
hypotone Kreislaufregulationsstörung 149, 172
Hypotonie 88, 149f., 172

I

Indikatorverdünnungskurve 115, 120, 125
Intraatrialer Thrombus 99
Intrakardiales Mapping 155
Ischämieskore 118f, 56

K

Kältereiz 61
Kälteverdünnungsmethode 25
Kalziumantagonist 37, 61f., 65f., 84, 134, 145
–, Diltiazem 65
–, Gallopamil 43f., 65, 143

–, Nifedipin 65, 171
–, Verapamil 65, 140, 143, 149, 154, 159
Kapillardruckmethode 11f., 121
Kapillarpuls 107
Kardiomyopathie s. Myokardiopathie
Karotispulskurve 22, 137
–, bei Aorteninsuffizienz 107
–, bei Aortenstenose 104
–, Hahnenkammform 104
–, halbe Gipfelzeit 104
Kent-Bündel 166
Kernspintomographie (NMR) 32
Klineangiogramm 66
Kipptischversuch 150
Klappenersatz 87, 101, 103, 105, 112
Klappenöffnungsfläche 96, 99
Kollaterale 42, 72, 79, 175
Konstitutionstyp 5, 47
Koronarangiographie 33f., 57, 59, 61, 64, 68f., 71, 76, 79, 105, 130, 138
Koronare Herzkrankheit 8f., 31, 37ff., 130, 133, 141, 152
–, Prognose 30f., 43ff., 48
–, Risikofaktoren 43ff.
Koronarinsuffizienz 17, 22, 37ff., 50, 54, 57, 72, 103, 133
Koronarreserve 60, 82
Koronarsklerose 37ff., 43, 46ff., 56, 59, 84, 133, 141
Koronarskore 46, 48, 58f.
Koronarspasmen 60f.
Kreatinkinase (CK) 75, 77
„Kurzschlußblut" 115

L

Lagerungsprobe 10, 50
Leber, Palpation 8
Leberpuls 112
Leberstauung 112
Lidokain s. a. Xylokain 167
Linksherzkatheter 33ff., 78, 120, 125 133
Linkshypertrophie 20f., 102ff., 108, 131
Links-Rechts-Kurzschluß 25, 75, 79, 114ff., 123f.
Linksschenkelblock 156, 164ff.
Lipide 45ff.
Lipidfraktionen 45ff.

Lipidsenker 47, 84
Lippenzyanose 96
Löffler-Endokarditis 88
Lown-Ganong-Levin-Syndrom 166f.
Lunge, Auskultation 6
–, Perkussion 6, 8
Lungenembolie 144f.
Lungengefäßzeichnung 27, 129
Lungenödem 51, 78, 96, 169
Lungenstauung 74, 78f., 96f., 169f.
Lungenvenenfehleinmündung 114
Lupus erythematodes 89
Lymphgranulomatose 89, 140

M

Malaria 88
„Managerkrankheit" 84
Marfan-Syndrom 92, 94
Methyldopa 144
Milz 86
–, Palpation 9
„Mitralgesicht" 96
Mitralinsuffizienz 62, 74, 79, 88, 94f., 100ff., 112, 131, 135, 137, 170
–, Auskultation 6
–, Phonogramm 23
Mitralklappenprolaps 62, 85, 94f., 101
Mitralöffnungston 96f.
Mitralstenose 95ff., 111, 145, 152, 161, 168
–, Phonogramm 23
Molsidomin 65
Morbus Fabry 138, 140
Myokardbiopsie 138
–, bei Myokarditis 88ff.
Myokardinfarkt 36ff., 42ff., 47f., 72ff., 152, 167, 169f.
–, Mobilisierung 81ff.
–, nichttransmuraler 39, 72, 82f.
–, stummer 50, 74
Myokardiopathie
–, dilatative 82, 129ff., 152, 165
–, hypertrophische 30, 32, 62, 109, 129ff., 152, 168ff., 174
–, restriktive 129ff.
Myokardischämie s. a. Koronarinsuffizienz 48, 50, 54, 60, 152, 168

Myokarditis 88 ff., 131, 133

N

Nekrose 73, 75
Neurofibromatose (v. Recklinghausen) 135
Neuropathie 19
neuroradikuläre Reizung 62
Nitrate 64 f., 171
–, Isosorbiddinitrat 79
–, Isosorbidmononitrat 79
–, Pflaster 65
–, Toleranz 65
Nitroglyzerin 61 f., 64, 66, 78 f., 139, 144 f.

O

Ödeme 111, 169
Ösophagusechokardiographie 117
orthostatische Kreislaufregulationsstörung 150
Orziprenalin 16

P

Pannikulitis 63
Panzerherz 91
Papillarmuskelsyndrom 95, 101 f.
Pendelblut 80
Penizillin 86 ff.
Perikarderguß 91
Perikarditis 88 ff.
–, constrictiva 168 f.
–, bei Coxsackie-Viren 91
–, exsudativa 91
–, fibrinöse 90 f.
–, tuberkulöse 90 f.
Perikardpunktion 90 f.
Perimyokarditis 90
Persanten 65
Phonogramm 22 ff., 142, 145
Plättchenaggregationshemmer s. Antiaggregation
Plethora 142
Pleuraerguß 169
plötzlicher Herztod 77, 105, 137, 174
Polyarthritis 88
Polyglobulie 128, 145, 169
Postextrasystolische Pause 155
Präkordialer Handkantenschlag 77

Programmierte Stimmulation 155
Prostazyklen 36
PTCA s. Ballondilatation
Pulmonalektasie 120
Pulmonalinsuffizienz 95, 109, 111
Pulmonalstenose 23, 30, 34, 95, 109 ff., 115
–, infundibuläre 126 f.
–, Phonogramm 23
Pulse, periphere 9 ff.

Q

QT-Syndrom 166 f.

R

Radionuklidventrikulographie 31, 57, 82, 108
– Regurgitationsfraktion 108
Rasselgeräusche 78, 169
Reanimation 76, 78
Rechtsherzkatheter 33 ff., 110, 120, 125 f., 133, 145, 148
Rechtshypertrophie 20 f., 109 f., 127
Rechts-Links-Kurzschluß (-Shunt) 25 f., 115, 120
Rechtsschenkelblock 156, 164 ff.
Redistribution 32, 57
Regularisierung 159
Rehabilitation 83
Reibegeräusch 91
Reinfarkt 47 f., 83 f.
Reizleitungsstörungen 131, 135
Renin-Angiotensin-Mechanismus 142, 144
Revaskularisation 64, 66 f., 70 f., 82
Reumatisches Fieber 85, 87 f., 94
Rippenusuren 122 f.
Röntgenkinematographie 33
Rötelninfektion 109
„Rückwärtsversagen" 168

S

Saluretika 103, 144, 157, 170
Sarkoidose 89, 133, 140
Schlaganfall 1, 2
Schlagvolumen 29, 31, 136

Schock, kardiogener 79
Schrittmacher 134 f., 153, 163 ff.
Schuhform des Herzens 108
Sehnenfadenabriß 86, 101
Septumruptur 79
Shuntvolumen 115, 120
Sinusknotenerholungszeit 155, 163
Sinus-valsalva-Aneurysma 108
Spaltung des 2. Herztons 115
Staphylokokken 85
Steal-Phänomen 65, 143
Steriode 92
Streptokinase 79
Streptokokken 85 ff.
ST-Strecke s. EKG
Sympathikotonie 17, 137
Syndrom der kranken Sinusknoten 154 f., 163
Syndrom X 130
Synkope 89, 105, 137
Systolischer Klick 102

T

Tachykardie 90, 142 f., 146, 148 f., 153 ff., 170
–, paroxysmale 153
Tahayasu-Krankheit s. Aortitis
Teleangiektasie 96
Thalliumszintigraphie 32, 57
Thermistoren 25
Thoraxdurchleuchtung 27
Thoraxtrauma 91
Thrombolyse s. Fibrinolyse
Thrombose 67, 85, 87, 92, 168 f.
–, Prophylaxe 19, 134
Thrombixan 36
Tietze-Syndrom 63
Transposition der großen Gefäße 128
transseptale Punktion 33, 91
Trichterbrust 164
trifaszikulärer Block 165 f.
Trikuspidalatresie 128
Trikuspidalinsuffizienz 95, 112 f., 170
–, Phonogramm 23
Trikuspidalstenose 95, 111 f. 115
Trommelschlegelfinger 128, 145
Typhus 88

U

Überleitungsstörungen
 s. Reizleitungsstörungen
Uhrglasnägel 145
Urokinase 79
Urosepsis 85

V

Vagusreiz 60, 159
Vasomyzin 86
Vasodilatantien 60f., 82, 103, 134, 139, 143, 145, 170
Vegetation 85
Venenpuls 112f.
Venenverschlußplethysmographie 149
Ventrikelseptumdefekt 85, 119ff., 126f., 145
–, Phonogramm 23
Ventrikelskore 49
Ventrikulographie 71, 76, 80, 130, 138
Verkürzungsfraktion 133
Volumenbelastung 103
Vorhofspetumdefekt 101, 114ff.
–, Koronarvenensinusdefekt 114
–, Ostium-primum-Defekt 114f.
–, Ostium-secundum-Defekt 114
–, Sinus-venosus-Defekt 114
Vorhoftachykardie 153
Vorwärtsversagen 104, 168
V-Welle 100, 102

W

Wachstumshormon 36
Wenckebach-Punkt 163
Windkesselgefäße 106, 142
Wolf-Parkinson-White(WPW)-Syndrom 55, 159, 166f.

X

Xylocain 78, 157, 167

Z

Zephalosporine 86
Zellulitis 63
Zigaretten 44f., 47f.
Zwerchfell, Stand 9
Zyanose 96, 126, 145

If you have any concerns about our products,
you can contact us on
ProductSafety@springernature.com

In case Publisher is established outside the EU,
the EU authorized representative is:
**Springer Nature Customer Service Center GmbH
Europaplatz 3, 69115 Heidelberg, Germany**

Printed by Libri Plureos GmbH
in Hamburg, Germany